老年服务与管理系列教材

老年营养学

主　编	邵继红　张朝晖　王爱霞
副主编	任香梅　盛爱萍　余　清
编　委	（按姓氏汉语拼音排序）
	柯将琼　温州医科大学
	李昌秀　遵义医科大学
	木冬妹　温州医科大学
	任香梅　徐州医科大学
	邵继红　徐州医科大学
	盛爱萍　金华职业技术大学
	王爱霞　温州医科大学
	吴　琳　金华职业技术大学
	吴建芬　衢州职业技术学院
	吴美玲　金华职业技术大学
	余　清　温州医科大学
	张朝晖　南华大学
	赵新胜　国家开放大学
	周　丽　徐州医科大学
	周筱艳　南华大学
秘　书	周　丽

科学出版社

北京

内 容 简 介

本教材共有九章，其中第一章介绍了目前国内外老龄化现状与趋势，以及营养与健康老龄化的关系，第二至第八章为营养学基础知识，营养与老龄照护相关内容，第九章为实验、实习与实训内容。每章后均有相关练习题，并配套电子PPT课件，书后配有相关附录资料。本教材编写坚持理论与技能操作实践相结合，信息技术能力与人文精神相结合，职业素质与医德素养相结合；借鉴国内外相关人才培养和教材建设经验，科学整合教学内容，打造精品教材，便于学习者掌握和应用。

本教材主要面向高等学历继续教育"老年服务与管理"方向的学生，适用于高职高专类护理、康复等专业人才培养，也适用于养老照护等职业培训或继续教育等。

图书在版编目（CIP）数据

老年营养学 / 邵继红，张朝晖，王爱霞主编. -- 北京：科学出版社，2025.2. --（老年服务与管理系列教材）. -- ISBN 978-7-03-081265-0

Ⅰ. R153.3

中国国家版本馆 CIP 数据核字第 2025RQ4194 号

责任编辑：胡治国 / 责任校对：周思梦
责任印制：张　伟 / 封面设计：陈　敬

科 学 出 版 社 出版
北京东黄城根北街 16 号
邮政编码：100717
http://www.sciencep.com
三河市春园印刷有限公司印刷
科学出版社发行　各地新华书店经销

*

2025 年 2 月第 一 版　开本：787×1092　1/16
2025 年 2 月第一次印刷　印张：14 3/4
字数：436 000
定价：69.80 元
（如有印装质量问题，我社负责调换）

总　　序

中国是世界上最大的发展中国家，也是人口最多的国家之一。根据民政部发布的《2023 年民政事业发展统计公报》，截至 2023 年底，全国 60 岁及以上老年人口为 29 697 万人，占总人口的 21.1%，其中 65 岁及以上人口为 21 676 万人，占比已达 15.4%。随着社会的进步和人口结构的变化，人口老龄化问题已成为全球共同面临的挑战。如何为老年人提供高质量的服务，确保他们能够享有健康、安全、有尊严的晚年生活，已成为全社会迫切需要思考和解决的重大课题。

为实现"老有所养、老有所医、老有所为、老有所学、老有所教、老有所乐"的颐养目标，提高康养领域人才培养质量，教材建设是关键。本系列教材编写体现以结果为导向，贴近养老行业专业教学与社会培训需求，老年服务与管理系列教材应运而生。本系列教材由温州医科大学牵头，联合省部共建医学院校，共同编写了《老年服务与管理概论》《老年康养照护技术》《老年营养学》《老年智慧康养服务》四本教材。每本教材都力求深入浅出，既注重理论阐述，又注重实践操作，力求为读者提供指导和帮助。本系列教材旨在为广大老年服务工作者、管理人员、研究人员以及关心老年问题的社会各界人士提供一套系统、全面、实用的书籍。

本系列教材在编写过程中会聚了众多在老年服务与管理领域有丰富经验和深厚学术造诣的专家学者。他们以独特的视角和深厚的专业素养，对老年服务与管理进行全面解读。同时，我们也借鉴了国内外成功的案例，以期提供实用而有效的解决方案。各位专家均倾注了大量的心血和智慧，为本系列教材的质量和价值提供了有力保障。同时，要特别感谢为本系列教材的出版提供支持和帮助的出版社、编辑人员等。特别感谢浙江汇泉健康管理有限公司在本系列教材编写组织过程中提供资源支持，贵司的支持和肯定是我们最大的动力。正是因为有了贵司的鼎力相助，本系列教材才得以顺利问世。

我们希望借助本系列教材，传播老年服务的新理念、新方法，分享成功的实践经验，推动老年服务与管理领域的创新与发展，并持续关注老年服务与管理领域的最新动态，不断更新和完善本系列教材的内容，确保其与时俱进，满足读者的需求。

最后，衷心希望本系列教材能够为推动老年服务与管理事业的发展贡献一份力量，为老年人的幸福晚年生活增添一份保障。让我们携手努力，共创美好的老年服务未来！

温州医科大学

2024 年 11 月

前　　言

　　营养关系到每个人的健康和长寿。《老年营养学》是主要面向高等学历继续教育"老年服务与管理"方向的学生，以及高职高专类护理、康复等专业人才培养的系列教材之一。在教材的编写上，严格遵循"老年服务与管理"培养方向和实际工作的要求，结合国家《"健康中国 2030"规划纲要》和《"十四五"国家老龄事业发展和养老服务体系规划》等方针政策，教材内容共分九章，包含第一章国内外老龄化现状与趋势、第二至第八章营养与老龄相关专业知识和第九章实验、实习与实训等。教材内容注重营养专业知识的系统性、逻辑性以及与老年营养照护相关的实践能力培养与实操，并根据学科和专业发展动态，将新的知识、膳食指南等写入教材。

　　本教材的编写在结合调研、高等职业教育特点和发展趋势的基础上，坚持以"科学性、先进性、启发性、创新性、实用性、简洁性"为原则，紧扣"老年服务与管理"人才培养目标，以及国家养老护理员职业培训要求，以健康护理服务需求为根本，以职业能力培养为主线，以技能操作为基础，培养符合现代健康养老、智能养老教育发展趋势的康养人才。教材内容旨在启发学生理解和分析问题，以培养学生创造性思维及发现与解决实际问题的能力为核心；体现教学模式与教学方法的改革和信息技术与教育教学的深度融合，力求打造本科层次"老年服务与管理"方向的优质营养学教材，推动养老营养护理服务行业的专业化、规范化、高质量发展，进一步提升人才培养的质量。

　　在教材的编写过程中，特别感谢科学出版社对教材编写的指导、温州医科大学继续教育学院的精心组织，以及各位编委老师克服各种困难认真完成编写任务。虽然我们对文稿进行了反复讨论和修改，但由于营养学知识的不断更新与发展、老年营养保健的复杂与深入，以及编者的水平的限制，本教材难免有疏漏之处，恳请广大读者批评指正。

邵继红

2024 年 11 月

目　　录

第一章 绪 论

第一节 全球及我国老龄化现状

人口寿命是一个国家经济社会发展的体现。国民健康长寿是国家富强、民族振兴的重要标志。党和国家历来高度重视人民群众健康，特别是改革开放以来，我国社会经济以及健康事业得到极大发展，人口寿命不断延长。2015年我国人均预期寿命已达76.34岁，2021年公布的我国第七次全国人口普查，人均预期寿命从76.34岁提高到77.93岁，展望2035年，中国人均预期寿命将达80岁以上。目前北京、上海等发达地区人均寿命已达80岁以上，上海最高，达到83.18岁。但是我国人口在14亿人以上，各地发展不平衡，还未达到全面富裕水平；人口总量基数大，不断增加的老龄化人口，以及健康服务供给总体不足与需求不断增长之间的矛盾带来一系列新的挑战，特别是养老健康领域发展与经济社会发展的协调性有待增强。为此，以习近平新时代中国特色社会主义思想为指导，我国制定了《"十四五"国民健康规划》以及《"十四五"国家老龄事业发展和养老服务体系规划》，将其统筹推进，实施积极应对人口老龄化国家战略，以加快完善社会保障、养老服务、健康支撑体系为重点，推动老龄事业和产业协同发展。其中，积极推进养老人才职业教育发展就是重要的一环，将为老龄健康产业发展和老龄健康服务提供重要的人力资源保障。

一、人口老龄化及相关概念

1. 老龄化人口（aging population） 世界卫生组织（World Health Organization，WHO）对老年人的定义为60周岁及以上的人群，其中60～74岁为年轻老年人；75～89岁为一般老年人；90岁及以上为长寿老年人；而一些国家则将65岁及以上人群定为标准的老年人。《中华人民共和国老年人权益保障法》第二条规定，老年人的年龄起点标准是60周岁，80岁及以上为一般高龄老人；长寿老人定为90岁及以上。《中国居民膳食指南（2022）》定义65岁及以上为老年人。

2. 人口老龄化（population aging） 人口老龄化指的是在一个人口总数当中，达到老龄标准的人口总数不断增多，在人口总数当中占有的比例不断上升的过程，也就是在总人口中年轻人口数量减少、年长人口数量增加而导致的老年人口比例相应增长的动态过程。

3. 老龄化社会（aging society） 根据联合国定义，当一个地区60岁及以上老年人达到总人口的10%，或65岁及以上老年人达到总人口的7%，即该地区被视为进入老龄化社会，60岁及以上老年人达到总人口的20%则标志进入中度老龄化社会，65岁及以上老年人口达到14%则标志进入深度老龄化社会，65岁及以上人口达到20%则标志进入超级老龄化社会。

4. 健康老龄化（healthy aging） 世界卫生组织发布的《关于老龄化和健康的全球报告》从功能角度出发，将"健康老龄化"定义为发展和维持老年健康福祉生活所需的功能发挥的过程，其中功能发挥是指个体与环境的结合及其相互作用，包括使个体能够按照自身观念、偏好来生活和行动的相关健康因素。成功老龄化主要包括三个方面，低患病和残疾风险、维持高水平的身体及认知功能、积极参与社会及生产活动。

二、世界不同地区和国家的人口老龄化现状

人口老龄化是一个日益严峻的全球性问题，日益老龄化的人口正在对公共卫生构成挑战。联合国《世界人口展望（2017）》预测：2017年60岁及以上的人口占全球人口的12.3%，到2050

年，这一数字预计将上升到22%以上。而且，全球不同地区的人口老龄化也呈现出不同的特点。研究显示，1990～2010年老年人口比例（EPR）、高龄老年人口比例（OPR）和百岁老年人口比例（CPR）在全球大部分地区呈现出稳定增长的趋势；但不同地区间人口老龄化指标差异较大，如西欧和北美等地区老龄化指标远高于撒哈拉以南非洲和南亚等地区，且这些差距呈现出不断扩大的趋势（图1-1）。

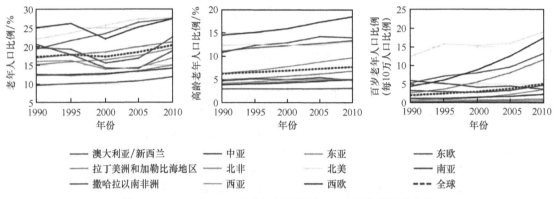

图1-1　1990～2010年全球和主要地区人口老龄化指标的变化

这表明在现代社会中，世界各国的人口寿命不同，这除了与地域、种族等有关，更多与国家或地区的社会发展、卫生健康政策与医疗水平、生活方式等多因素有关。随着社会经济的发展和健康事业的推进，人口的寿命不断延长，老龄化甚至深度老龄化已经成为一种发展趋势。从根本上讲，这种人口转变虽然与第二次世界大战之后的婴儿潮有关，长远来说是医疗进步、教育水平明显提高和经济发展的共同影响，也是公共卫生事业，例如保障饮用水卫生、克服营养不良、克服传染病和寄生虫疾病，以及降低母婴死亡率的结果。

总体来说，目前欧洲，尤其西欧地区人口已进入深度老龄化，亚洲地区，日韩的人口寿命较高，老龄化程度也高，而南美洲、非洲地区的人口寿命较低，同时也是比较年轻的国家。《世界上最年轻的20个国家排行榜：统计15岁以下人口比例》报道，年轻国家绝大部分是非洲国家，只有阿富汗是亚洲国家，这些国家多较为贫穷、落后。2020年世界上老龄化前20的国家，主要在欧洲，其中老龄化程度最高的是亚洲的日本，65岁及以上老人占总人口的比例为28.40%；其次是欧洲的意大利，65岁及以上人口占比为23.30%；位居老龄化第三的是欧洲的葡萄牙，65岁及以上人口占总人口的比例为22.77%，上述国家都已经进入超级老龄化行列。美国的老龄化相比欧洲国家较轻，大约为16.2%。可以看出来，老龄化严重的国家一般都是比较发达的国家；老龄化人口比例增长最快的是东亚和东南亚、拉丁美洲和加勒比海地区；在全球范围内，人口老龄化最快的是低收入和中等收入国家。可以预见，未来这些国家的老龄化趋势会更加严重，见表1-1。

表1-1　全球部分主要经济体的老龄化排名

排名	经济体	2020年65岁及以上人口占比/%
1	日本	28.40
2	意大利	23.30
3	葡萄牙	22.77
4	芬兰	22.55
5	希腊	22.28
6	德国	21.69
7	保加利亚	21.47

续表

排名	经济体	2020 年 65 岁及以上人口占比/%
8	马耳他	21.32
9	克罗地亚	21.25
10	波多黎各	20.83
63	中国	13.50
平均水平	全球	9.30

三、我国人口的老龄化

1. 我国人口老龄化现状 人口老龄化是一个日益严峻的全球性问题，我国也不例外。目前中国的人均期望寿命已超过 77 岁，其中男性平均 73.64 岁，女性平均 79.43 岁。我国城乡居民人均预期寿命从新中国成立初期的 35 岁提高到 2018 年的 77 岁，目前还处在继续升高的趋势中，预计 2035 年平均期望寿命将达到 80 岁。这也是我国经济社会发展、全民健康水平不断提高的充分体现。

我国一般把 60 岁及以上人口定义为老人。国家统计局 2020 年第七次全国人口普查结果显示，我国 60 岁及以上人口达到 2.6 亿人，65 岁及以上人口共 1.9 亿人。过去十年间，我国人口老龄化程度进一步加深，2020 年 60 岁及以上人口占比为 18.70%，其中 65 岁及以上人口占比达到 13.50%，与 2010 年相比分别上升了 5.44 个百分点、4.63 个百分点，见图 1-2。

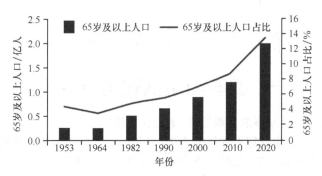

图 1-2 全国 65 岁及以上人口变化趋势

资料来源：国家统计局

2. 我国人口老龄化特点 在当前我国总人口增速进一步减缓和劳动年龄人口占比下降的状况下，我国社会人口老龄化发展的纵向特点是：①人口老龄化快速发展。1953~2021 年，中国 65 岁及以上人口从 2632 万人增至 2 亿人，占比从 4.4% 增至 14.2%。1990~2000 年、2000~2010 年、2010~2020 年老龄化程度分别年均增加 0.15 个百分点、0.18 个百分点、0.46 个百分点，老龄化明显加快。2000 年中国进入老龄化社会，用了 21 年的时间即 2021 年步入深度老龄化社会，时间短于法国的 126 年、英国的 46 年、德国的 40 年。②高龄化、空巢化问题日益突出。2020 年，中国 80 岁及以上人口共 3660 万人，预计 2050 年将增至 1.59 亿人，高龄老人可能面临更为严峻的健康问题，空巢老人和独居老人的增长将弱化家庭养老的功能。③老年抚养比大幅上升，养老负担加重。2020 年老年抚养比为 19.7%，预计 2050 年突破 50%，意味着每两个劳动力需要扶养一位老人。扶养老人和养育小孩成本高昂，劳动力养老和养小两头承压。

同时，我国人口老龄化横向分布呈现发展不平衡状况：①地区差异。我国老龄化进程表现出不同省际地区差异不同。②城乡差异。中国老龄化问题还存在长时间城乡倒置的现象。在城市快速发展的影响下，劳动力人口迁移导致农村大量青壮年劳动力流出，使农村人口老龄化程度和速度高于城市，与城市相比，农村面临着更严重的人口老龄化问题。

此外，与发达国家相比，我国人口老龄化的"未富先老"特征较为明显。一些发达国家进入老龄化社会时间早，但其经济水平较高，保障体系也比较健全；而我国老龄化社会开始时，经济发展尚处于薄弱状态，呈现出"未富先老"的特征。

3. 我国人口老龄化发展趋势 当前，我国人口老龄化呈现出老年人口规模庞大、老龄化人口占比显著提升、人口老龄化程度持续加深的特点。2000 年，我国 60 岁及以上老龄化人口比例达到 10%，标志着我国正式迈入老龄化社会。2021 年 5 月，国家统计局公布的第七次全国人口普查结果显示，2020 年我国 60 岁及以上人口为 26 402 万人，占 18.70%，其中，65 岁及以上人口为 19 064 万人，占 13.50%。与 2010 年第六次全国人口普查结果相比，60 岁及以上人口占比上升 5.44 个百分点，人口老龄化程度进一步加深，未来一段时期，我国将持续面临人口长期均衡发展的压力。联合国《世界人口展望（2019）》预测，中国 65 岁及以上老年人占比将在 2050 年前后达到 26.1%，超过世界平均水平 10 个百分点。在总人口增速放缓甚至负增长以及老年人口快速增长的双向作用下，中国将不可逆转地快速进入中度、深度和超级老龄化社会。为此，党和国家高度重视老龄事业和养老服务体系发展，重视做好养老事业发展规划。我国已出台了《中华人民共和国国民经济和社会发展第十四个五年规划和 2035 年远景目标纲要》《中共中央 国务院关于加强新时代老龄工作的意见》《国家积极应对人口老龄化中长期规划》《"健康中国 2030"规划纲要》《健康中国行动（2019—2030 年）》相关文件与政策，并制定了《"十四五"国家老龄事业发展和养老服务体系规划》，积极布局老年照护专业人才培养、促进老年营养事业等各项医养结合工作发展就是重要的举措与行动。

第二节 老龄化与慢性病

一、我国人口老龄化与慢性病

人口老龄化是人类社会发展的客观趋势，老龄化会伴随着人体机能的衰退。随着年龄的增长，老年人生理功能逐渐衰退，生理完整性逐渐丧失，老年退行性病变导致各种机体功能障碍的出现，这将导致疾病和死亡的风险增加。这种生理完整性的丧失是多种疾病的基础，导致阿尔茨海默病，慢性病如高血压、糖尿病、骨质疏松、慢性阻塞性肺病（chronic obstructive pulmonary disease，COPD）以及各种心脑血管疾病和肿瘤等疾病高发，对老年人的健康和生存质量带来严重威胁，也会给社会经济发展和社会保障，尤其是公共卫生构成挑战。国家卫生健康委员会的相关数据显示，2018 年我国人均预期寿命为 77 岁，但人均健康预期寿命仅为 68.7 岁，失能和部分失能老人超过 4000 万人。中老年人具有高患病率、高伤残率、高医疗利用率的特点，尤其是心脑血管疾病、糖尿病、高血压等慢性病比例大。20 世纪 90 年代末，世界卫生组织提出了"健康老龄化"策略，强调健康是积极老龄化的最重要部分。2015 年，世界卫生组织出版的《关于老龄化与健康的全球报告》明确定义了"健康老龄化"是指发展和维护老年人的内在能力和功能发挥。2013 年调查数据显示，我国≥60 岁老年人群高血压、糖尿病、脑卒中和冠心病患病率分别为 58%、19%、2.3% 和 2.8%。2015 年调查数据显示，在我国≥60 岁老年人群中慢性阻塞性肺病患病率为 21%，约有 199.7 万人死于恶性肿瘤。2018 年调查数据显示，≥65 岁人群骨质疏松患病率为 32%。2015 年 6 月，国务院新闻发布会公布的《中国居民营养与慢性病状况报告（2015 年）》显示，我国成年人高血压、糖尿病、慢性阻塞性肺病的患病率分别为 25.2%、9.7%、9.9%，2013 年癌症的登记发病率为 235/10 万；2020 年 12 月国务院新闻发布会公布的《中国居民营养与慢性病状况报告（2020 年）》表明，我国成年人慢性病依然处于高位，高血压、糖尿病、慢性阻塞性肺病的患病率分别达到 27.5%、11.9%、13.6%，肿瘤的登记发病率为 293.9/10 万，慢性病死亡占总死亡人数八成以上，是居民的主要死因（图 1-3）。

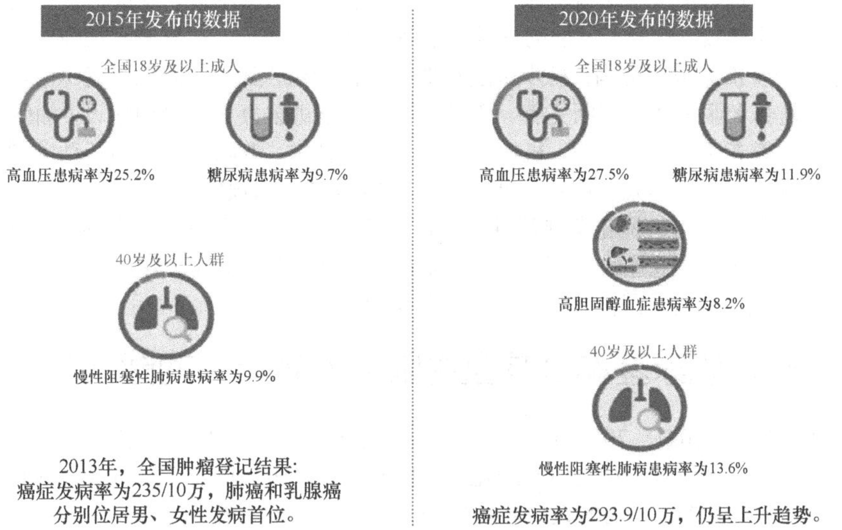

2015年发布的数据	2020年发布的数据

全国18岁及以上成人

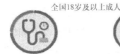

高血压患病率为25.2%　　糖尿病患病率为9.7%

全国18岁及以上成人

高血压患病率为27.5%　　糖尿病患病率为11.9%

高胆固醇血症患病率为8.2%

40岁及以上人群

慢性阻塞性肺病患病率为9.9%

40岁及以上人群

慢性阻塞性肺病患病率为13.6%

2013年，全国肿瘤登记结果：
癌症发病率为235/10万，肺癌和乳腺癌
分别位居男、女性发病首位。

癌症发病率为293.9/10万，仍呈上升趋势。

图 1-3　《中国居民营养与慢性病状况报告》（2015 年、2020 年）

二、人口老龄化与多病共存

多病共存，是指≥2 种的慢性医疗状况（既包括躯体或精神方面的问题，也包括疾病和综合征）共同存在于一个个体。2015 年，中国健康与养老追踪调查（China Health and Retirement Longitudinal Study，CHARLS）发现我国≥60 岁人群多病共存患病率为 43.65%，女性多病共存患病率高于男性。2018 年 CHARLS 数据显示，我国中老年人慢性疾病多病共存患病率为 57.34%。

除了上述慢性病，人口老龄化也极大地促进了全球新发癌症病例数量的增加。Sophie 等应用 GLOBLE2012 数据，分析了 2012 年全球老年人的癌症发病率模式，并研究了该年龄组在未来几十年中癌症的变化幅度。研究结果显示，2012 年全球老年人中诊断出 670 万例新发癌症病例，占所有癌症的 47.5%，预计到 2035 年将有 1400 万老年人新发癌症病例，占全球癌症发病率的近 60%，并且，预计中东、北非和中国的老年人癌症发病率相对增幅最大。老年人癌症发病率的增加将对全球经济和社会产生重大影响，对全球各个地区医疗保健系统构成巨大的挑战，特别是对医疗资源有限和医疗保健系统薄弱的地区。

为此，我国政府未雨绸缪，实施积极应对人口老龄化的国家战略，已经制定出顶层发展规划，构建和完善了兜底性、普惠型、多样化的养老服务体系，不断满足老年人日益增长的多层次、高品质健康养老需求。经过努力，我国人民健康水平不断提高，2015 年至 2020 年，我国人均预期寿命平均提高了 1 岁，主要健康指标居于中高收入国家前列。但是同时我们也应看到，我国仍面临多重疾病威胁并存、多种健康影响因素交织的复杂局面。全球新发突发传染病风险持续存在，一些已经控制或消除的传染病面临再度流行的风险；慢性病发病率上升且呈年轻化趋势；食品安全、环境卫生等问题仍较突出；特别是人口老龄化进程加快，康复、护理等需求迅速增长。需要加快完善国民健康政策，持续推进健康中国建设，不断满足人民群众日益增长的健康需求。

第三节　基本公共卫生服务与社会养老服务

我国党和政府高度重视老龄事业和养老服务体系发展。"十三五"时期（2016～2020 年），以习近平同志为核心的党中央把保障人民健康放在优先发展的战略位置，作出实施健康中国战略的决策部署。在党和国家重大规划和政策意见的引领下，我国老龄事业发展和养老服务体系建设取得了一系列新成就。一是老龄政策法规体系不断完备。涉老相关法律法规、规章制度和政策措施不断完善，养老服务体系建设、运营、发展的标准和监管制度更加健全。二是多元社会保障不断加强。基本社会保险进一步扩大覆盖范围；稳步推进长期护理保险试点工作，商业养老保险、商业健康保险快速发展。三是养老服务体系不断完善。各级政府持续推进公办养老机构建设，加强特困人员养老保障。居家社区养老服务发展迅速，机构养老服务稳步推进，普惠养老专项行动顺利实施。四是健康支撑体系不断健全。老年人健康水平持续提升，2020 年人均预期寿命提高至 77.9 岁，65 岁及以上老年人在基层医疗卫生机构免费获得健康管理服务。医养结合服务有序发展，照护服务能力明显提高。五是老龄事业和产业加快发展。老年教育机构持续增加，老年人精神文化生活日益丰富，越来越多的老年人积极参与社区治理、文教卫生等活动。

一、国家基本公共卫生服务对老年人的健康管理

"十四五"时期（2021～2025 年），我国开启全面建设社会主义现代化国家新征程。2022 年《政府工作报告》提出："积极应对人口老龄化，优化城乡养老服务供给，推动老龄事业和产业高质量发展。""十四五"时期，我国的人口老龄化压力要大于"十三五"时期，人口老龄化将面临四个重要变化：一是由轻度老龄化转为中度老龄化；二是进入"人口零增长"时期；三是从快速老龄化转为急速老龄化；四是 60 岁及以上人口突破 3 亿人，65 岁及以上人口突破 2 亿人。老龄化呈现持续加剧的趋势。这是因为我国 1962～1976 年的婴儿潮人口在未来 5～10 年将进入老龄化。中国政府高度重视人口老龄化问题，积极发展老龄事业，初步形成了政府主导、社会参与、全民关怀的发展老龄事业工作格局。国家成立了全国老龄工作委员会，确定了老龄工作的目标、任务和基本政策；颁布了《中华人民共和国老年人权益保障法》，制定了《"十四五"国家老龄事业发展和养老服务体系规划》，把老龄事业明确纳入了经济社会发展的总体规划和可持续发展战略。

国家基本公共卫生服务项目是促进基本公共卫生服务逐步均等化的重要内容，是我国政府针对当前城乡居民存在的主要健康问题，以儿童、孕产妇、老年人、慢性疾病患者为重点人群，面向全体居民免费提供的最基本的公共卫生服务。《国家基本公共卫生服务规范（第三版）》第六项规定，对辖区内 65 岁及以上常住居民进行老年人健康管理，内容包括：①生活方式和健康状况评估；②体格检查；③辅助检查；④健康指导。

《2021 年我国卫生健康事业发展统计公报》显示，2021 年，年内在基层医疗卫生机构接受健康管理的 65 岁及以上老年人数为 11 941.2 万人，2021 年我国 65 周岁及以上老年人人口健康管理率将近六成，仍有待提升。截至 2021 年底，全国设有国家老年疾病临床医学研究中心 6 个，设有老年医学科的二级及以上综合性医院 4685 个、基层医疗卫生机构 15 431 个，设有临终关怀（安宁疗护）科的医疗卫生机构 1027 个。全国医疗卫生机构与养老服务机构建立签约合作关系的数量达 7.8 万对；两证齐全（指具备医疗机构执业许可或备案，并进行养老机构备案）的医养结合机构共有 6492 家。

2022 年 7 月，国家卫生健康委员会等 11 部门联合发布《关于进一步推进医养结合发展的指导意见》，意见指出应"发展居家社区医养结合服务"。推进医养结合是优化老年健康和养老服务供给的重要举措，是积极应对人口老龄化、增强老年人获得感和满意度的重要途径。为促进医养结合发展，不断满足老年人健康和养老服务需求，应做好以下工作。一是积极提供居家医疗服务。支持有条件的医疗卫生机构为居家失能、慢性病、高龄、残疾等行动不便或确有困难的老年人提供家庭病床、上门巡诊等居家医疗服务，推进"互联网+医疗健康""互联网+护理服务"创新方式，为有需求的老年人提供便利的居家医疗服务。二是增强社区医养结合服务能力。通过实施社区医养结合能力提升行动，有条件的社区卫生服务机构、乡镇卫生院或社区养老服务机构、特困人员供养服务机构（敬老院）利用现有资源，内部改扩建一批社区（乡镇）医养结合服务设施，重点为失能、

慢性病、高龄、残疾等行动不便或确有困难的老年人提供医养结合服务。通过扎实做好基本公共卫生服务，积极推进老年健康与医养结合服务项目实施，促进老年病预防和早期干预，稳步提高老年人家庭医生签约服务覆盖率。

二、社会老龄化背景下的养老模式

根据提供资金来源和照料主体进行划分，养老模式可分为家庭养老与社会养老。家庭养老是指养老服务主体的养老资金支付与其子女密切相关，即依靠子女提供经济支持和生活照料。但是随着社会竞争压力的不断增加，生活成本的不断提高，独生子女需要花费更多的时间与精力在工作上，无法全身心地照顾老人。社会养老是指养老服务主体为国家、社会组织等，由政府出资建立福利院、养老院等养老机构。但是目前社会养老机构大多面临设施差、人员素质参差不齐、收费偏高等多方面问题，无法给老年人提供满意的服务。同时社会养老还存在老年人收入偏低，不是所有家庭都能承担得起福利院的费用的问题。

在养老服务方面，根据养老地点和养老服务主体，养老模式又可分为居家养老、社区养老和机构养老。社区养老是指以家庭为核心，以社区为依托，以老年人日间照料、生活护理、家政服务和精神慰藉为主要内容，以服务到家和社区日托为主要形式，并引入养老机构专业化服务方式的居家养老服务体系。但我国现阶段社区养老模式也存在诸多问题。

1）资金来源单一，主要来源于财政拨款、社会捐助等，且我国社区养老模式还处在探索阶段。

2）基础设施缺失，社区"托老所"缺失，健康服务设施和活动场地规划不足，不利于老年人身心健康。

3）服务专业性弱。城市社区工作管理人员素质相对不高，缺乏服务意识、专业知识、健康护理技能和临终关怀等。

家庭医生签约服务以社区为开展范围，以家庭为工作单位，将社区卫生服务中心和区域内的医疗卫生体系协调起来，通过签订契约的方式为家庭成员提供全面、综合性的医疗诊治服务以及健康管理服务。自2016年国家就大力推行社区家庭医生签约服务，并进一步规范家庭医生签约的服务内容。2022年，国家卫生健康委员会、国家医疗保障局等联合发布《关于推进家庭医生签约服务高质量发展的指导意见》。基于家庭医生签约服务，各地基层医疗卫生机构通过提供服务到家、长期处方、延期处方、转诊绿色通道、家庭病床服务及医保报销优惠等举措，为老年人提供基本公共卫生服务。但家庭医生签约服务仍存在着诸多的困难和问题，如家庭医生特别是全科医师数量不足、签约服务质量不高、支持性政策还不够等。

目前，我国城市初步建立了养老保险制度、医疗保险制度和居民最低生活保障制度；农村实行以土地保障为基础的"家庭养老为主与社会扶持相结合"的养老保障制度；许多地方还对救助贫困老年人和高龄老年人采取了特殊的措施。但这只能保障老年人进入初老和中老期的基本生活，对于年老期、失能老年人的养老则难以保障。目前，我国正在探索建立以社会互助共济的方式进行资金筹集的长期照护保险法律制度，以保障失能人员基本生活权益，也有利于促进养老服务产业发展。

总之，党中央已经把积极应对人口老龄化上升为国家战略，强调全周期保障人群健康。通过大力发展银发经济、智慧养老，培养和储备养老服务与管理、老年护理学、老年营养学等专门人才，"十四五"末我们一定会实现预期的目标：到2025年，65岁及以上老年人城乡社区规范健康管理服务率达到65%以上；二级以上综合医院设立老年医学科的比例达到60%以上；提升医养结合发展水平和基层医疗卫生机构康复护理服务能力，完善从居家、社区到专业机构的长期照护服务模式，使广大的老年人普遍受惠于社会发展，达到老有所养，老有所依，享受健康幸福的晚年生活。

第四节 营养与成功老龄化

居民营养与慢性病状况是反映国家经济社会发展、卫生保健水平和人口健康素质的重要指标。老年群体的健康发展也是关乎社会的长久稳定和谐。老年人常见慢性病多发，甚至是合并多种慢性病。在 2018 年国家老年疾病临床医学研究中心（湘雅）协同创新联盟大会上，周宏灏院士报道，我国老年人群慢性疾病的发病率不断上升，其中 65 岁以上人群的慢性病患病率为 64.5%。在经济发达的江苏省，根据《江苏省老龄事业发展报告（2022 年）》，老年人患有一种以上慢性病的占比达 79.4%，已经接近 80%，表明伴随人口的老龄化，为老年人提供更高质量的健康管理服务十分重要。健康的生活方式，如合理的营养是促进健康老龄化、成功老龄化的重要因素。研究表明，我国居民的生活方式还不够健康，能够做到合理膳食、戒烟限酒、积极锻炼、心理健康的老年人更是远远不足，需要培养更多的康养护理的专门人才，提高老年健康服务水平。

一、老年人群营养需求特点

老年人生理特点的改变会影响老年人摄取、消化食物和吸收营养物质的能力，使他们容易出现蛋白质、微量营养素摄入不足，产生消瘦、贫血等问题。研究显示，中国社区老年人群营养不良合并患病率为 41.2%，且在女性和独居老年人群中观察到较高的患病率。多数高龄老年人身体各个系统功能显著衰退，常患有多种慢性病，生活自理能力和心理调节能力显著下降，营养不良发生率高。

二、老年人患病特点及常见的营养相关疾病

1. 老年人患病特点 与老龄化相关的疾病主要是慢性病，同时慢性病也是中国居民死亡的主要原因。《中国居民营养与慢性病状况报告（2020 年）》显示：2019 年我国因慢性病导致的死亡人口占总死亡人口的 88.5%，其中心脑血管病、癌症、慢性呼吸系统疾病死亡比例为 80.7%。调查发现，我国老年居民慢性病患病率排前 5 位的分别是高血压、糖尿病、脑血管病、缺血性心脏病和慢性阻塞性肺病。我国老年人群慢性病主要呈现以下特点：①患病率高，并随年龄增加而增加；②临床表现不典型，与老年人对疾病的反应性和敏感性降低相关；③多种慢性病共存，常见如高血压、冠心病、糖尿病等；④容易发生并发症，这与高龄免疫力降低以及多病共存有关；⑤病情变化快，易发生多脏器衰竭；⑥心理疾病凸显，负面情绪多发。此外，中国老年人患病还呈现出城乡差别、性别差异等特点。

2. 老年人常见的营养相关疾病 合理膳食是保证老年人健康长寿的基石。营养与慢性病的发生、发展之间密切联系，尤其是随着社会经济的发展，疾病模式和膳食结构转变，慢性病呈现高发态势，营养对慢性病控制的影响更加突显，平衡膳食是预防慢性病的基本保证。营养相关的慢性病与老年退行性疾病密切相关，高血压、糖尿病、骨质疏松（更多表现在女性）、肌肉衰减综合征以及老年综合征等疾病往往在老年人身上合并发生，严重影响老年人的生活质量，甚至寿命。因此，应重视老年人，以及加强康养照护人员的有关老年营养学知识的学习与应用，以更好地开展工作，提高照护老年人的水平，促进老年人健康长寿。

3. 老年人群食物营养干预政策及健康老龄化/成功老龄化 人类的膳食体系很复杂，营养物质的生物利用度、食物各成分之间及膳食成分与机体之间的相互作用都可能造成不同的健康效应。大多数研究发现，单个营养素或食物干预的研究存在很大的局限性，对慢性病的干预效果往往并不明显，因此膳食结构的研究具有重要的公共卫生和政策意义。目前广泛使用的有地中海饮食模式、阻止高血压膳食结构（dietary approaches to stop hypertension，DASH）等。

中国营养学会集中了全国权威的营养专家，通过制定中国居民膳食指南，推广良好的膳食结构，

指导公众预防相关疾病和促进健康。2022 年 4 月在第 8 个全民营养周到来之际，中国营养学会发布了《中国居民膳食指南（2022）》，突出强调了"平衡膳食"的概念。其中，关于"老年人膳食指南"包括适合 65～79 岁的"一般老年人膳食指南"和 80 岁及以上的"高龄老年人膳食指南"两部分（详见第三章第二节）。作为专业的养老护理人员，应该深入学习领会有关膳食指南，对于在养老护理实践中落实老年人的营养护理具有重要的实践意义。

【思考题与实践应用】

1. 我国及世界卫生组织是如何根据年龄划分老龄化人口的？

2. 比较目前我国的养老模式优缺点，你认为我国应采用哪些模式养老？

（邵继红）

第二章 营养学基础

【学习目标】

1. 掌握 营养、营养素的基本概念，人体能量消耗；营养素的种类、分类与功能。

2. 熟悉 膳食营养素参考摄入量的主要指标；合理膳食的含义与基本要求。

第一节 概 述

【问题与思考】

1. 根据中国居民平衡膳食宝塔（2022），说出每层食物的主要营养价值。

2. 谈谈在养老服务工作中，如何落实合理膳食的要求。

营养学（nutrition）是研究机体营养规律以及改善措施的科学，研究食物中对人体有益的成分及人体摄取和利用这些成分，以维持、促进健康的规律和机制，并在此基础上采取具体的、宏观的、社会性措施，促进人类健康、提高生命质量。营养学主要涉及人体营养、食物营养学和公共营养三大领域，也可以更具体地分为基础营养、食物营养、公共营养、特殊人群营养和临床营养五大领域。

食物是人类赖以生存的物质基础，含有人体必需的各类营养素，不同的食物有各自的营养特点。人类的膳食由不同食物构成，合理的膳食可向人体提供适宜数量与质量的营养素，对维持机体的生理功能、生长发育、促进健康及预防疾病至关重要。

一、营养、营养素相关概念

1. 营养 营养（nutrition）是指机体从外界摄取食物，经过体内的消化、吸收和（或）代谢后，或参与构建组织器官，或满足生理功能和体力活动必需的生物学过程。

2. 营养素 营养素（nutrient）为维持机体繁殖、生长发育和生存等一切生命活动和过程，需要从外界环境中摄取的物质。食物的营养素种类繁多，根据其化学性质和生理作用分为蛋白质（protein）、脂类（lipid）、碳水化合物（carbohydrate）、矿物质（mineral）和维生素（vitamin）。根据人体对各种营养素的需要量或体内含量多少，可将营养素分为宏量营养素（macronutrient）和微量营养素（micronutrient）。

（1）宏量营养素：人体对宏量营养素的需要量较大，包括碳水化合物、脂肪和蛋白质，这三种营养素经体内氧化后均可以释放能量，故又称为产能营养素（energy-yielding nutrient）。

（2）微量营养素：相对宏量营养素而言，人体对微量营养素需要量较少，包括矿物质和维生素。根据在体内的含量不同，矿物质又可分为常量元素（macroelement）和微量元素（microelement）。常量元素是指在体内的含量大于 0.01% 的矿物元素，微量元素则是指在体内含量小于 0.01% 的矿物元素。维生素则可根据溶解性分为脂溶性维生素和水溶性维生素。

3. 食物中的水及其他膳食成分

（1）水：水在自然界广泛存在。水的生理功能可以概括为以下几种。

1）构成细胞和体液的重要部分：成人体内水分约占体重的 65%，构成人体内环境。婴幼儿体内含水量高，可接近 70%，老人体内水分含量相对低于成年人。

2）参与新陈代谢：水可以使水溶性物质以溶解状态和电解质离子状态存在，还可以协助营养素在体内运送和代谢废物的排出。

3）调节体温：1g 水升高或降低 1℃需要 4.184J 的能量，在 37℃体温时，蒸发 1g 水可带走 2.4kJ 的热量。因此，高温时水分蒸发有助维持体温恒定。

4）润滑作用：人体关节、胸腹腔和胃肠道等部位，均存在一定量水分，对关节、脏器、组织和肌肉起到缓冲和润滑等保护作用。

人体对水的需要量受到代谢、年龄、体力活动、温度和膳食等因素的影响，因此水的需要量变化很大。一般来说，健康成人每天需要水 2500ml 左右。在温和气候条件下的轻体力活动成年人，每日至少饮水 1500～1700ml；在高温或强体力劳动条件下，应适当增加饮水量。

（2）食物中的生物活性成分：大量的流行病学研究结果表明，食物中除了含有营养素，还有一些生物活性成分，它们具有保护人体、预防心血管疾病和癌症等慢性非传染性疾病的作用，这些生物活性成分，主要存在于植物性食物中，称为植物化学物（phytochemical），主要包括类胡萝卜素、植物固醇、皂苷、芥子油苷、多酚、蛋白酶抑制剂、单萜类、植物雌激素、硫化物、植酸等。

天然食物中还存在一些在人类营养过程中具有特定作用的有机化合物，如肉碱、半胱氨酸、牛磺酸、谷氨酰胺等。这些有机物大多数可以在人体内合成，但在某些特殊条件下（如疾病），其合成的数量和速度不能满足人体需要，仍需要从食物中得以补充。

二、营养素的生理功能

营养素的生理功能主要表现在以下三个方面。

1. 构成机体组织，促进生长、发育　蛋白质、脂类、碳水化合物与某些矿物质经代谢、同化作用可构成机体组织，以满足生长发育与新陈代谢之需要。

2. 调节机体生理活动　营养素在机体各种生理活动与生物化学变化中起调节作用，发挥重要生理功能。

3. 供给能量　食物中的三大营养素，即蛋白质、脂类和碳水化合物可以提供能量，以维持体温并满足各种生理活动及体力活动对能量的需要。

三、人群的营养需要

1. 合理营养　合理营养是指人体每天从食物中摄入的能量和各种营养素的量及其相互间的比例能满足在不同生理阶段、不同劳动环境及不同劳动强度下的需要，并使机体处于良好的健康状态。

2. 营养不良　营养不良（malnutrition）是指由一种或一种以上营养素的缺乏或过剩所造成的机体健康异常或疾病状态。营养不良包括营养缺乏和营养过剩。常见的营养缺乏有蛋白质-能量营养不良、缺铁性贫血、缺碘性疾病、维生素 A 缺乏病。此外，钙、维生素 D 缺乏可引起佝偻病，维生素 B_1 缺乏可引起脚气病，维生素 C 缺乏可引起坏血病等。营养素摄入过多可产生营养过剩性疾病，如高热量、高脂肪、高蛋白饮食，特别是动物性脂肪摄入过多，可以引起营养过剩性疾病，如肥胖、高脂血症、冠心病、糖尿病等；此外，维生素 A、维生素 D 摄入过多，可造成维生素 A、维生素 D 中毒，一些营养素摄入结构不合理还与某些肿瘤的发病有关，如脂肪摄入过多与乳腺癌、结肠癌的发病有关。

3. 膳食营养素参考摄入量　膳食营养素参考摄入量（dietary reference intakes，DRIs）是在膳食营养素推荐供给量（recommended dietary allowance，RDA）基础上发展起来的一组每日平均膳食营养素摄入量的参考值。RDA 是以预防营养缺乏病为目标而提出的人体所需要一日膳食中能量和各种营养素的数量。然而，随着经济发展和膳食结构改变，营养相关性慢性病患病率呈现上升趋势，成为威胁人类健康的主要健康问题之一。营养素和膳食成分与一些慢性病的发生发展密切相关，这对营养素的摄入标准提出了新的要求。与传统的 RDA 相比，DRIs 不仅考虑到防止营养不足的需要，还考虑到降低慢性疾病风险的需要。2014年，中国营养学会在2000年版《中国居民膳食营养素参考摄入量》基础上，更新并颁布了《中国居民膳食营养素参考摄入量（2013版）》。2023年最新公布的《中国居民膳食营养素参考摄入量（2023版）》（简称DRIs2023）包括4个营养水平指标，即平均需要量（estimated average requirement，EAR）、推荐摄入量（recommended nutrient intake，RNI）、适宜摄入量（adequate intake，AI）和可耐受最高摄入量（tolerable upper intake level，UL），以及3个与慢性病预防控制有关的指标，即宏量营养素可接受范围（acceptable macronutrient distribution ranges，AMDR）、预防非传染性慢性病的建议摄入量（proposed intakes for preventing non-communicable chronic diseases，PI-NCD）以及特定建议值（specific proposed level，SPL）。

（1）平均需要量：系指某一特定性别、年龄及生理状况群体中个体对某营养素需要量的平均值。营养素摄入量达到EAR的水平时可以满足人群中50%个体对该营养素的需要。EAR是制订RNI的基础，也可用于评价或计划群体的膳食摄入量，或判断个体某营养素摄入量不足的可能性。

（2）推荐摄入量：是指可以满足某一特定性别、年龄及生理状况群体中绝大多数个体（97%～98%）需要量的某种营养素摄入水平。长期摄入RNI水平，可以满足机体对该营养素的需要，维持组织中有适当的营养素储备和机体健康。RNI相当于传统意义上的RDA。

如果已知某种营养素EAR的标准差（standard deviation），则其RNI值为EAR加两个标准差，即RNI=EAR+2SD；如果资料不充分，不能计算某营养素EAR的标准差时，一般设定EAR的变异系数为10%，RNI定为EAR加20%，即RNI=EAR×1.2。

RNI的主要用途是作为个体每日摄入该营养素的推荐值，是健康个体膳食摄入营养素的目标，一般不作为群体膳食计划的依据。

（3）适宜摄入量：是通过观察或实验获得的健康人群某种营养素的摄入量。例如纯母乳喂养的足月产健康婴儿，从出生到4～6个月，他们的营养素全部来自母乳，故母乳中的营养素含量就是婴儿所需各种营养素的AI。当某种营养素的个体需要量研究资料不足而不能计算出EAR，进而无法推算RNI时，可通过设定AI来代替RNI。

AI和RNI的相似之处是两者都可以作为目标人群中个体营养素摄入量的目标，可以满足该人群中几乎所有个体的需要。但AI的准确性远不如RNI。

（4）可耐受最高摄入量：平均每日摄入营养素的最高限量。"可耐受"指这一摄入水平在生物学上一般是可以耐受的，但并不表示可能是有益的。对一般人群来说，摄入量达到UL水平对个体不致损害健康，但并不表示对健康是有益的。因此，UL并不是一个建议的摄入水平。鉴于近年来我国营养素强化食品和营养素补充剂的日渐发展，有必要制定营养素的UL来指导安全消费，以避免营养素摄入过量可能造成的危害。

营养素摄入水平与健康的关系见图2-1。

（5）宏量营养素可接受范围：是指三大产热营养素蛋白质、脂肪和碳水化合物理想的摄入量范围；该范围既能提供机体对这些必需营养素的需要，又有利于降低慢性病风险。常用占能量摄入量的百分比表示。其显著的特点之一是具有上限和下限。

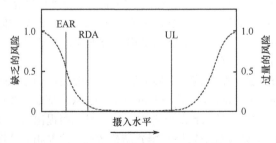

图2-1　营养素摄入水平与健康的关系

（6）预防非传染性慢性病的建议摄入量：由膳食营养素摄入量过高或过低导致的慢性疾病常见肥胖、糖尿病、高血压、血脂异常、脑卒中、心肌梗死以及某些癌症。PI-NCD 是以非传染性慢性病的一级预防为目标所提出的必需营养素的每日摄入量。某些营养素的 PI-NCD 可能高于 RNI 或 AI，例如维生素 C、钾、钠等。

（7）特定建议值：是指某些疾病或易感人群膳食中某些生物活性成分达到或接近这个建议水平。专用于营养素以外的其他食物成分而建议的有利于人体健康的每日摄入量，主要是植物化学物。

四、合理膳食

1. 合理膳食的概念　合理膳食（reasonable diet）又称为平衡膳食（balanced diet），是指能满足合理营养要求的膳食。合理膳食是合理营养的物质基础，是达到合理营养的唯一途径。

2. 合理膳食要求

（1）食物种类齐全、数量充足、比例合适：人类需要的基本食物一般可分为谷薯类、蔬菜水果类、畜禽鱼蛋奶类、大豆坚果类和油脂类五大类，不同食物中的营养素及有益膳食成分的种类和含量不同。除供 6 月龄内婴儿的母乳外，没有任何一种食物可以满足人体所需的能量及全部营养素。因此，只有多种食物组成的膳食才能满足人体对能量和各种营养素的需要。

食物多样是平衡膳食的基本原则。每日膳食应包含五大类食物，每天摄入 12 种以上食物，每周摄入 25 种以上食物，而且在数量上要满足各类食物适宜的摄入量。除了食物的种类多样化和摄入量要达到平衡，从能量和营养素的角度讲，也要达到平衡：①产能营养素供能比例的平衡；②与能量代谢有关的 B 族维生素与能量消耗之间比例的平衡；③优质蛋白与总蛋白质之间的比例，以保证必需氨基酸之间比例的平衡；④必需脂肪酸与总能量摄入之间的比例的平衡；⑤饱和、单不饱和及多不饱和脂肪酸之间的比例的平衡；⑥复合碳水化合物与总碳水化合物之间的比例的平衡；⑦钙与磷的比例，以及其他矿物质之间的比例的平衡。

（2）食品安全卫生，确保居民的生命健康：食品中的微生物及其毒素、食品添加剂、化学物质以及农药残留等均应符合食品安全国家标准的规定。一旦食物受到有害物质污染或发生腐败变质，食物中营养素就会受到破坏，不仅不能满足机体的营养需要，还会造成人体急、慢性中毒，甚至致癌。

（3）科学的烹调加工：食物经过科学的加工与烹调，可以消除食物中的抗营养因子和有害微生物、提高食物的消化率、改变食物的感官性状和促进食欲。因此，加工与烹调时，应最大限度地减少营养素损失，提高食物的消化吸收率，改善食物的感官性状，增进食欲，消除食物中的抗营养因子、有害化学物质和微生物。

（4）合理的进餐制度和良好的饮食习惯：合理的进餐制度有助于促进食欲和消化液定时分泌，使食物能得到充分消化、吸收和利用。成年人应采用一日三餐制，老年人可适当增加餐次，养成规律进餐等良好的饮食习惯。

（5）遵循一般人群《中国居民膳食指南 2022》的原则：该原则即食物多样，合理搭配；吃动平衡，健康体重；多吃蔬果、奶类、大豆；适当摄入鱼、禽、蛋、瘦肉；少油少盐、控糖限酒；规律进餐，足量饮水；会烹会选，会看标签；公筷分餐，杜绝浪费。对于一般老年人以及高龄老年人，也要遵循相应的老年人膳食指南，最重要的就是要预防营养不良和衰弱，老年人要经常监测自己的体重。

【思考题与实践应用】

1. 简述营养素的分类与功能。

2. DRIs 包括哪些内容？

（邵继红）

第二节 能 量

【问题与思考】

谷物是我国食物能量的主要来源，我国政府非常重视粮食安全与保障。老年人代谢功能下降，活动减少，请思考：

1. 人体能量消耗的主要影响因素有哪些？

2. 在饮食中应如何照护老年人的食物能量供应？

碳水化合物、脂肪与蛋白质经体内氧化可以释放能量（energy），被称为产能营养素。

一、能 量 单 位

目前国际上通用的能量单位是焦耳（joule，J），或千焦（kilojoule，kJ），或兆焦（megajoule，MJ），1J 是指用 1N 的力把 1kg 的物体移动 1m 的距离所消耗的能量。营养学领域常使用的能量单位是卡（calorie，cal）和千卡（kilocalorie，kcal），1kcal 是指在 1.013 25×10^5Pa 下，1kg 纯水由 15℃上升到 16℃时所需要的能量。能量单位换算关系如下：1kJ=0.239kcal，1kcal=4.184kJ。

二、产能营养素及其能量系数

每克碳水化合物、脂肪和蛋白质在体内氧化分解（或在体外燃烧）时所产生的能量值被称为能量系数或食物热价（energy coefficient/thermal equivalent of food）。碳水化合物和脂肪在体内氧化分解与在体外燃烧所产生的热能是相等的，最终产物均为 CO_2 和 H_2O，因此，碳水化合物和脂肪的物理热价和生物热价相等。但蛋白质在体内不能完全氧化，除产生 H_2O 和 CO_2 外，还会产生一些不能继续被分解利用的含氮化合物（如尿素、尿酸、肌酐和氨），每克蛋白质产生的这些含氮物质在体外继续完全燃烧，还可产生 5.44kJ 的能量。如果采用体外热量试验推算产能营养素在体内氧化产生的能量值，1g 碳水化合物、脂肪和蛋白质在体内氧化时平均产生的能量分别为 17.15kJ（4.1kcal）、39.54kJ（9.45kcal）和 23.65kJ（5.65kcal）。一般情况下，膳食营养素在人体消化道不能全部被吸收且消化率不尽相同，混合膳食中碳水化合物、脂肪和蛋白质的吸收率分别为 98%、95% 和 92%。因此，产能营养素在体内的能量系数是：碳水化合物 17.15kJ/g×98%=16.81kJ/g（4kcal/g）；脂肪 39.54kJ/g × 95%=37.56kJ/g（9kcal/g）；蛋白质（23.64–5.44）kJ/g×92%=16.74kJ/g（4kcal/g）。

三、影响人体能量消耗的因素

成年人的能量消耗主要用于维持基础代谢、身体活动与食物热效应三方面。对孕妇与乳母而言，能量消耗还用于胎儿生长发育、母体的子宫、胎盘以及乳房等组织增长、合成分泌乳汁和体脂储备等。对于婴幼儿、儿童和青少年，能量消耗还应该包括生长发育所需要的能量。当能量摄入量与能量需求量达到理想的平衡状态时，机体的能量需要等于其能量消耗。

（一）基础代谢

基础代谢（basal metabolism）又称基础能量消耗（basal energy expenditure，BEE），是指维持机体最基本的生命活动所需的能量消耗，占人体总能量消耗的 60%～70%。WHO/联合国粮食及农业组织（Food and Agriculture Organization of the United Nations，FAO）对基础代谢的定义是维持人体最基本生命活动所必需的能量；在室温条件下（一般为 22～26℃），人体经过 10～12h 空腹和良好的睡眠、清醒静卧、无任何身体活动与脑力负担，全身肌肉放松、消化系统处于静止状态下的能量消耗。此时能量消耗仅用于维持体温、呼吸、心脏搏动、血液循环及其他组织器官和细胞的基本生命活动。基础代谢率（basal metabolic rate，BMR）是指人体处于基础代谢状态下，每小时每千克体重（或每平方米体表面积）的能量消耗。基础代谢率在个体间的差异大于个体内差异，其变异系数约为 8%，主要与机体的体成分构成、内分泌、遗传等因素有关，影响人体基础代谢能量消耗的因素包括以下几方面。

1. 体型与身体构成 基础代谢与体表面积的大小成正比，体表面积越大，向外环境散热越快，基础代谢能量消耗亦越高。机体组织（包括肌肉、心脏、肝脏、肾脏及脑等）是代谢活跃的组织，其消耗的能量占基础代谢能量消耗的 70%～80%，脂肪组织消耗的能量明显低于瘦体质组织。因此，同等体重时，瘦高且肌肉发达者的基础代谢能量消耗高于矮胖者；年龄和体表面积相同，男性瘦体组织者所占比例一般高于女性，其基础代谢能量消耗较女性高 5%～10%。

2. 生理与病理状况 婴幼儿和青少年生长发育迅速，基础代谢能量消耗相对较高；随着年龄增长，基础代谢率逐渐下降。一般来说，成年人的基础代谢率低于儿童，老年人又低于成年人。成年后基础代谢水平随年龄增长不断下降，30 岁以后每 10 年降低约 2%，围绝经期后下降更明显，且能量消耗减少。此外，孕妇和乳母的基础代谢能量消耗也较高，主要表现在孕妇的子宫、胎盘、胎儿的发育及体脂储备，乳母合成与分泌乳汁均需要额外能量的补充。甲状腺激素、肾上腺素和去甲肾上腺素等分泌异常、应激状态（发热、创伤、失眠以及精神心理紧张）时，能量代谢增强，直接或间接影响人体的基础代谢能量消耗。

3. 作业环境 环境温度在 18～25℃时人体的基础代谢最低，随着温度的升高或降低，基础代谢都会有不同程度的增加；一般热带居民比温带同种居民的基础代谢率低 10%，反之，严寒地区居民基础代谢率约比温带高 10%。

4. 生活行为 大量摄食以及体力过度消耗均可提高基础代谢水平；而禁食、饥饿或少食时，基础代谢能量消耗会相应降低。

5. 内分泌变化 许多激素对细胞代谢起调节作用，当腺体（如甲状腺、肾上腺）分泌异常时，可以影响基础代谢率。

（二）身体活动

身体活动（physical activity）是指任何由骨骼肌收缩引起能量消耗的身体运动，占人体总能量消耗的 15%～30%，是构成人体总能量消耗的重要部分。随人体活动量的增加，其能量消耗也将大幅度增加。不同的身体活动水平是导致人体能量需要量不同的主要因素，人体可通过调整身体活动水平来控制能量消耗、保持能量平衡、维持健康。每日从事各种体力活动消耗的能量，主要取决于体力活动的强度和持续时间。

影响身体活动能量消耗的因素包括：①肌肉越发达者，活动时消耗能量越多；②体重越重者，做相同的运动所消耗的能量也越多；③工作越不熟练者，消耗能量就越多。

国际上身体活动强度的通用单位是能量代谢当量（metabolic equivalent of energy，MET），1MET 相当于能量消耗为 1kcal/（kg·h）或消耗 3.5ml O_2/（kg·min）的活动强度。身体活动强度划分如下：7～9MET 为高强度身体活动，3～6MET 为中等强度身体活动，1.1～2.9MET 为低等强度身体活动。

（三）食物热效应

食物热效应（thermic effect of food，TEF）是指人体摄食过程所引起的额外能量消耗，是摄食后发生的一系列消化、吸收利用及营养素和营养素代谢产物之间相互转化过程所消耗的能量，又称食物特殊动力作用（specific dynamic action，SDA）。食物热效应的高低与食物营养成分、进食量和进食速度有关。摄入不同食物增加额外的耗能量有差异，其中蛋白质的食物特殊动力作用最大，相当于其本身产能的 30%，碳水化合物为 5%～6%，脂肪为 4%～5%。一般成年人摄入的混合膳食，由于食物特殊动力作用而额外增加的能量消耗每日约 600kJ, 相当于基础代谢的 10%。

食物中不同产能营养素的食物热效应不同, 其中蛋白质的食物热效应最大, 为本身产生能量的 20%~30%, 而脂肪和碳水化合物分别为 0%~5% 与 5%~10%。导致这种差异的主要原因是: ①产能营养素三磷酸腺苷 (adenosine triphosphate, ATP) 最高转化率不同, 如脂肪和碳水化合物 ATP 的最高转化率为 38%~40%, 蛋白质为 32%~34%; ②产能营养素在体内的代谢形式不同, 引起能量消耗也不同, 如食物脂肪经消化、吸收后转变为体脂肪时, 消耗的能量最少; 由食物碳水化合物消化、吸收的葡萄糖转变为机体糖原或脂肪时, 所消耗的能量较多; 而食物蛋白质中的氨基酸在合成机体蛋白质或代谢转化为脂肪时, 其消耗能量最多。

摄食量越多, 能量消耗也越多; 进食快者比进食慢者食物热效应高, 这主要是由于进食快时中枢神经系统较活跃, 激素和酶的分泌速度快且数量多, 吸收和储存的速率较高, 能量消耗也相对较多。

（四）特殊生理阶段的能量消耗

特殊生理阶段包括孕期、哺乳期, 以及婴幼儿、儿童、青少年等阶段。孕期额外能量消耗的增加主要包括胎儿生长发育和孕妇子宫、乳房与胎盘的发育及母体脂肪的储存以及这些组织的自身代谢等, 哺乳期乳母产生乳汁及乳汁自身含有的能量等也需要额外的能量消耗。婴幼儿、儿童、青少年阶段的生长发育需要的能量消耗, 主要指机体生长发育中合成新组织所需的能量, 如出生后 1~3 月龄, 能量需要量约占总能量需要量的 35%; 2 岁时, 约为总能量需要量的 3%; 青少年期, 为总能量需要量的 1%~2%。

（五）其他影响能量消耗的因素

例如情绪和精神状态、环境条件等也会影响机体的能量消耗。

四、推荐摄入量

人体能量的食物来源为食物中的碳水化合物、脂肪和蛋白质。三种产能营养素普遍存在于各种食物中。中国居民各年龄段膳食估计能量需要量参见表 2-1。

表 2-1　中国居民膳食估计能量需要量（EER）

人群	EER		EER	
	男	女	男	女
0 岁~	0.38MJ/（kg·d）		90[kcal/（kg·d）]	
0.5 岁~	0.31MJ/（kg·d）		75[kcal/（kg·d）]	
1 岁~	3.77MJ/d	3.35MJ/d	900kcal/d	800kcal/d
2 岁~	4.60MJ/d	4.18MJ/d	1100kcal/d	1000kcal/d
3 岁~	5.23MJ/d	4.81MJ/d	1250kcal/d	1150kcal/d
4 岁~	5.44MJ/d	5.23MJ/d	1300kcal/d	1250kcal/d
5 岁~	5.86MJ/d	5.44MJ/d	1400kcal/d	1300kcal/d
6 岁~	6.69MJ/d	6.07MJ/d	1600kcal/d	1450kcal/d
7 岁~	7.11MJ/d	6.49MJ/d	1700kcal/d	1550kcal/d
8 岁~	7.74MJ/d	7.11MJ/d	1850kcal/d	1700kcal/d
9 岁~	8.16MJ/d	7.53MJ/d	1950kcal/d	1800kcal/d
10 岁~	8.58MJ/d	7.95MJ/d	2050kcal/d	1900kcal/d
11 岁~	9.20MJ/d	8.37MJ/d	2200kcal/d	2000kcal/d

续表

人群		EER		EER	
		男	女	男	女
12 岁~		10.88MJ/d	9.20MJ/d	2600kcal/d	2200kcal/d
15 岁~		12.34MJ/d	9.83MJ/d	2950kcal/d	2350kcal/d
18 岁~	轻体力活动	9.00MJ/d	7.11MJ/d	2150kcal/d	1700kcal/d
	中体力劳动	10.67MJ/d	8.79MJ/d	2550kcal/d	2100kcal/d
	重体力劳动	12.55MJ/d	10.25MJ/d	3000kcal/d	2450kcal/d
30 岁~	轻体力活动	8.58MJ/d	7.11MJ/d	2050kcal/d	1700kcal/d
	中体力劳动	10.46MJ/d	8.58MJ/d	2500kcal/d	2050kcal/d
	重体力劳动	12.34MJ/d	10.04MJ/d	2950kcal/d	2400kcal/d
孕妇	孕早期		M+0MJ/d		M+0kcal/d
	孕中期		M+1.05MJ/d		M+250kcal/d
	孕末期		M+1.67MJ/d		M+400kcal/d
乳母			M+1.67MJ/d		M+400kcal/d
50 岁~	轻体力劳动	8.16MJ/d	6.69MJ/d	1950kcal/d	1600kcal/d
	中体力劳动	10.04MJ/d	8.16MJ/d	2400kcal/d	1950kcal/d
	重体力劳动	11.72MJ/d	9.62MJ/d	2800kcal/d	2300kcal/d
65 岁~	轻体力劳动	7.95MJ/d	6.49MJ/d	1900kcal/d	1550kcal/d
	中体力劳动	9.62MJ/d	7.74MJ/d	2300kcal/d	1850kcal/d
75 岁~	轻体力劳动	7.53MJ/d	6.28MJ/d	1800kcal/d	1500kcal/d
	中体力劳动	9.20MJ/d	7.32MJ/d	2200kcal/d	1750kcal/d

注：M 为相应年龄人群的 EER。

【思考题与实践应用】

1. 简述成人能量消耗的主要方面。

2. 查表，一位 65 岁的老年男性轻体力活动者，一日能量需要多少? 如其日常活动能量消耗占 15%，应提供多少能量?

（余　清）

第三节　蛋　白　质

【案例导入】

王大妈，67 岁，年轻时候生活比较困难，现在生活条件好了，认为平时饮食就应该大鱼大肉，多吃高蛋白食物；而且社区里有这种认识的老年人也不少。

请思考：

1. 你认为王大妈这种饮食行为正确吗?

2. 如何引导社区老年人正确选择与食用蛋白质类食物? 你认为主要应该进行哪些方面的饮食指导与教育?

宏量营养素蛋白质，与脂肪和碳水化合物都是膳食成分的主要部分，机体对其需求量大，除了向人体提供能量、构成机体组织，还发挥重要的生理功能。

蛋白质是一切生命的物质基础，没有蛋白质就没有生命。正常成人体内，蛋白质含量达 16%～20%，一个 70kg 健康成年男性体内含有 11.2～14.0kg 蛋白质。人体内的蛋白质处于不断分解又不断合成的动态平衡之中，从而达到组织蛋白不断更新和修复的目的。

一、蛋白质的组成和氨基酸

（一）蛋白质的组成

蛋白质的基本构成单位是氨基酸，蛋白质是由许多氨基酸以肽键连接在一起，并形成一定的空间结构的大分子。蛋白质被分解后的次级结构称为肽，由 10 个以上氨基酸形成的肽称为多肽，由 10 个及以下氨基酸形成的肽称为寡肽，3 个或 2 个氨基酸分别构成三肽或二肽。蛋白质由于其分子中氨基酸的种类、数量、排列次序和空间结构的千差万别，成为功能各异的蛋白质。

蛋白质主要含碳、氢、氧、氮四种元素，是人体氮的唯一来源；还有一些蛋白质含有硫、磷、碘、硒、铁、锌、铜、锰等元素。一般蛋白质中氮的含量为 16%，因此，通过检测生物样品中的含氮量可以确定其蛋白质的含量，折算系数为 6.25。但不同的蛋白质含氮量有差别，折算系数也有所不同。

（二）氨基酸

构成人体蛋白质的氨基酸有 20 种，它们有不同的分类和功能。

1. 必需氨基酸与非必需氨基酸　构成人体蛋白质的氨基酸有 20 种，其中人体不能合成或合成速度不能满足机体需要，必须从食物中直接获得的氨基酸，称为必需氨基酸（essential amino acid，EAA）。必需氨基酸有 9 种，它们是异亮氨酸、亮氨酸、赖氨酸、甲硫氨酸、苯丙氨酸、苏氨酸、色氨酸、缬氨酸和组氨酸，其中组氨酸是婴儿的必需氨基酸。

另外半胱氨酸和酪氨酸在体内分别由甲硫氨酸和苯丙氨酸转变而来，如果膳食中能直接提供半胱氨酸和酪氨酸，则人体对甲硫氨酸和苯丙氨酸的需要可分别减少 30% 和 50%。因此将半胱氨酸和酪氨酸称为条件必需氨基酸（conditionally essential amino acid）。

其余 9 种氨基酸，也为人体所需要，只是在人体内可以利用其他氮源合成，不一定必须由膳食提供，称非必需氨基酸（nonessential amino acid）。有的非必需氨基酸在疾病或特殊状况下合成量不足，须额外补充，这类氨基酸也被称为条件必需氨基酸，如谷氨酰胺、精氨酸等是非必需氨基酸，但在创伤等情况下合成不足，需额外补充以增强免疫功能，成为条件必需氨基酸。婴幼儿合成氨基酸的能力有限，一些氨基酸的供给变得比成人重要，相对必需，例如牛磺酸、精氨酸等。

2. 氨基酸模式和限制氨基酸　不同食物来源的蛋白质及人体蛋白质在必需氨基酸的种类和含量上存在差异，营养学上用氨基酸模式（amino acid pattern）来反映这种差异。氨基酸模式是指蛋白质中各种必需氨基酸的构成比例。其计算方法是将该种蛋白质中的色氨酸含量定为 1，分别计算出其他必需氨基酸的相应比值（以色氨酸含量为分母），这一系列的比值就是该种蛋白质氨基酸模式（表 2-2）。当食物蛋白质氨基酸模式与人体蛋白质氨基酸模式越接近时，必需氨基酸被机体利用的程度就越高，食物蛋白质的营养价值也相对越高。

表 2-2　人体和几种中国食物蛋白质氨基酸模式

氨基酸	人体	全鸡蛋	牛奶	牛肉	大豆	面粉	大米
异亮氨酸	5.0	3.2	3.4	4.4	4.3	3.8	4.0
亮氨酸	9.8	5.1	6.8	6.8	5.7	6.4	6.3
赖氨酸	7.5	4.1	5.6	7.2	4.9	1.8	2.3
甲硫氨酸+半胱氨酸	3.7	3.4	2.4	3.2	1.2	2.8	2.3

续表

氨基酸	人体	全鸡蛋	牛奶	牛肉	大豆	面粉	大米
苯丙氨酸+酪氨酸	6.3	5.5	7.3	6.2	3.2	7.2	3.8
苏氨酸	3.8	2.8	3.1	3.6	2.8	2.5	2.9
缬氨酸	6.5	3.9	4.6	4.6	3.2	3.8	4.8
色氨酸	1.0	1.0	1.0	1.0	1.0	1.0	1.0

　　在食物蛋白质中一种或几种必需氨基酸相对含量较低，导致其他的必需氨基酸在体内不能被充分利用，造成其蛋白质营养价值降低，这些含量相对较低的必需氨基酸被称为限制氨基酸（limiting amino acid），其中含量最低的称第一限制氨基酸，余者类推。如谷类蛋白质的第一限制氨基酸为赖氨酸，豆类蛋白质为甲硫氨酸。植物蛋白质相对缺少赖氨酸、甲硫氨酸、苏氨酸和色氨酸，其营养价值相对较低。

　　根据食物蛋白质中必需氨基酸的含量和构成可将蛋白质分为三类。

　　（1）完全蛋白质：也叫优质蛋白，所含的必需氨基酸种类齐全，数量充足，且各种必需氨基酸的比例与人体蛋白质必需氨基酸比例接近，容易吸收利用，不仅能保证成人的健康，也能促进儿童正常生长发育。如蛋、奶、肉、鱼类以及大豆的蛋白质，都是优质蛋白。其中鸡蛋蛋白质与人体蛋白质氨基酸模式最接近，一般以它作为参考蛋白（reference protein），即用来测定其他食物蛋白质质量的标准蛋白。

　　（2）半完全蛋白质：所含必需氨基酸种类齐全，但比例不适宜，能维持生命，不能促进生长发育。如谷蛋白、玉米蛋白等。

　　（3）不完全蛋白质：也称非优质蛋白，所含的必需氨基酸种类不全，既不能维持生命也不能促进生长发育。如肉皮中的胶原蛋白、豌豆中的豆球蛋白等。该类蛋白不能长期食用。

　　为了提高植物蛋白的营养价值，往往将两种或两种以上的食物混合食用以取长补短，改变混合膳食蛋白质的氨基酸模式，从而提高混合膳食蛋白质的营养价值，称为蛋白质互补作用（protein complementary action）。如大豆蛋白可弥补米面蛋白质中赖氨酸的不足。小麦、小米、大豆和牛肉单独食用时其生物价分别是67、54、64和76，如将他们分别按照39%、13%、22%和26%的比例搭配食用，则蛋白质的利用率可达89%。可见，不同类型食物蛋白质混合食用可充分提高蛋白质的营养价值。

二、蛋白质的生理功能

（一）人体组织细胞的重要构成成分

　　人体的任何组织和器官，包括毛发、皮肤、肌肉、血液、内脏器官、大脑和骨髓，都以蛋白质作为重要的组成成分。人体的生长过程，也是蛋白质不断积累的过程。

　　成人体内每天约有3%的蛋白质被更新，食物蛋白质被消化吸收后，成人主要用于组织蛋白质的更新；而儿童、青少年、孕妇、乳母和组织损伤的患者，除维持组织更新外，主要用于合成新的组织，因此蛋白质的供给十分重要。

（二）构成机体各种重要生理活性物质的成分，调节生理功能

　　体内具有生理活性的物质大多数属于蛋白质，或者蛋白质是其主要结构成分，主要体现在下面几个方面。

　　1. 构成酶和激素，起到催化与调节作用　催化体内生物代谢反应的酶属于蛋白质，调节着各种生理过程并维持内环境稳定的激素，如促甲状腺激素（thyroid-stimulating hormone，TSH）、胰岛素、肾上腺素和生长激素等也属于蛋白质。

2. 构成抗体，起到免疫保护作用　参与免疫反应的抗体和补体是蛋白质，可以抵御外来微生物及其他有害物质的入侵，参与免疫反应的免疫组织细胞的主要成分也为蛋白质。

3. 参与运输与运动功能　细胞膜和血液中的蛋白质担负着各类物质的运输和交换，如血浆蛋白、血红蛋白、转铁蛋白、视黄醇结合蛋白、脂蛋白等；肌肉中的肌动球蛋白收缩完成人体的运动功能；构成机体支架的胶原蛋白在运动中起协调支撑作用。

4. 维持酸碱平衡和渗透压　体液内那些可溶性且可离解为阴、阳离子的蛋白质，使体液的渗透压和酸碱度得以稳定。

5. 其他　血液的凝固、视觉的形成等等，无一不与蛋白质有关。

（三）供给能量

蛋白质在代谢时可被代谢释放出能量。1g 食物蛋白质在体内约产生 16.7kJ（4.0kcal）的热能，但供给能量不是蛋白质的主要功能。

（四）肽、氨基酸特有的生理功能

近年来，作为蛋白质的次级水解产物，小分子肽及一些氨基酸的特殊生理功能越来越受到重视，主要包括：参与机体的免疫调节、促进矿物质吸收、清除自由基、调节血压等生理功能等。如酪蛋白磷酸肽（casein phosphopeptide，CPP）是以乳中的酪蛋白为原料，利用酶技术分离而取得的特定肽片段，可从很多酪蛋白水解物中得到，具有促进钙、铁吸收的作用。

氨基酸在营养保健和临床应用中所表现出的各种特有的生理功能，同样日益受到广泛关注。如赖氨酸促进钙吸收、提高胃液分泌、利尿、加速疱疹感染康复；色氨酸改善睡眠；组氨酸促进铁吸收、降低胃液酸度、减少妊娠期呕吐等；牛磺酸促进生长以及提高视力、心、脑功能；精氨酸能调节免疫功能、抑制肿瘤生长转移等。

三、蛋白质的消化、吸收和代谢

（一）蛋白质的消化和吸收

人类膳食中蛋白质的消化从胃开始。蛋白质在胃酸作用下变性，同时胃酸可激活胃蛋白酶，使其分解蛋白质形成多肽。胃蛋白酶可使乳中的酪蛋白凝结，使乳液在胃中停留的时间延长，有利于将物质充分消化。由于食物在胃中停留时间较短，蛋白质消化吸收的主要场所是在小肠。由胰腺分泌的胰蛋白酶和糜蛋白酶，使蛋白质在小肠中被分解为氨基酸以及部分二肽和三肽，再被小肠黏膜细胞吸收，并进一步分解为氨基酸单体。被吸收的这些氨基酸通过黏膜细胞进入肝门静脉而被运送到肝脏和其他组织或器官被利用。少数蛋白质大分子和多肽也可直接吸收。老年人对蛋白质的消化吸收能力下降。

肠道中被消化吸收的蛋白质，不仅来自于食物，还来自于肠道脱落的黏膜细胞和消化液等，后者每天约有 70g，其中大部分可被消化和重吸收，未被吸收的由粪便排出体外，这种蛋白质被称为内源性氮，或粪代谢氮。

存在于人体各组织、器官和体液中的游离氨基酸统称为氨基酸池（amino acid pool）。氨基酸池中的游离氨基酸除了来自于食物，大部分来自于体内蛋白质的分解产物。这些氨基酸少数用于合成体内含氮化合物，主要被用来重新合成人体蛋白质，以达到机体蛋白质的不断更新和修复。未被利用的氨基酸，则经代谢转变成尿素、氨、尿酸和肌酐等，由尿排出体外，或转化为糖原和脂肪。所以，由尿排出的氮，也包括食物氮和内源性氮。

（二）蛋白质的代谢及氮平衡

1. 蛋白质的代谢　氨基酸以游离状态在血液中被运输，因此体内的蛋白质始终处于不断分解和合成的动态平衡中。氨基酸池中的氨基酸主要用于合成人体蛋白质，人体的各种组织细胞均可合成蛋白质，其中肝脏合成速度最快。机体由于皮肤、毛发和黏膜的脱落，妇女月经期的失血，以及肠道菌体死亡排出等因素，每天损失约 20 g 以上的蛋白质，这种氮排出是机体不可避免的氮消耗，称为必要性氮损失（obligatory nitrogen losses，ONL）。

未被利用的氨基酸经代谢转化为含氮化合物，如尿素、氨、尿酸和肌酐等，由尿和其他途径排出体外，也可转化为糖原和脂肪。尿中的氮来源于食物的氮和体内蛋白质分解产生的内源性氮。膳食中蛋白质的摄入量增多，尿中的氮排出也增多，反之亦然。进食普通膳食的正常人每日经尿排出氮约 12g。当膳食中的碳水化合物和脂肪不能满足机体能量需要，或蛋白质摄入过多时，蛋白质才被用来作为能源或转化为碳水化合物和脂肪。

2. 氮平衡 营养学把反映机体摄入氮和排出氮的代谢关系称氮平衡（nitrogen balance）。其关系式为 $B=I-(U+F+S)$，其中，B：氮平衡；I：摄入氮；U：尿氮；F：粪氮；S：皮肤等氮损失。

当摄入氮和排出氮相等时，$B=0$ 为零氮平衡（zero nitrogen balance），健康成人应维持在零氮平衡并富裕 5%状态下。如摄入氮多于排出氮，$B>0$ 则为正氮平衡（positive nitrogen balance），处于生长发育阶段的儿童、孕妇、乳母、疾病恢复期以及运动和劳动需要增加肌肉时等，应保证适当的正氮平衡，以满足机体对蛋白质的需要。摄入氮少于排出氮时，$B<0$ 为负氮平衡（negative nitrogen balance），蛋白质摄入不足、饥饿、疾病及老年人等情况下会出现负氮平衡。长期负氮平衡将导致人体营养不良。膳食蛋白质的代谢与氮平衡，见图 2-2。

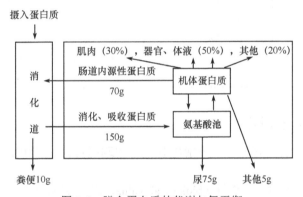

图 2-2　膳食蛋白质的代谢与氮平衡

四、食物蛋白质的营养学评价

评价食物蛋白质的营养价值，对食品品质的鉴定、新资源食品的研究和开发、指导人群膳食等许多方面具有重要的实践意义。不同食物蛋白质的含量、氨基酸模式等均有差异，人体对其消化、吸收和利用程度也不同，营养学上主要从蛋白质的含量、蛋白质消化率和蛋白质利用率三方面，全面地评价食品蛋白质的营养价值。

（一）蛋白质的含量

蛋白质含量是食物蛋白质营养价值的基础，没有一定数量做保障，即便是再好的蛋白质，其营养价值也有限。一般先使用凯氏（Kjeldahl）定氮法测定食物中的氮含量，再乘以由氮折算成蛋白质的折算系数，就得到了食物蛋白质的含量。一般来说，食物中含氮量占蛋白质的 16%，由氮计算蛋白质的折算系数即 6.25。

（二）蛋白质消化率

蛋白质消化率（digestibility），反映蛋白质在消化道内被分解的程度，也反映消化后的氨基酸和肽被吸收的程度。测定蛋白质的消化率时，要测得实验期内摄入的食物氮、排出的粪氮和粪代谢氮。粪代谢氮是指肠道内源性氮，成人 24h 的粪代谢氮为 0.9～1.2g。蛋白质消化率用下面公式进行计算。

$$蛋白质真消化率(\%) = \frac{食物氮 - (粪氮 - 粪代谢氮)}{食物氮} \times 100\% \tag{2-1}$$

上式计算结果是食物蛋白质真消化率（true digestibility）。在实际应用中，往往忽略粪代谢氮，这样不仅方法简便，而且因计算结果比真消化率要低，具有一定安全性，这种消化率称为表观消化率（apparent digestibility），即

$$蛋白质表观消化率(\%) = \frac{食物氮 - 粪氮}{食物氮} \times 100\% \tag{2-2}$$

食物中蛋白质消化率的高低取决于蛋白质在食物中的形式和结构，以及食物中含有的不利于蛋白质吸收的其他因素等，通常动物性食品中蛋白质消化率高于植物性食品（表 2-3）。大豆整粒食用时，消化率仅为 60%，而加工成豆腐后，消化率提高到 90%以上。这主要是因为加工后的制品中，去除了大豆中的纤维素和其他不利于蛋白质消化吸收的影响因素。

表 2-3 几种食物蛋白质真消化率　　　　　　　　　（单位：%）

食物	真消化率	食物	真消化率	食物	真消化率
鸡蛋	97	大米	87	大豆粉	86
牛奶	95	面粉（精制）	96	菜豆	78
肉、鱼	94	燕麦	86	花生酱	95
玉米	85	小米	79	花生	94
豆子	78	黑小麦	90	中国混合膳食	96

（三）蛋白质利用率

衡量蛋白质利用率的指标有很多，分别从不同角度反映蛋白质被利用的程度。几种常用的指标如下。

1. 蛋白质生物价　蛋白质生物价（biological value，BV）是反映食物蛋白质消化吸收后，被机体利用程度的指标。生物价越高，表明其被机体利用程度越高，最大值为 100。计算公式如下：

$$生物价 = \frac{储留氮}{吸收氮} \times 100 \tag{2-3}$$

$$吸收氮 = 食物氮 - (粪氮 - 粪代谢氮) \tag{2-4}$$

$$储留氮 = 吸收氮 - (尿氮 - 尿内源性氮) \tag{2-5}$$

蛋白质生物价的高低取决于蛋白质的氨基酸模式；生物价高，表明食物蛋白质中氨基酸主要用来合成人体蛋白，极少有过多的氨基酸经肝、肾代谢而释放能量或由尿排出多余的氮，从而大大减少肝肾的负担，因而蛋白质生物价对指导肝、肾患者的膳食具有指导意义。

2. 蛋白质净利用率　蛋白质净利用率（net protein utilization，NPU）是反映食物中蛋白质被利用的程度，即机体利用的蛋白质占食物中蛋白质的百分比。它包含了食物蛋白质的消化和利用两个方面，因此更为全面。

$$蛋白质净利用率 = 消化率 \times 生物价 = \frac{储留氮}{食物氮} \times 100\% \tag{2-6}$$

3. 蛋白质功效比值　蛋白质功效比值（protein efficiency ratio，PER）是用处于生长阶段中的幼年动物（一般用刚断奶的雄性大白鼠），在实验期内其体重增加和摄入蛋白质的量的比值来反映蛋白质的营养价值的指标。实验时饲料中被测蛋白质是唯一蛋白质来源，占饲料的 10%，实验期为 28 天。

$$蛋白质功效比值 = \frac{动物增加体重(g)}{摄入食物蛋白质(g)} \qquad (2-7)$$

同一种食物，在不同的实验条件下，所测得的蛋白质功效比值往往有明显差异。为了使实验结果具有一致性和可比性，实验时，用标化酪蛋白为参考蛋白质设对照组，被测蛋白质的功效比值按下式计算。

$$被测蛋白质功效比值 = \frac{实验组功效比值}{对照组功效比值} \times 2.5 \qquad (2-8)$$

PER 被广泛用来作为婴幼儿食品中蛋白质的评价方法；这一方法在评价肠内肠外营养处方、比较新的蛋白质与参考蛋白质方面也很有价值。

4. 氨基酸评分（amino acid score，AAS）和经消化率修正的氨基酸评分（protein digestibility-corrected amino acid score，PDCAAS） 氨基酸评分也叫蛋白质化学评分（chemical score），是目前被广为采用的一种评价方法。该方法是用被测食物蛋白质的必需氨基酸组成模式和推荐理想的模式或参考蛋白质的模式进行比较，反映蛋白质构成和利用的关系，氨基酸评分分值就是相应的比值。不同食物对不同年龄人群其氨基酸评分模式也不相同，表 2-4 是不同人群的氨基酸评分模式；表 2-5 是几种常见食物的蛋白质质量。

$$氨基酸评分 = \frac{被测蛋白质每克氮(或蛋白质)中氨基酸量(mg)}{理想模式或参考蛋白质中每克氮(或蛋白质)中氨基酸量(mg)} \qquad (2-9)$$

表 2-4 不同人群需要的氨基酸评分模式

氨基酸	0.5 岁	1 岁～	3 岁～	11 岁～	15 岁～	18 岁～
组氨酸	20	18	16	16	16	15
异亮氨酸	32	31	31	30	30	30
亮氨酸	66	63	61	60	60	59
赖氨酸	57	52	48	48	47	45
甲硫氨酸+半胱氨酸	28	26	24	23	23	22
苯丙氨酸+酪氨酸	52	46	41	41	40	38
苏氨酸	31	27	25	25	24	23
缬氨酸	43	42	40	40	40	39
色氨酸	8.5	7.4	6.6	6.5	6.3	6.0

表 2-5 几种常见食物的蛋白质质量

食物	BV/%	NPU/%	PER	AAS
全鸡蛋	94	84	3.92	1.06
全牛奶	87	82	3.09	0.98
鱼	83	81	4.55	1.00
牛肉	74	73	2.30	1.00
大豆	73	66	2.32	0.63
精制面粉	52	51	0.60	0.34
大米	63	63	2.16	0.59
马铃薯	67	60	—	0.48

氨基酸评分的方法比较简单，缺点是没有考虑食物蛋白质的消化率，因此对这类食物蛋白质营养价值的估计就会偏高，为此，WHO/FAO 有关专家委员会推荐 PDCAAS。其计算公式为

$$PDCAAS = 氨基酸评分 \times 真消化率 \qquad (2-10)$$

这种方法可弥补 PER 的缺陷。对几种食物蛋白质进行评价，PDCAAS 结果见表 2-6。

表 2-6 几种食物蛋白质的 PDCAAS

食物蛋白质	PDCAAS	食物蛋白质	PDCAAS
酪蛋白	1.00	菜豆	0.68
鸡蛋蛋白	1.00	燕麦粉	0.57
大豆分离蛋白	0.99	花生粉	0.52
牛肉	0.92	小扁豆	0.52
豌豆粉	0.69	全麦	0.40

五、人体蛋白质营养状况评价和 PEM

人体蛋白质营养状况评价可以从蛋白质摄入量、体格测量、体征检查及实验室检查几个方面进行。蛋白质缺乏在老人和儿童中都时有发生，尤其处于生长阶段的儿童更为敏感，可与能量缺乏同时存在。据世界卫生组织估计，目前世界上大约有 500 万儿童患蛋白质–能量营养不良（protein-energy malnutrition，PEM），其中大多数是因贫穷和饥饿引起的。

1. PEM 根据临床表现，PEM 分为两种类型，即消瘦型（marasmus）和水肿型（kwashiorker）。前者指蛋白质和热能摄入均严重不足的儿童营养性疾病，患儿生长发育缓慢或停止，消瘦无力、肌肉萎缩、皮肤干燥、毛发发黄无光泽，抵抗力低下，易感染其他疾病而死亡。后者指蛋白质严重缺乏而能量供应勉强能维持最低营养需要，主要表现为腹/腿部水肿、虚弱、表情淡漠、生长滞缓、头发变色、变脆和易脱落、易感染其他疾病等。也有人认为此两种营养不良症是 PEM 的两种不同阶段。对成人来说，蛋白质摄入不足，同样可引起体力下降、水肿、抗病力减弱等。儿童水肿型和消瘦型的主要临床特征见表 2-7。

表 2-7 儿童水肿型和消瘦型的主要临床特征

水肿型	消瘦型
3～13 岁儿童	小于 2 岁的幼儿
蛋白质摄入不足，常见的是感染	蛋白质、能量、维生素和矿物质严重缺乏或吸收受损
发病快，急性 PEM	发展缓慢，慢性 PEM
体重下降不明显	体重下降明显
肌肉部分消耗，保留部分体脂	严重的肌肉和脂肪消耗
体重是同年龄儿童平均体重的 60%～80%	体重小于同年龄儿童平均体重的 60%
水肿	没有明显的水肿
肿大的脂肪肝	没有脂肪肝
焦虑、易激惹、易悲伤	焦虑、淡漠
没有食欲	可能有食欲
毛发干脆、易脱落、颜色改变，有皮损	毛发稀疏细黄、干枯、脱发，皮肤干、瘦、弹性差

2. 蛋白质摄入过多 尤其是动物蛋白摄入过多，同样会对人体，特别是老年人健康产生危害。首先，过多的动物蛋白的摄入，常伴随摄入较多的动物脂肪和胆固醇。其次，蛋白质过多本身也会产生有害影响。正常情况下，人体过多的氨基酸脱氨分解代谢，由尿排出体外。这一过程需要大量水分，从而加重了肾脏的负荷，若肾功能不全，则危害就更大了。过多的动物蛋白摄入，会造成含硫氨基酸摄入过多，这样可加速骨骼中钙质的丢失，易产生骨质疏松。

3. 蛋白质营养状况评价 评价蛋白质营养状况的血清学指标，见表 2-8。

表 2-8 评估人体营养水平的血清蛋白质主要指标

评价指标	判断标准	优点	缺点
白蛋白	40～55g/L	是群体调查时常用的指标，白蛋白测定样品易采集，方法简易	白蛋白体积大，生物半衰期长，早期缺乏时不易测出
转铁蛋白	2.3～4.1g/L	能及时地反映脏器蛋白质急剧的变化	受铁元素影响，当蛋白质和铁的摄取量都低时，其血浆浓度出现代偿性升高
前白蛋白	250～400mg/L	体内贮存很少，生物半衰期仅1.9天，较敏感	在任何急需合成蛋白质的情况下，如创伤、急性感染、血清前白蛋白都迅速下降
视黄醇结合蛋白	25～70mg/L	高度敏感	在很小的应激情况下，也有变化。肾脏有病变时，浓度升高特异性差
血清总蛋白	65～85g/L	样品易采集，方法简易	

六、蛋白质的参考摄入量及食物来源

理论上，成人每天摄入约 30 g 蛋白质就可满足零氮平衡。但从安全性和消化吸收等因素考虑，推荐我国成人蛋白质的 RNI 为 1.0g/（kg·d），EAR 为 0.9 g/（kg·d）。蛋白质摄入占膳食总能量的 10%～20%，6～17 岁儿童青少年为 10%～20%。《中国居民膳食营养素参考摄入量（2023版）》建议：我国成年男性蛋白质摄入量为 65g/d，女性为 55 g/d。各类人群膳食蛋白质参考摄入量见表 2-9。

表 2-9 中国居民膳食蛋白质参考摄入量（DRIs2023） （单位：g/d）

人群	男性		女性	
	EAR	RNI	EAR	RNI
0 岁～	—	9（AI）	—	9（AI）
0.5 岁～	—	17（AI）	—	17（AI）
1 岁～	20	25	20	25
2 岁～	20	25	20	25
3 岁～	25	30	25	30
4 岁～	25	30	25	30
5 岁～	25	30	25	30
6 岁～	30	35	30	35
7 岁～	30	40	30	40
8 岁～	35	40	35	40
9 岁～	40	45	40	45
10 岁～	40	50	40	50
11 岁～	45	55	45	55
12 岁～	55	70	50	60
15 岁～	60	75	50	60
18 岁～	60	65	50	55
65 岁～	60	72	50	62

续表

人群	男性		女性	
	EAR	RNI	EAR	RNI
75 岁～	60	72	50	62
孕妇（中）	—	—	M+10	M+15
孕妇（晚）	—	—	M+25	M+30
乳母	—	—	M+20	M+25

注：M 为相应年龄人群的 EAR 或 RNI。

蛋白质广泛存在于动植物性食物之中。动物蛋白质量好、利用率高，但同时富含饱和脂肪酸和胆固醇，而植物蛋白利用率较低，在膳食安排中应注意合理搭配，发挥蛋白质的互补作用。大豆可提供丰富的优质蛋白，其保健功能越来越被世界所认识，牛奶是富含多种营养素的优质蛋白食物来源，应大力提倡增加牛奶和大豆及其制品的消费。常见食物中蛋白质的含量见表 2-10。

表 2-10　常见食物中蛋白质的含量　　　（单位：g/100g 可食部）

食物	蛋白质含量	食物	蛋白质含量
黄豆	35	羊肉（肥瘦）	19
干酪	25.7	鹅	17.9
绿豆	21.6	河蟹	17.5
猪肉（瘦）	20.3	草鱼	16.6
牛肉（肥瘦）	19.9	海参	16.5
鸡（平均）	19.3	河虾	16.4
鸭（平均）	15.5	豆腐（平均）	8.1
鸡蛋（平均）	13.3	粳米（标一）	7.7
猪肉（肥瘦）	19.9	籼米（标一）	7.7
核桃（鲜）	12.8	玉米（鲜）	4
鸭蛋	12.6	牛奶（平均）	3
鹅蛋	11.1	酸奶（平均）	2.5
小麦粉（富强粉，特一粉）	10.3	香菇	2.2
小米	9	梨（平均）	0.4
面包（平均）	8.3	苹果（平均）	0.2

【思考题与实践应用】

1. 如何评价食物蛋白质的营养价值？
2. 简述蛋白质营养缺乏与过剩对人体健康的影响。

（邵继红）

第四节 脂 类

【案例导入】

俗话说，"有钱难买老来瘦"，为了避免肥胖，很多老年人偏爱清淡的素食，张奶奶65岁，身体健康，她不吃油脂较多的食物，甚至饭菜中没有什么油水。另外，蛋黄中含较多的胆固醇，张奶奶为了避免摄入较多胆固醇，就不吃或少吃蛋黄，蛋黄或者扔掉了，或者给小猫、小狗食用。

请思考：

1. 脂类有哪些？对健康有哪些作用？
2. 膳食中脂类提供能量占比多少合适？
3. 哪些人需要注意控制胆固醇的摄入量？

脂类包括脂肪（fat）和类脂（lipoid），是低溶于水而高溶于非极性溶剂的有机分子。人体脂类总量占体重的 10%～20%。脂类的共同特点是具有脂溶性，易溶解于有机溶剂，可溶解脂溶性物质，如脂溶性维生素等。膳食脂类是人类生活中不可或缺的能量和营养来源。人体在休息时，60% 的能量来源于体内脂肪。脂肪又称甘油三酯，是体内重要的储能和供能物质，约占体内脂类总量的 95%，类脂主要包括磷脂（phospholipid）和固醇类（steroids），约占全身脂类总量的 5%，是细胞膜、机体组织器官，尤其是神经组织的重要组成成分。大量研究表明，膳食脂类具有许多健康益处，包括预防或治疗慢性疾病。

一、脂肪及其功能

食物中脂类主要是甘油三酯，每个脂肪分子由一个甘油（glycerol）分子和三个脂肪酸（fatty acid，FA）化合而成。动物性食物的甘油三酯一般由于碳链长、饱和程度高、熔点高、常温下呈固态，称为脂；来源于植物的甘油三酯常因不饱和程度高、熔点低，称为油。

（一）体内脂肪的生理功能

甘油三酯分子中的脂肪酸，其结构不完全相同。脂肪因其所含脂肪酸碳链的长短、饱和程度和空间结构不同，而呈现不同的特性和功能。人体内的甘油三酯主要分布在腹腔、皮下和肌肉纤维之间，具有重要的生理功能。

1. 储存和供给能量 当机体摄入能量多于能量消耗时，多余能量就会转变为脂肪而储存起来。当机体需要时，脂肪细胞中的脂肪酶就分解甘油三酯释放出甘油和脂肪酸进入血液循环，和从食物吸收的脂肪一起被分解释放出能量，满足机体的需要。脂肪氧化后释放能量，供给机体利用。1g 脂肪在体内完全氧化可产生 37.7kJ（9kcal）的能量，而 1g 碳水化合物或 1g 蛋白质在体内完全氧化产生的能量都为 16.7kJ（4kcal）；合理的膳食中应有 20%～30% 的能量由脂肪提供。

2. 帮助机体更有效地利用碳水化合物和节约蛋白质作用 脂肪在体内代谢分解的产物，可以促进碳水化合物的能量代谢，使其更有效地释放能量。充足的脂肪还可以保护体内蛋白质（包括食物蛋白质）不被用来作为能源物质，而使其有效地发挥重要的生理功能，脂肪的这种功能被称为节约蛋白质作用。

3. 构成生物膜 细胞膜中含有大量脂肪酸，是细胞维持正常的结构和功能所不可或缺的重要成分。机体主要生物膜包括细胞膜、内质网膜、线粒体膜、核膜、神经髓鞘等，其重要组成成分是脂类物质，特别是磷脂和胆固醇。生物膜按照质量计，一般含蛋白质约 20%、磷脂 50%～70%、胆固醇 20%～30%。磷脂中的不饱和脂肪酸有利于膜的流动性，饱和脂肪酸和胆固醇则有利于膜的坚固性。生物膜上的许多酶蛋白均为与脂类结合而存在。

4. 发挥润滑、护肤、维持体温正常及支撑和衬垫保护作用 皮脂腺可以分泌脂肪，对皮肤达到润滑和护肤的作用，腹腔大网膜中大量脂肪在胃肠蠕动中起润滑作用。脂肪不仅可直接提供能量，皮下脂肪组织还可起到隔热保温的作用，使体温能达到正常和恒定，因此，在冬天肥胖者相对体瘦者不怕冷。脂肪组织在体内对器官有支撑和衬垫作用，保护内部器官免受外力伤害及减少器官间的摩擦，如心脏、肾脏等脏器周围的脂肪对其可起到保护减震作用。

5. 体内部分活性物质的合成原料 花生四烯酸是合成前列腺素、白三烯等生理性物质的前体，前列腺素几乎存在于人体所有的细胞和体液中，几乎影响全身各器官，有着多种多样的生理功能，如使血管扩张和收缩、神经刺激的传导、作用于肾脏影响水的排泄、奶中的前列腺素可以防止婴儿消化道损伤等。白三烯在人体内有重要的生物学作用，是炎症反应的重要介质。胆固醇是体内合成维生素 D_3、胆汁酸和性激素、类固醇激素的原料。维生素 D_3 缺乏，可能引起成人的骨质软化和儿童的佝偻病。

6. 脂肪组织的内分泌作用 人体内的脂肪组织还具有内分泌作用。现已发现的由脂肪组织分泌的因子有瘦素（leptin）、肿瘤坏死因子 α（tumor necrosis factor-α，TNF-α）、白细胞介素系列因子、纤维蛋白溶酶原激活因子抑制物（plasminogen activator inhibitor，PAI）、血管紧张素原（angiotensinogen）、雌激素（estrogen）、胰岛素样生长因子（insulin-like growth factor，IGF）等。这些因子参与机体的代谢、免疫、生长发育等生理过程。

（二）食物中脂类的生理功能

1. 提供必需脂肪酸 必需脂肪酸是人体自身不能合成的一些多不饱和脂肪酸，必需脂肪酸能够促进发育、降低血清胆固醇，参与调节血压、心率和神经传导，维持皮肤和血管的健康等。如果缺乏这些必需脂肪酸，就会影响机体代谢，表现为上皮细胞功能异常，湿疹样皮炎，皮肤角化不全，创伤愈合不良，疾病抵抗力减弱，心肌收缩力降低，生长停滞等。但是，不同脂肪酸缺乏的表现不同，n-6 脂肪酸缺乏，将引起生长停滞、皮肤疾病、生育受阻以及脂肪肝，而 n-3 脂肪酸缺乏，不会影响生长，但学习能力下降，视力异常。最近研究发现，不同 n-3 多不饱和脂肪酸可以刺激胰岛素分泌，增加胰岛素敏感性，并降低骨骼肌细胞内有害因素对胰岛素信号通路活性的抑制，从而对抑制骨骼肌细胞蛋白异常分解发挥重要作用。

2. 促进脂溶性维生素的消化吸收 食物脂肪中同时含有各类脂溶性维生素，如维生素 A、维生素 D、维生素 E、维生素 K 和胡萝卜素等。脂肪不仅是这类脂溶性维生素重要的食物来源，同时还可以促进这些维生素在肠道的吸收。当脂肪的消化吸收发生障碍时，常伴有维生素 A、维生素 D、维生素 E、维生素 K 等脂溶性食物成分的吸收障碍，造成脂溶性食物成分缺乏。

3. 增加饱腹感，改善食物的口感和香气 食物中的脂肪由胃进入十二指肠时，可刺激体内产生肠抑胃素，使肠蠕动受到抑制，造成食物由胃进入十二指肠的速度相对缓慢。食物中脂肪含量越多，胃排空的时间越长，从而增加饱腹感。脂肪作为食品烹调加工的重要原料，可以改善食物的色、香、味、形，能够帮助香气物质散发，故高脂肪食物香浓味美，起到促进食欲的作用。

（三）脂肪酸的分类

1. 依据脂肪酸碳原子数分类 脂肪是由甘油和脂肪酸组成的甘油酯。参与组成脂肪的脂肪酸分子是由不同长度的碳链所组成的直链脂肪酸，碳原子数多为双数。2010 年，联合国粮农组织（FAO）专家委员会报告将脂肪酸分为短链（C4～C6）、中链（C8～C12）、长链（C14～C20）和极长链（>C22）脂肪酸。

2. 按照饱和程度分类 根据饱和程度，将脂肪酸分为饱和脂肪酸与不饱和脂肪酸，如常见的棕榈酸为饱和脂肪酸，油酸、亚油酸、α-亚麻酸、花生四烯酸为不饱和脂肪酸。

（1）饱和脂肪酸：不含有双键的脂肪酸就是饱和脂肪酸。饱和脂肪酸和不饱和脂肪酸的重要区别，就是两者的凝固点不同。天然动物油脂都是由很多脂肪酸形成的混合脂肪，其油脂当中的饱和脂肪酸比例越大，则凝固点越高，在室温下呈现固态。饱和脂肪酸多存在于动物脂肪和乳脂中，可使血中低密度脂蛋白胆固醇（low density lipoprotein cholesterol，LDL-C）水平升高，与心血管疾病的发生有关，但因为其不易被氧化而产生有害的氧化物、过氧化物等，一定量的饱和脂肪酸有助于高密度脂蛋白（high density lipoprotein，HDL）的形成，HDL 有利于降低血脂，因此人体不应完全限制饱和脂肪酸的摄入。

（2）不饱和脂肪酸：含有一个双键的不饱和脂肪酸称为单饱和脂肪酸，如油酸；含有两个或以上双键的脂肪酸称为多不饱和脂肪酸，如亚油酸、花生四烯酸、α-亚麻酸等。人体中的不饱和脂肪酸可以分成 n-3（或 ω-3）系列不饱和脂肪酸，即从甲基端数，第一个不饱和键在第三和第四碳原子之间的各种不饱和脂肪酸；n-6（或 ω-6）系列不饱和脂肪酸，从甲基端数，第一个双键在第六和第七碳原子之间。其中，α-亚麻酸、二十碳五烯酸、二十二碳六烯酸等属于 n-3 系列，而亚油酸、花生四烯酸、γ-亚麻酸属于 n-6 系列。这两类不饱和脂肪酸不能在体内相互转化。

3. 按人体内是否能够合成分类

（1）非必需脂肪酸：非必需脂肪酸是指人体内能够合成的脂肪酸。非必需脂肪酸并非人体不需要，只是它们可在体内合成，不一定要从食物中摄取。如 γ-亚麻酸和花生四烯酸可以由亚油酸合成，而二十碳五烯酸（EPA）和二十二碳六烯酸（DHA）可以由 α-亚麻酸合成。

（2）必需脂肪酸：必需脂肪酸指人体不能合成，但又是人体生命活动所必需，必须从食物摄取的脂肪酸。必需脂肪酸是组织细胞的组成成分，是磷脂的重要组成成分，以磷脂的形式出现在线粒体和细胞膜中，所以必需脂肪酸与细胞膜的结构和功能直接相关；必需脂肪酸也与脂质代谢有密切关系，胆固醇只有和必需脂肪酸结合后，才能在体内转运，进行正常代谢；必需脂肪酸是机体前列腺素在体内合成的原料，动物精子的形成也与必需脂肪酸有关，必需脂肪酸的缺乏可引起生长迟缓、生殖障碍、皮肤损伤（出现皮疹等）以及肾脏、肝脏、神经和视觉方面的多种疾病。

n-6 系列中的亚油酸和 n-3 系列中的 α-亚麻酸是人体必需的两种脂肪酸。亚油酸具有抗癌、抗动脉粥样硬化、改善血管、免疫调节、增强骨骼矿化和降低血糖等作用。α-亚麻酸是机体的必需脂肪酸，在降低血脂血压、抗血栓、抗炎抑敏、抑制癌症转移、抑制骨骼肌细胞蛋白异常分解等方面具有重要的生理学功能。

脂肪酸分类方法还有空间结构分类法和双键位置分类法等，由于篇幅限制，就不一一介绍了。

二、类脂及其功能

类脂包括磷脂和固醇类，前者主要有磷酸甘油酯和神经鞘脂，在脑、神经组织和肝脏中含量丰富；后者主要为胆固醇和植物固醇，动物内脏、蛋黄等食物中富含胆固醇，而植物固醇主要来自植物油、种子、坚果等食物。

（一）磷脂

磷脂是指甘油三酯中一个或两个脂肪酸被含磷酸的其他基团所取代的一类脂类物质，常见的有卵磷脂（lecithin）、脑磷脂、肌醇磷脂等，其中最重要的磷脂是卵磷脂，它是由一个含磷酸胆碱基团取代甘油三酯中一个脂肪酸而形成的，这种结构使它具有亲水性和亲脂性双重特性。卵磷脂是细胞膜的主要组成成分，细胞的存活又要依赖膜的完整性，因此卵磷脂对于细胞的结构和功能十分重要。另一类是神经鞘磷脂，其分子结构中含有脂肪酸基、磷酸胆碱和神经鞘氨醇，但不含甘油。神经鞘磷脂是膜结构的重要磷脂，它与卵磷脂并存于细胞膜外侧。人红细胞膜的磷脂中 20%～30% 为神经鞘磷脂。

磷脂的功能主要有以下几种。

（1）提供能量：和甘油三酯一样，磷脂也可提供能量。

（2）细胞膜成分：由于磷脂具有极性和非极性双重特性，可帮助脂类或脂溶性物质如脂溶性维生素等顺利通过细胞膜，促进细胞内外的物质交流。磷脂的缺乏会造成细胞膜结构受损，使毛细血管脆性和通透性增加，皮肤对水的通透性增加，引起水代谢紊乱，产生皮疹。

（3）乳化剂作用：磷脂作为乳化剂，可以使体液中的脂肪悬浮在体液中，有利于其吸收、转运和代谢。由于其乳化作用，磷脂在食品加工中也被广泛应用，如在人造奶油、蛋黄酱和巧克力生产中常以磷脂（如卵磷脂）作为乳化剂。

（4）改善心血管作用：磷脂能改善脂肪的吸收和利用，防止胆固醇在血管内沉积，降低血液的黏度，促进血液循环，对预防心血管疾病具有一定效果。

（5）改善神经系统功能：食物磷脂被机体消化吸收后释放出胆碱，进而合成神经递质乙酰胆碱可促进和改善大脑组织和神经系统的功能。

人体可从食物中获得卵磷脂，也可由肝脏通过其他底物合成机体所需的卵磷脂，但大剂量使用卵磷脂可导致胃肠道应激、多汗、流涎，以及食欲丧失等。

（二）固醇类

固醇类是一类含有多个环状结构的脂类化合物，因其环外基团不同而不同。固醇类化合物广泛存在于动物和植物食物中。

胆固醇是最重要的一种固醇，是细胞膜的重要成分，人体内 90%的胆固醇存在于细胞之中；胆固醇还是人体内许多重要活性物质的合成材料，如胆汁、性激素（如睾酮）、肾上腺素[如皮质醇（cortisol）]和维生素 D 等。

人体自身可以合成内源性胆固醇。肝脏和肠壁细胞是体内合成胆固醇最旺盛的组织。大脑虽然含丰富的胆固醇，但合成能力低，主要由血液提供。人体胆固醇合成代谢受能量及胆固醇摄入量、膳食脂肪摄入的种类、甲状腺素水平、雌激素类水平、胰岛素水平等影响和调节。体内胆固醇增多时可负反馈抑制肝及其他组织中胆固醇合成限速酶的活性，使胆固醇的合成降低。碳水化合物和脂肪等分解产生的乙酰辅酶 A（acetyl-CoA）是体内各组织合成胆固醇的主要原料。

膳食胆固醇的吸收率约为 30%。机体既可从食物中获得胆固醇，也可利用内源性胆固醇，因此一般不缺乏胆固醇。过去，胆固醇被认为与高脂血症、动脉粥样硬化、冠心病等相关，循证医学研究证据均未发现胆固醇摄入量与冠心病发病和死亡有关。因此，目前健康人群对胆固醇的摄入不再严格限制。但是，对膳食胆固醇敏感的人群和代谢障碍的人群（糖尿病、高脂血症、动脉粥样硬化、冠心病等），必须强调严格控制膳食胆固醇和饱和脂肪酸的摄入。

三、食物中脂类的来源与质量评价

（一）脂类的来源与供给

1. 脂类的食物来源 随着生活水平的不断提高，居民的烹调用油和动物性食品消费量不断增加，脂肪摄入量也随之增加。人类膳食脂肪主要来源于动物的脂肪组织、肉类以及从植物的种子中提取的植物油。动物脂肪相对含饱和脂肪酸和单不饱和脂肪酸多，而多不饱和脂肪酸含量较少。植物油主要含不饱和脂肪酸。亚油酸普遍存在于植物油中，亚麻酸在豆油和紫苏籽油中较多，鱼贝类食物相对含二十碳五烯酸和二十二碳六烯酸较多。油料植物种子、坚果及大豆的脂肪量都很丰富，是烹调油的来源，如葵花籽油、豆油、花生油、玉米油、棕榈油、橄榄油等。

各类食物中的脂类含量差异很大，常用的蔬菜类脂肪含量很少，绝大部分都在 1%以下。谷类食物脂肪含量比较少，占 0.3%~3.2%，而且绝大部分的脂肪集中在谷胚。畜、禽肉类食物含脂肪量较高，其中含脂肪量最多的是肥肉和骨髓，如肥猪肉高达 88.6%。植物性食物不含胆固醇而含植物固醇，有减少胆固醇吸收的作用。含胆固醇丰富的食物是动物脑、肝、肾等内脏和蛋类，肉类和奶类也含有一定量的胆固醇。一些常见食物的脂肪和胆固醇含量见表 2-11。

表 2-11 部分食物中的脂肪和胆固醇含量（每 100g 食物）

食物名称	脂肪/g	胆固醇/mg	食物名称	脂肪/g	胆固醇/mg
猪肉	15.1	86	鸡腿	7.2	99
猪肥肉	88.6	109	鸡血	0.2	170
猪蹄	18.8	192	鸭	19.7	94
猪脑	9.8	2571	鸭肝	7.5	341
猪血	0.3	51	鸭血	0.4	95
猪大排	20.4	165	牛奶	3.6	17
猪肝	4.7	180	鸡蛋	8.6	648
牛肉	8.7	58	鲤鱼	4.1	84
酱牛肉	11.9	76	带鱼	4.9	76
香肠	40.7	82	大黄鱼	2.5	86
羊肉	6.5	82	海虾	0.6	117
羊肉片	4.0	86	河虾	2.4	240
烤羊肉串	10.3	110	虾皮	2.2	428
鸡	6.7	106	海蟹	2.3	125
鸡肝	4.8	356	河蟹	2.6	267
鸡爪	16.4	103	蟹黄（大闸蟹，蒸）	17.2	252
鸡翅	11.5	81	扇贝（鲜）	0.6	140

2. 脂类的膳食供给量 脂肪摄入过多，可导致肥胖、心血管疾病、高血压和某些癌症发病率的升高，因此预防此类疾病发生的重要措施就是降低脂肪的摄入量。

中国营养学会推荐半岁前的婴儿脂肪摄入量占总能量 48%，半岁前到 1 岁婴儿占 40%，1 岁到 4 岁幼儿占 35%，大于 4 岁人群的脂肪摄入量应占总能量的 20%～30%。关于 n-6 系列和 n-3 系列脂肪酸的推荐摄入量，《中国居民膳食营养素参考摄入量（2023 版）》提出，成年人亚油酸的适宜摄入量应占总能量的 4%；α-亚麻酸的适宜摄入量应占总能量的 0.6%。其他脂肪和脂肪酸参考摄入量列于表 2-12。一般来说，只要注意摄入一定量的植物油，便不会造成必需脂肪酸的缺乏。

表 2-12 中国居民膳食脂肪和脂肪酸参考摄入量

人群	总脂肪/%E	饱和脂肪酸/%E	n-6 系脂肪酸/%E	n-3 系脂肪酸/%E	EPA+DHA/（g/d）
0 岁～	40～60	—	—	—	—
0.5 岁～	40	—	—	—	—
1 岁～	35	—	—	—	—
4 岁～	20～30	<8	—	—	—
18 岁～	20～30	<10	2.5～9.0	0.5～2.0	0.25～2.0
孕妇及乳母	20～30	<10	2.5～9.0	0.5～2.0	0.25（0.2）

注：未制定参考值者用"—"表示；%E 为其所提供能量占总能量的百分比，即供能比，下同；括注中的数值为 DHA 参考摄入量。

目前，由于我国膳食中烹调油消费量较高，故从植物油中摄入的亚油酸较多，而来自一些亚麻籽油和水产食品的 α-亚麻酸、EPA 和 DHA 的摄入量相对不足。故避免 n-3/n-6 脂肪酸比例失调成为近年来受到重视的膳食营养问题。

（二）食物中脂类的营养评价

膳食脂类的营养价值主要从以下四方面进行评价。

1. 消化率 食物脂肪消化率与其熔点密切相关，熔点低于体温的脂肪消化率可高达 97%～98%，如各种植物油。熔点高于体温的脂肪消化率为 90% 左右，如牛、羊脂肪等。含不饱和脂肪酸和中、短碳链脂肪酸多的脂肪，容易消化、吸收和转运。

2. 脂肪酸的比例和必需脂肪酸的含量 人体要维持基本的生理功能，食物脂类中必须有亚油酸和 α-亚麻酸。通常膳食中并不缺乏亚油酸，除椰子油之外的植物油中都含有亚油酸，含量高于动物脂肪。豆油、花生油等植物油中所含必需脂肪酸可达动物脂类的含量 10 倍以上。除亚麻籽油、紫苏油外，α-亚麻酸在多数植物油和动物脂肪中含量很低，膳食摄入量也较低，因此亚麻酸含量的高低在脂类营养评价中已成为一个重要指标。由于对预防心血管疾病的作用不同，单不饱和脂肪酸丰富而饱和脂肪酸含量较低的脂肪也得到较高评价。

3. 脂溶性维生素的含量 脂溶性维生素 A、维生素 D、维生素 E、维生素 K 常与膳食脂肪相伴而存在。如海产鱼肝油、动物肝脏脂肪中富含维生素 A、维生素 D，其次是在奶、蛋的脂肪中脂溶性维生素也较为丰富。动物的储存脂肪中几乎不含维生素，如猪油内不含维生素 A、维生素 D。维生素 E 广泛分布于动植物组织内，其中以植物油和坚果、种子类食品中含量最高，如花生油。蛋类、鱼类脂肪中也有少量维生素 E，而肉类脂肪中维生素 E 含量极低，如每 100g 猪肥肉中仅含 0.24mg 维生素 E。

4. 脂类的稳定性 脂类的稳定性与不饱和脂肪酸和维生素 E 含量有关。不饱和脂肪酸不稳定，容易氧化生成过氧化物，氧化后的油脂不仅营养价值降低，而且对人有害。油脂中的维生素 E 是抗氧化剂，具有防止油脂氧化的功能。

四、脂类与健康

脂肪和胆固醇都是人体的正常营养物质，虽不宜过量，但也不应过低。成年人可以耐受低脂肪、低胆固醇膳食，但未成年人长期摄入这种膳食，则会影响正常的生长发育。此外，脂类对心血管疾病、癌症、免疫应答、肥胖、贫血症等有影响。

（一）脂类与心血管疾病

心血管疾病（cardiovascular diseases，CVD），包括动脉粥样硬化、高血压、心力衰竭等。在动脉血管内膜损伤或胆固醇运转发生障碍时，易在动脉内膜生成斑块，乃至发生动脉管腔狭窄，形成动脉粥样硬化，增加患冠心病的风险。血管硬化和狭窄，又会导致患多种慢性退行性疾病的风险增大。胆固醇水平过低时，红细胞脆性明显增加，血压升高时更易发生脑卒中。因为害怕脂肪和胆固醇而严格限制动物性食品的人，易患贫血症，也容易发生各种脂溶性维生素和维生素 B_{12} 的缺乏。

不同脂肪酸对于血胆固醇的影响不同。其中，饱和脂肪酸有升高总胆固醇的作用，不饱和脂肪酸有降低总胆固醇的作用。多不饱和脂肪酸也会降低有利于预防心血管疾病的高密度脂蛋白胆固醇，而单不饱和脂肪酸则会升高这种胆固醇。富含单不饱和脂肪酸的油脂是山茶籽油和橄榄油，单不饱和脂肪酸可达其总脂肪酸含量的 75% 以上。油脂氢化处理过程可产生的反式脂肪酸对血胆固醇水平的不良影响最大，比饱和脂肪酸提高患心血管疾病风险更高。但是，即使饮食中避免高脂肪食物，过多食用精制淀粉食物和精制糖，在膳食纤维不足的情况下，也会升高甘油三酯和低密度脂蛋白胆固醇，从而升高患心血管疾病的风险。

（二）脂类与癌症

研究发现，脂肪的摄入量与某些癌症的发生有关，膳食脂肪总量增加，某些癌症的发生率也增加，尤其是乳腺癌和结肠/直肠癌。胆固醇水平过低时，增加患癌症风险；n-3 多不饱和脂肪酸能通过直接抑制细胞的异常增殖来达到抗癌作用。脂类代谢紊乱是许多恶性肿瘤的代谢特征，高水平的脂肪酸代谢活动是肿瘤细胞代谢异常之一。脂类的代谢异常会影响细胞增殖、分化、凋亡以及信息传递等一系列细胞功能。近年来的研究发现，脂肪酸、甘油三酯、胆固醇等脂类的代谢异常均与结直肠癌的发生、发展密切相关。

（三）脂类与免疫应答

脂肪摄入过多或过少，均会影响正常的免疫应答。一方面，动物实验揭示，高脂肪摄入和肥胖导致免疫应答下降，例如，亚油酸摄入量过高，对免疫功能有抑制作用。另一方面，脂肪摄入量低时，会同时伴随脂溶性维生素摄入量的下降。例如，作为维生素 A 来源的 β-胡萝卜素吸收过少，易造成维生素 A 缺乏，维生素 A 缺乏则会导致免疫功能下降，从而增加患呼吸道感染疾病和腹泻的风险。

（四）脂类与肥胖

肥胖是指人体摄入的能量超过身体的能量需求，多余能量转化为脂肪而储存在体内，脂肪积聚过多而使体重过度增加的营养失衡性疾病。脂肪是能量的密集来源，膳食脂肪摄入在肥胖中所起的作用不可忽视，而肥胖则是导致一些慢性疾病的重要危险因素，肥胖是 2 型糖尿病、心血管疾病、高血压、脑卒中和多种癌症的危险因素，例如，肥胖者糖尿病的患病率要比体重正常者高 4 倍。

（五）油脂加工处理对人体健康的影响

我国所使用的烹调油脂主要是富含多不饱和脂肪酸的植物油。这些油脂经过氢化处理，含有较高比例的反式脂肪酸，对心血管疾病的预防极为不利。目前已经证实，反式脂肪酸会增加腹部肥胖、心血管疾病、糖尿病和老年痴呆等多种疾病的发病风险，并降低青年人的生育能力。

【思考题与实践应用】

1. 简述脂类、必需脂肪酸的含义。
2. 简述食物中脂类的生理功能。
3. 简述体内脂肪的生理功能。

（赵新胜）

第五节 碳水化合物

【问题与思考】

1. 碳水化合物如何分类？
2. 膳食纤维包括哪些？
3. 不同种类的碳水化合物与健康有何关系？

碳水化合物是由碳、氢和氧三种元素组成的有机化合物，因分子式中氢和氧的比例恰好与水相同（2∶1），如同碳和水的化合物而得名。碳水化合物是人类必需的宏量营养素之一，是人类膳食能量的主要来源。

一、碳水化合物的分类

碳水化合物根据聚合度（degree of polymerization, DP）可分为糖、寡糖和多糖三类，详见表 2-13。

表 2-13 碳水化合物的分类

分类（糖分子 DP）	亚组	组成
糖（1~2）	单糖	葡萄糖，半乳糖，果糖
	双糖	蔗糖，乳糖，麦芽糖，海藻糖
	糖醇	山梨醇，甘露醇
寡糖（3~9）	麦芽低聚糖	麦芽糊精
	其他寡糖	棉子糖，水苏糖，低聚果糖
多糖（≥10）	淀粉	直链淀粉，支链淀粉，变性淀粉
	非淀粉多糖	糖原，纤维素，半纤维素，果胶，亲水胶质物

二、碳水化合物的消化吸收

（一）碳水化合物的消化

食物在口腔停留时间短暂，以致口腔唾液淀粉酶对碳水化合物的消化作用不大。胃液不含任何能水解碳水化合物的酶，其所含的胃酸对碳水化合物只可能有微量的水解，故碳水化合物在胃中几乎完全没有什么消化。碳水化合物的消化主要在小肠中进行。小肠内消化分为肠腔消化和小肠黏膜上皮细胞表面上的消化。极少部分非淀粉多糖可在结肠内通过发酵消化。

肠腔中的水解酶主要来自胰液的 α-淀粉酶，称胰淀粉酶，该淀粉酶可使淀粉变成麦芽糖、麦芽三糖（约占 65%）、异麦芽糖、α-临界糊精及少量葡萄糖等。淀粉在口腔及肠腔中被消化后的上述各种中间产物，可以在小肠黏膜上皮细胞表面被进一步彻底消化，最后被消化成大量的葡萄糖及少量的果糖及半乳糖。小肠内不被消化的碳水化合物到达结肠后，被结肠菌群分解，产生氢气、甲烷、二氧化碳和短链脂肪酸等，这一系列过程称为发酵。发酵也是消化的一种方式。所产生的气体经体循环转运，最后经呼吸道和直肠排出体外，其他产物如短链脂肪酸被肠壁吸收并被机体代谢。

（二）碳水化合物的吸收

糖吸收的主要部位是在小肠的空肠。单糖首先进入肠黏膜上皮细胞，再进入小肠壁的毛细血管，并汇合于门静脉而进入肝脏，最后进入大循环，运送到全身各个器官。在吸收过程中也可能有少量单糖经淋巴系统而进入大循环。

单糖的吸收过程不是被动扩散吸收，而是一种耗能的主动吸收。目前普遍认为，在肠黏膜上皮细胞刷状缘上有一种特异的运糖载体蛋白，不同的载体蛋白对各种单糖的结合能力不同，有的单糖甚至完全不能与之结合，故各种单糖的相对吸收速率也就各异。

三、碳水化合物的生理功能

碳水化合物是生命细胞结构的主要成分及主要供能物质，并且有调节细胞活动的重要功能。机体中碳水化合物的存在形式主要有三种，即葡萄糖、糖原和含糖的复合物。碳水化合物的生理功能与其摄入食物的碳水化合物种类和在机体内存在的形式有关。

1. 提供和储存能量　膳食碳水化合物是人类获取能量的最经济和最主要的来源。每克葡萄糖在体内氧化可以产生 16.7kJ（4kcal）的能量。在我国维持人体健康所需的能量中，50%～65% 由碳水化合物提供。糖原是肌肉和肝脏碳水化合物的储存形式，肝脏储存机体内约 1/3 的糖原。一旦机体需要，肝脏中的糖原即分解为葡萄糖以提供能量。碳水化合物在体内释放能量较快，供能也快，是神经系统和心肌的主要能源，也是肌肉活动时的主要燃料，对维持神经系统和心脏的正常供能、增强耐力、提高工作效率都有重要意义。

2. 构成组织及重要生命物质　碳水化合物是构成机体组织的重要物质，并参与细胞的组成和多种活动。每个细胞都有碳水化合物，其含量为 2%～10%，主要以糖脂、糖蛋白和蛋白多糖的形式存在，分布在细胞膜、细胞器膜、细胞质以及细胞间基质中。糖和脂形成的糖脂是细胞与神经组织的结构成分之一。除每个细胞都有碳水化合物外，糖结合物还广泛存在于各组织中，如脑和神经组织中含大量糖脂，主要分布在髓鞘上；糖与蛋白质结合生成的糖蛋白如黏蛋白和类黏蛋白是构成软骨、骨骼、角膜、玻璃体的组成成分等。

3. 节约蛋白质 当膳食中碳水化合物供应不足时，机体为了满足自身对葡萄糖的需要，会通过糖原异生作用将蛋白质转化为葡萄糖供给能量；而当摄入足够量的碳水化合物时则能预防体内或膳食蛋白质消耗，不需要动用蛋白质来供能，即碳水化合物具有节约蛋白质的作用。碳水化合物供应充足，体内有足够的 ATP 产生，也有利于氨基酸的主动转运。

4. 抗生酮作用 脂肪在体内分解代谢，需要葡萄糖的协同作用。当膳食中碳水化合物供应不足时，体内脂肪或食物脂肪被动员并加速分解为脂肪酸来供应能量。在这一代谢过程中，脂肪酸不能彻底氧化而产生过多的酮体，酮体不能及时被氧化而在体内蓄积，以致产生酮血症和酮尿症。膳食中充足的碳水化合物可以防止上述现象的发生，因此称为碳水化合物的抗生酮作用。

5. 解毒作用 碳水化合物经糖醛酸途径代谢生成的葡萄糖醛酸，是体内一种重要的结合解毒剂，在肝脏中能与许多有害物质如细菌毒素、乙醇（俗称酒精）、砷等结合，以消除或减轻这些物质的毒性或生物活性，从而起到解毒作用。

6. 增强肠道功能 非淀粉多糖类如纤维素、果胶、抗性淀粉、功能性低聚糖等，虽然不能在小肠消化吸收，但能刺激肠道蠕动，促进结肠的发酵，增强肠道的排泄功能。

近年来已证实，某些不消化的碳水化合物在结肠发酵时，有选择性地刺激肠道菌的生长，特别是某些益生菌群的增殖，如乳酸杆菌、双歧杆菌。益生菌可提高人体消化系统功能，尤其是肠道功能。这些不消化的碳水化合物中的一类为膳食纤维。时至今日，营养学家对膳食纤维的结构、理化特性与人类健康的关系等仍在不断深入地进行研究，故而将其从碳水化合物中分出来在后面单独介绍。

四、碳水化合物的膳食参考摄入量与食物来源

1. 膳食参考摄入量 碳水化合物的膳食参考摄入量有两种表示方法，一种是用供能比表示；另一种是以质量单位表示。

碳水化合物、蛋白质和脂肪是人体必需的三种产能营养素，其三者摄入比例不仅影响微量营养素的摄入状况，而且会影响非传染性慢性病的发生的风险，因此对碳水化合物的供能比提出了摄入的下限和上限，即宏量营养素可接受范围。碳水化合物的供能比是在考虑充分摄入蛋白质和适量摄入脂类后，由总能量减去蛋白质和脂质提供的能量差计算出来的，详见表 2-14。

表 2-14　中国居民膳食碳水化合物参考摄入量（DRIs 2023）

人群	总碳水化合物		添加糖	
	RNI/（g/d）	AMDR/%E	RNI/（g/d）	AMDR/%E
0 岁～	—	60g（AI）	—	—
0.5 岁～	—	80g（AI）	—	—
1 岁～	120	50～65	—	—
4 岁～	120	50～65	≤50	≤10
12 岁～	150	50～65	≤50	≤10
18 岁～	120	50～65	≤50	≤10

中国营养学会对碳水化合物的来源也作出要求，即应包括复合碳水化合物淀粉、不消化的抗性

淀粉、非淀粉多糖和低聚糖等碳水化合物；限制纯能量食物如糖的摄入量，以保障人体能量和营养素的需求及改善胃肠道环境和预防龋齿。

2. 食物来源　膳食中淀粉的来源主要是粮谷类和薯类食物。粮谷类一般含碳水化合物 60%～80%，薯类含量为 15%～29%，豆类含量为 40%～60%。

单糖和双糖的来源主要是蔗糖、糖果、甜食、糕点、甜味水果、含糖饮料和蜂蜜等。

五、血糖生成指数

食物血糖生成指数（glycemic index，GI），简称血糖指数，指餐后不同食物血糖耐量曲线在基线内面积与标准糖（葡萄糖）耐量面积之比，以百分比表示。

GI 是衡量某种食物或某种膳食组成对血糖浓度影响的一个指标。GI 高的食物或膳食，表示进入胃肠后消化快、吸收完全，葡萄糖迅速进入血液，血糖浓度波动大；反之则表示在胃肠内停留时间长，释放缓慢，葡萄糖进入血液后峰值低，下降速度慢，血糖浓度波动小。因此保持一个稳定的血糖浓度、没有大的波动才是理想状态，应合理利用低 GI 食物。食物 GI 可作为糖尿病患者选择多糖类食物的参考依据，也可广泛用于高血压患者和肥胖者的膳食管理、居民营养教育，甚至扩展到运动员的膳食管理、食欲研究等领域。常见糖类的 GI 见表 2-15，常见食物的 GI 见表 2-16。

表 2-15　常见糖类的 GI

糖类	GI	糖类	GI
葡萄糖	100	麦芽糖	105±5.7
蔗糖	65.0±6.3	绵白糖	83.8±12.1
果糖	23.0±4.6	蜂蜜	73.5±13.3
乳糖	46.0±3.2	巧克力	49.0±8.0

表 2-16　常见食物的 GI

食物名称	GI	食物名称	GI	食物名称	GI
馒头	88.1	玉米粉	68.0	葡萄	43.0
熟甘薯	76.7	玉米片	78.5	柚子	25.0
熟马铃薯	66.4	大麦粉	66.0	梨	36.0
面条	81.6	菠萝	66.0	苹果	36.0
大米饭	83.2	闲趣饼干	47.1	藕粉	32.6
烙饼	79.6	荞麦	54.0	鲜桃	28.0
苕粉	34.5	甘薯（生）	54.0	扁豆	38.0
南瓜	75.0	香蕉	52.0	绿豆	27.2
油条	74.9	猕猴桃	52.0	菜豆（四季豆）	27.0
荞麦面条	59.3	山药	51.0	面包	87.9
西瓜	72.0	酸奶	48.0	可乐	40.3
小米	71.0	牛奶	27.6	大豆	18.0
胡萝卜	71.0	柑	43.0	花生	14.0

六、膳 食 纤 维

膳食纤维（dietary fiber，DF）的概念是在 1941 年首次由达克沃思（Duckworth）等提出，随后经过不断研究、演变，其定义及内涵被反复讨论与确认，人类对膳食纤维的认识也从化学结构向生理功能拓展。中国营养学会 2021 年发布了《膳食纤维定义与来源科学共识》，明确了膳食纤维的定义，即：DP≥3，不能被人体小肠消化吸收，且对人体有健康意义的可食用碳水化合物聚合物。膳食纤维包括纤维素、半纤维素、果胶、菊粉及其他一些膳食纤维单体成分等。

1. 膳食纤维分类 按溶解性，膳食纤维可分为可溶性膳食纤维和不可溶性膳食纤维。可溶性膳食纤维包括果胶、树胶、半乳甘露糖、葡聚糖、羧甲基纤维素和真菌多糖等；不可溶性膳食纤维包括纤维素、半纤维素、木质素、壳聚糖、原果胶和植物蜡等。

2. 膳食纤维的生物学作用

（1）有利于食物的消化过程，预防便秘：膳食纤维能增加食物在口腔咀嚼的时间，可促进肠道消化酶分泌，同时加速肠道内容物的排泄，这些都有利于食物的消化吸收。

膳食纤维与便秘有关已为人们所熟知，无论观察性研究还是干预性研究都证实，摄入膳食纤维可预防和缓解便秘症状。膳食纤维的持水性可增加粪便体积，其发酵性可通过增加菌群数量而增加粪便重量，刺激排便。

（2）饱腹感和体重调节作用：膳食纤维有很强的吸水能力或结合水的能力，可增加胃内容物容积而增加饱腹感，从而减少摄入的食物和能量，有利于控制体重，防止肥胖。

观察性和前瞻性研究一致认为膳食纤维可增加饱腹感，而且，低 GI 食物比高 GI 食物更能提供饱腹感，在能量平衡和体重控制上有较好的作用。研究显示，膳食纤维摄入与体重指数、体脂百分比和体重呈负相关。膳食纤维调节体重的作用可能与以下机制有关：增加唾液量、增加咀嚼、减少能量摄入、增加胃内的填充物、延缓胃内容物的排空、使葡萄糖的吸收趋于平缓、减少胰岛素的分泌、增加饱腹感、增加由粪便排出的能量等。富含膳食纤维的食物多为体积大且能量密度低的食物。一些水溶性膳食纤维如果胶、β-葡聚糖、瓜尔胶和一些抗性淀粉能结合几倍于本身重量的水分，形成黏性溶液，可延缓胃排空，增加饱腹感；膳食纤维能吸附脂肪酸、胆固醇、胆汁酸，影响营养物质的消化吸收，减少能量摄入；不溶性膳食纤维还能增加粪便体积，促进肠道蠕动，缩短营养物质与肠上皮细胞接触时间导致吸收减少，增加由粪便排出的能量。

（3）血糖调节和 2 型糖尿病预防：大多数膳食纤维都具有低的血糖生成指数，有些队列研究显示，谷类膳食纤维摄入与 2 型糖尿病风险呈负相关。美国医学研究所及荷兰健康委员会认为，提高膳食纤维或富含膳食纤维食物的摄入量，能减少 2 型糖尿病的风险。膳食纤维具有良好的黏性和吸附性，可延缓和减少葡萄糖的吸收和利用，减慢血糖水平和胰岛素的反应。此外，高膳食纤维对糖尿病患者的另一有益作用是基于可以降低患者的体重和维持适宜的体重。

（4）预防脂代谢紊乱：有关膳食纤维与心血管疾病的关系通过降低血胆固醇而起作用。膳食纤维调节脂代谢的原因包括：①降低胆固醇吸收，一些膳食纤维可能降低了膳食中胆固醇的吸收，如果胶和麦麸能使胆酸库中的脱氧胆酸增加，而脱氧胆酸能使从食物中的胆固醇的吸收减少。②增加胆酸的合成，40%～50%的胆固醇排出是靠胆酸的合成进行的，有两个同位素实验显示，车前子和麦麸能刺激胆酸合成，从而改变了胆酸库的组成成分。

（5）预防某些癌症作用：病因学研究支持膳食纤维的摄入量与预防肠癌有关。膳食纤维与肠癌相关流行病学证实，蔬菜和水果的摄入量与肠癌的发病危险呈负相关，应当说这与水果、蔬菜中富含膳食纤维有关。此外，水果、蔬菜和谷物中含有抗致癌物的成分。流行病学研究还证实，全谷粒也有很强的抗肠癌的作用。近年来的流行病学研究进一步证明了膳食纤维的摄入量与肠癌的发病危险呈负相关。膳食纤维预防肠癌的可能机制：①增加粪便量，缩短了粪便在大肠内存留的时间，稀释了致癌物；②吸附胆酸或其他致癌物；③细菌使膳食纤维分解产生短链脂肪酸，降低了粪便酸碱度（potential of hydrogen，pH），抑制了致癌物的生成，影响了与结肠癌有关的细胞分化及凋亡；④改变了大肠中的菌相；⑤增加了肠腔内的抗氧化剂。

另外，研究显示富含纤维的膳食摄入量与乳腺癌的发病率或死亡率相关。全谷粒食物对预防乳腺癌有效，而食物中的水果和蔬菜的摄入量却与之无关。大多数动物试验以麦麸为饲料，它含有不可溶纤维较多，对动物的乳腺癌有预防作用。添加 9%～12%的麦麸可预防大鼠和小鼠由化学致癌诱发的乳腺癌。大多数研究支持膳食纤维特别是全谷类等与乳腺癌发生呈负相关，但也有研究认为是相关 B 族维生素、与纤维有关的物质如植酸和植物固醇有抗癌作用和脂肪减少的原因。这些因素可能影响流行病学研究的结果，进一步的研究应将这些因素考虑在内。

3. 膳食参考摄入量与食物来源 中国营养学会提出，对于膳食纤维适宜摄入量，我国成人（19～50 岁）为 25～30g/d；14 岁以上青少年按 12.5～15.0g/1000kcal 计算，14 岁以下儿童可按照 10g/1000kcal 计算；婴儿难以准确估计摄入量，伴随辅食的添加，膳食纤维的摄入量从 6 月龄到 12 月龄，可逐步提高到 10g/1000kcal。

膳食纤维主要来源于植物性食物，尤其是谷物。全谷物和麸皮等富含膳食纤维，而精加工的谷类食品则含量较少。粮谷类的麸皮和糠含有大量纤维素、半纤维素和木质素；柑橘、苹果、香蕉、柠檬等水果和卷心菜、甜菜、苜蓿、豌豆、蚕豆等蔬菜含有较多的果胶。除天然食物所含自然状态的膳食纤维外，近年有多种粉末状、单体等形式从天然食物中提取的膳食纤维产品。

（盛爱萍）

> **【案例导入】**
>
> 患者，男，52 岁，前来向营养师咨询，自述：近一个月出现头晕、疲乏、食欲减退、时有心慌、气短、便秘。口唇苍白、皮肤较干燥、指甲薄。体格检查：脉搏 93 次/min，身高 1.6m，体重 50kg。进一步了解：此人为素食主义者，年前做过胃切除手术。
>
> **请思考：**
> 1. 请判断他可能存在的营养问题并提出依据。
> 2. 建议患者进一步检查的项目有哪些？项目正常值是多少？
> 3. 举例应补充哪些相关营养素丰富的动物性食物和植物性食物。

第六节 矿 物 质

一、概 述

矿物质又称为无机盐，是人体内无机物的总称，是地壳中自然存在的化合物或天然元素。与维生素一样，矿物质也是人体不可或缺的营养素，它不能够在机体中自我产生、合成，必须由膳食来提供。除通过食物外，矿物质是唯一可以通过天然饮用水途径获取的营养素。人体每天矿物质的摄入量基本确定，但随着年龄、性别、身体状况、生活和工作环境等因素的影响而有所不同。

人体重量的 96% 是有机物和水分，4% 为无机物。人体中常见含有 50 多种矿物质，在这些无机物中，研究已经发现有 21 种元素是构成人体组织和器官、维持生理功能、新陈代谢所必需的重要物质，除 C、H、O、N 主要以有机化合物形式存在外，其余矿物质均为无机盐或矿物质，分为常量元素和微量元素两大类。

人体必需的矿物质分为两类，一类是钾、钠、钙、镁、磷、硫、氯等需要量较多的 7 种常量元素（在人体内含量大于人体体重的 0.01% 的元素），另一类是铁、锌、铜、铬、钴、钼、碘、硒等需要量较少的 8 种必需微量元素（在人体内含量小于人体体重的 0.01% 的元素）。人体矿物质中钙（99%）、磷（85%）、镁（70%）都集中在骨骼和牙齿中，它们可以保持体内酸碱平衡，维持细胞间的渗透压，参与脂肪、蛋白质、糖类的代谢，维持肌肉、神经和心脏的正常功能状态。

矿物质在体内有以下特点：①体内不能自行合成矿物质，必须从食物和饮水中摄取，也不能在机体代谢中消失殆尽；②在膳食和体内分布极不均匀，如铁主要存在于红细胞中，钙、磷绝大部分集中在骨骼和牙齿等坚硬组织中，锌主要分布在肌肉组织中，碘集中在甲状腺处等；③相互之间存在协同或拮抗作用，如过量锌影响铜的代谢，过量铜抑制铁的吸收等；④随着年龄增长，体内元素间比例变动不大；⑤缺乏或过量均会对人体产生不利影响，矿物质尤其是某些微量元素生理剂量与中毒剂量范围较窄，毒副作用剂量的起点较低。

二、常见重要矿物质

（一）钙

钙（calcium，Ca）是人体含量最多的无机元素之一，列于碳、氢、氧、氮之后，为人体第五大元素。钙在人体内的总量为 $1.0\sim1.2kg$，占体重的 $1.5\%\sim2\%$；约 99%的钙分布在骨骼和牙齿中，促进其生长发育，维持其形状和硬度。

1. 生理功能

1）构成骨骼和牙齿，起支持和保护作用：钙对保证骨骼的正常生长发育和维持骨健康起着至关重要的作用。

2）参与血液凝固过程。目前已知至少有 4 种依赖维生素 K 的钙结合蛋白参与血液凝固过程。缺钙时发生凝血功能障碍，会出现牙龈出血、皮下出血、不规则子宫出血、尿血等症状。

3）维持神经和肌肉的活动：钙与肌肉收缩、血液状态亦有密切关系，同时也是导致高血压、动脉硬化的原因。钙也与神经传导功能有密切关系，它具有缓和神经兴奋或紧张的作用。

4）对细胞的黏着、细胞膜功能的维持有重要作用。细胞膜既是细胞内容物的屏障，更是各种必需营养物质和氧气进入细胞的载体。正常含量的钙离子能保证细胞膜顺利地把营养物质"泵"到细胞内。

5）调节体内某些酶的活性，酶是人体各种物质代谢过程的催化剂，是一种重要的生命物质，钙缺乏即会影响正常的生理代谢过程。

6）对激素的分泌有决定性作用，对维持体液酸碱平衡及调节细胞的正常生理功能至关重要。

2. 缺乏与过量

（1）钙缺乏：主要影响骨骼与牙齿的发育，儿童长期钙缺乏和维生素 D 不足可导致生长发育迟缓、骨软化、骨骼变形，严重缺乏者可导致佝偻病，出现 O 形腿或 X 形腿、肋骨串珠、鸡胸等症状。缺钙者易患龋齿，影响牙齿质量。血清钙含量不足，可使神经肌肉的兴奋性提高，引起抽搐。中老年人骨丢失增加，易引起骨质疏松，骨脆性和骨折危险性增高，补救措施只能减缓丢失，不能复原，因此其根本问题是预防。

（2）钙过量：过量摄入钙可能产生不良作用，增加肾结石的发生危险，而过量钙摄入所导致的高钙血症十分罕见。

3. 食物来源与参考摄入量

（1）食物来源：奶和奶制品是食物中钙的最好来源，不但含量丰富，而且吸收率高，是婴幼儿的最佳钙源。蔬菜、豆类、虾皮、海带等含钙量也比较丰富。钙的食物来源除考虑钙含量外，还应考虑吸收利用率，维生素 D 的营养状况、脂肪消化不良、过多的膳食纤维、服用制酸剂等均可影响钙的吸收。

（2）参考摄入量：中国营养学会推荐成人膳食钙的 RNI 为 800mg/d，50 岁以上为 800mg/d；UL 为 2000mg/d。

4. 营养学评价

（1）流行病学调查：通过膳食调查能够掌握一定时间内调查对象摄取膳食钙的水平。

（2）生化指标：机体具有保持血清钙稳态的精密调控机制，总钙和钙离子浓度不能够反映机体的钙营养状况，血清碱性磷酸酶虽能反映缺钙状态但不具有特异性。生化指标正常值范围仅供参考。

（3）钙平衡测定：钙平衡测定是目前实际用于评价人体钙营养状况的最佳方法，并据此制定人体钙需要量。当钙的摄入量与排出量（粪钙+尿钙+汗液钙）的差值为 0 时为平衡，负值则为负平衡，正值则为正平衡。机体对钙的摄入量有一定的适应能力，故短期平衡试验一般数值偏低，不能反映机体对钙的实际需求。

（4）骨质的测量：测量骨质可直接反映机体的钙营养状况，包括骨矿物质含量（bone mineral content，BMC）和骨矿物质密度（bone mineral density，BMD）。BMC 是评价生长发育期儿童钙水平的常用指标，比 BMD 更适用。成人因骨骼已稳定，BMC 和 BMD 同样适用。但其具有滞后性，对于近期钙缺乏反映不灵敏，当钙缺乏超过 6 个月后才能通过骨矿物质或骨密度情况反映出来。

（二）磷

磷（phosphorus，P）是人体含量较多的元素之一，仅次于钙排列第六位。成人体内磷含量为 600～700g，约占体重的 1%。磷和钙都是骨骼和牙齿的重要构成材料，其中钙与磷的比值为 2∶1。人体内 85.7% 的磷集中在骨骼和牙齿中，其余散布在全身各组织及体液里，其中一半存在于肌肉组织中。它不但构成人体成分，而且参与生命活动中非常重要的代谢过程，是机体很重要的一种元素。

1. 生理功能

1）磷为骨骼和牙齿的形成及维持所必需的矿物质，起着支撑和保护人体的作用。

2）参与能量代谢：磷酸化合物如三磷酸腺苷等是在代谢过程中储存、转移、释放能量的物质；碳水化合物如葡萄糖是以磷酰化化合物的形式在小肠黏膜被吸收的。

3）磷是多种酶的构成成分，在糖类、脂肪和蛋白质代谢中起重要作用。

4）磷酸盐可与氢离子结合，并从尿中以不同形式、不同数量的磷酸盐排出，从而调节体液的酸碱度。

5）其他：血清磷对维生素 D 代谢、对机体钙稳态的维持起调节作用；磷脂是构成细胞膜的主要成分，维持细胞膜的通透性，是血浆脂蛋白的重要组分，起稳定脂蛋白的作用。在代谢中，磷脂能促进脂肪及脂肪酸的分解代谢，促进激素分泌，有益于中枢神经系统的功能活动。

2. 缺乏与过量

（1）磷缺乏：早产儿仅喂以母乳，乳汁含磷量较低，不能满足早产儿骨磷沉积的需要，可发生磷缺乏，出现佝偻病样骨骼异常。严重磷缺乏者，可发生低磷血症，表现为厌食、贫血、肌无力、骨痛、骨软化、佝偻病、全身虚弱、对传染病的易感性增加、感觉异常、共济失调、精神错乱甚至死亡。

（2）磷过量：过量的磷在体内可能会对骨产生不良影响，还会引起非骨组织的钙化，导致血钙流失，引发骨质疏松。过量的磷酸盐也能引起低钙血症，增强神经兴奋性，导致手足抽搐和惊厥。

3. 食物来源与参考摄入量

（1）食物来源：磷广泛分布于各种食物中，瘦肉、禽、鱼、蛋、坚果、紫菜、海带、豆类等均是磷的良好来源。谷类食物中的磷主要以植酸磷形式存在，其与钙结合不易吸收。

（2）参考摄入量：中国营养学会建议 18 岁以上成年人膳食磷的 RNI 为 720mg/d，30 岁以上成年人膳食磷的 RNI 为 710mg/d，65 岁以上老年人膳食磷的 RNI 为 680mg/d；UL 为 3500mg/d。

4. 营养学评价 膳食磷摄入量直接影响血清无机磷的水平，血清无机磷水平是评价磷营养状况的合理指标。如果血清无机磷浓度在该年龄正常值低限以上，可认为磷摄入量对满足健康个体的细胞与骨构成需要是适宜的。正常成人血清磷浓度为 0.87～1.45mmol/L。

（三）镁

镁（magnesium，Mg）是人体中含量居第三位的矿物质，是脱氧核糖核酸（deoxyribonucleic acid，DNA）形成的必需物质，在糖转变为能量的过程中，担任着非常重要的角色。正常成人体内镁含量为 20～38g，其中 60%～65% 存在于骨骼和牙齿中，27% 存在于肌肉、肝脏、心脏等组织内。镁主要分布在细胞内，细胞外液中含量不超过 1%。镁在红细胞和血浆中约 1/3 与白蛋白结合，2/3 可扩散，可扩散的镁有 80% 为离子型，其余与柠檬酸、磷酸根结合。

1. 生理功能

1）镁参与体内 300 种以上酶促反应，糖酵解、脂肪酸氧化、蛋白质合成及核酸代谢中都需要镁离子的参与，有利于蛋白质的制造、脂肪代谢以及遗传物质的组成，并可活化酶，帮助强化心脏肌肉的收缩力，避免血管栓塞。

2）防止心血管痉挛，减轻血小板于血管内的聚集，从而预防高血压、心律失常、冠状动脉硬化。

3）帮助血液循环及神经传导，镁与钙离子、钾离子、钠离子一起维持肌肉神经的兴奋性。

4）参与细胞内能量代谢，调节脂肪酸和胆固醇的体内代谢。

5）参与骨形成和骨骼再建，对维持骨骼和牙齿的强度和密度以及正常的呼吸功能有着重要作用。

2. 缺乏与过量

（1）镁缺乏：镁缺乏可致神经、肌肉兴奋性亢进，表现为肌肉震颤、手足抽搐、反射亢进、共济失调以及肌麻痹等，严重时出现谵妄、精神错乱甚至惊厥、昏迷。机体镁的缺乏引起的镁代谢异常还会对其他电解质及体内酶活性产生影响，如出现低钾血症、低钙血症及心脑血管疾病等。低镁血症患者可能出现心律失常，心电图常表现为心动过速及室性早搏等症状。

（2）镁过量：过量的镁可引起腹泻，常伴有恶心、胃肠痉挛等胃肠道反应，重者可出现嗜睡、肌无力、膝腱反射弱、肌麻痹等临床症状。

3. 食物来源与参考摄入量

1）食物来源：镁广泛存在于各种食物中，绿色蔬菜、粗粮、坚果等是镁的丰富来源，肉类、淀粉类食物及牛奶也含有镁，精制食品镁的含量一般很低。除食物外，饮水中也可以获得少量镁，硬水中镁盐含量较高，软水相对较低。

2）中国营养学会建议，18 岁成人膳食镁的 RNI 为 330mg/d，30 岁成人膳食镁的 RNI 为 320mg/d，65 岁、75 岁以上老年人膳食镁的 RNI 分别为 310mg/d、300mg/d。

4. 营养状况评价

（1）血清镁：当血清镁低于 0.7mmol/L 时，诊断为低镁血症。

（2）尿镁：采用半定量负荷实验，即注射一定量镁盐后测定尿镁，评价镁的营养状况。24h 尿镁排出量低于 1.5mmol 可诊断为镁缺乏症。

（3）血液单核细胞中镁浓度：可反映体内镁的营养状况，但不宜作为评价充血性心力衰竭患者的心肌镁营养状况。

（4）静脉内镁负荷试验：在 12h 内滴注 500ml 葡萄糖液其中含有 30mmol 硫酸镁，收集 24h 尿液，测定尿镁排出量。若输入的镁＞50% 保留在体内为缺镁，＜30% 保留可排除缺镁的可能。此试验不能应用在有肾功能不全、心脏传导障碍或呼吸功能不全的患者身上。

（四）铁

铁（iron，Fe）是人体内含量最多，也是最容易缺乏的微量元素，与其他微量元素相比较，其对健康和生命具有更直接的影响。成人体内铁的总量为 4～5g。人体含铁化合物分为两类：一类为功能铁，以铁与蛋白质结合形式存在，约占体内总铁量的 75%，其中 65%～70% 存在于血红蛋白中，3% 存在于肌红蛋白中，1% 存在于各种含铁酶类、辅助因子及运铁载体中；另一类为储备铁，以铁蛋白和含铁血黄素的形式存在于肝、脾和骨髓的单核-吞噬细胞系统中，占体内总铁的 25%～30%。在人体器官中，铁的含量以肝、脾为最高，其次为肾、心、骨骼肌和脑。

1. 生理功能

（1）参与体内氧的运送和组织呼吸过程：铁为血红蛋白、肌红蛋白、细胞色素、细胞色素氧化酶等的重要组分，储存氧、运载氧，参与体内氧的运送和组织呼吸过程。

（2）维持正常的造血功能：铁与红细胞的形成和成熟有关。铁在骨髓造血组织中与卟啉结合成高铁血红素，再与珠蛋白合成血红蛋白，缺铁时可影响血红蛋白的合成，甚至影响 DNA 的合成及幼红细胞的增殖。

（3）其他：铁会参与维持正常的免疫功能，催化 β-胡萝卜素转化为维生素 A、嘌呤与胶原的合成，脂类在血液中转运以及药物在肝脏解毒，与抗脂质过氧化有关。

2. 缺乏与过量

（1）铁缺乏：长期膳食铁供给不足，可引起体内铁缺乏或导致缺铁性贫血，第一阶段为铁减少期，该阶段体内储存铁减少，血清铁蛋白浓度下降，无临床症状；第二阶段为红细胞生成缺铁期，此时除血清铁蛋白下降外，血清铁降低，铁结合力上升，游离原卟啉浓度上升；第三阶段为缺铁性贫血期，血红蛋白和红细胞比容下降。

（2）铁过量：铁过量损伤的主要器官是肝脏，可致肝纤维化、肝硬化和肝肿瘤等。铁过量可以使活性氧基团和自由基的产生过量，这种过氧化能够引起线粒体 DNA 的损伤，诱发突变与肝脏、结肠、直肠、肺、食管、膀胱等多种器官的肿瘤有关。另外，铁过量与动脉粥样硬化发生也有关。

3. 食物来源与参考摄入量

（1）食物来源：铁存在于各类食物中，一般动物性食物中铁的含量及吸收率均较高，是铁的良好来源，主要有动物全血、动物肝脏及畜、禽肉类；而植物性食物如粮谷类、水果及蔬菜中铁含量不高，利用率较动物性食物低。

（2）参考摄入量：膳食中铁的平均吸收率为 10%～20%。铁的需要量应考虑日常的铁元素丢失、生长发育所需以及各种生理条件下的额外所需。中国营养学会推荐成人膳食铁的 RNI 为男性 12mg/d、女性 18mg/d，UL 为 42mg/d。

4. 营养状况评价

（1）实验室指标：

1）血清铁蛋白（serum ferritin，SF）：反映人体内铁贮存的指标，是诊断隐性缺铁性贫血最好、最可靠的方法。SF<12μg/L 为缺铁，<20μg/L 提示贮备铁衰竭，>300μg/L 提示铁负荷过度。

2）血清转铁蛋白受体（serum transferrin receptor，STfR）：反映了未成熟红细胞中受体的数量和红细胞生成水平，是精确反映铁营养状态的指标。早期缺铁即可诊断，缺铁性贫血时比正常值高 3～4 倍，正常值为 0.9～2.3mg/L。

3）红细胞游离原卟啉（free erythrocyte protoporphyrin，FEP）：在铁缺乏的情况下，因不能与铁结合，会导致红细胞游离原卟啉浓度增加。FEP>0.9μmol/L（全血）或锌原卟啉>0.96μmol/L（全血）或 FEP/Hb>4.5μg/g 即诊断为贫血。

4）血红蛋白：最常见的指标。血红蛋白低于正常参考值即是贫血，但在正常参考范围内，也不可排除缺铁的可能性，血红蛋白是缺铁的晚期指标。不能全面反映体内铁贮存与代谢情况，临床价值有限。正常值范围为男性 120～160g/L、女性 110～150g/L。

（2）临床表现：皮肤黏膜逐渐苍白，以唇、口腔黏膜、甲床最明显。头发枯黄、倦怠乏力、不爱活动或烦躁、注意力不集中、记忆力减退、智能多较同龄儿低。常有食欲缺乏、少数有异食癖。重者出现口腔炎、舌乳头萎缩、吸收不良综合征、反甲、心脏扩大或心力衰竭等。患儿易患呼吸道感染、中耳炎等。

（五）碘

碘（iodine，I）是人体的必需微量元素之一。正常成人体内含碘总量为 20～50mg，大部分集中在甲状腺内，其余分布在骨骼肌、卵巢、肾、肺、淋巴结、肝、睾丸和脑等组织中。甲状腺组织中含碘量随年龄、摄入量及腺体的活动性不同而有所差异。健康成人甲状腺组织内含碘 8～15mg，其中包括四碘甲状腺原氨酸（甲状腺素）（tetraiodothyronine，T4）、三碘甲腺原氨酸（triiodothyronine，T3）、一碘酪氨酸（monoiodotyrosine，MIT）、二碘酪氨酸（diiodotyrosine，DIT）以及其他碘化物。

1. 生理功能　碘在人体内主要参与甲状腺素的合成，其生理功能主要通过甲状腺素的作用表现。

1）甲状腺素参与碳水化合物、蛋白质与脂类的代谢，促进氧化磷酸化过程，从而调节能量的转化。

2）促进生长发育：甲状腺素可促进神经系统的发育，对胚胎发育期和出生后早期生长发育，特别是智力发育特别重要；发育期儿童身高、体重、骨骼、肌肉的增长和性发育均需要甲状腺素的参与。

3）调节组织中的水盐代谢：甲状腺素有促进组织中水盐进入血液，并从肾脏排出的作用，缺乏时引起组织内水盐潴留，在组织间隙出现含有大量黏蛋白的组织液，而并发黏液性水肿。

4）甲状腺素可促进烟酸的吸收利用及 β-胡萝卜素向维生素 A 的转化。

5）活化许多重要酶，促进物质代谢：包括细胞色素酶、琥珀酸脱氢酶和碱性磷酸酶等，这些酶对促进生物氧化和物质代谢都有重要作用。

2. 缺乏与过量

（1）碘缺乏：碘缺乏造成甲状腺激素合成不足，引起 TSH 分泌增加，导致甲状腺代偿性增生、肥大。孕妇严重缺碘可影响胎儿神经、肌肉的发育及引起胚胎期和围产期胎儿/新生儿死亡率的上升。婴幼儿缺碘可引起生长发育迟缓、智力低下，严重者发生呆小病。

（2）碘过量：碘的日摄入量超过 2000μg，会对人体造成危害，诱发或促进甲状腺功能减退和自身免疫性甲状腺炎的发生发展；导致急性碘中毒，表现为腹部绞痛、十二指肠溃疡和肾衰竭。

3. 食物来源与参考摄入量

（1）食物来源：人体需要的碘大部分来自食物，此外还可以从饮水和含碘食盐中获得碘。海产品含碘量丰富，如海带、紫菜、干贝、海参、海蜇等。

（2）参考摄入量：中国营养学会推荐成人膳食碘的 RNI 为 120μg/d，UL 为 600μg/d。

4. 营养状况评价

（1）垂体-甲状腺轴系激素：T3 及 T4 或游离甲状腺素（free thyroxine，FT4）下降，TSH 升高提示甲状腺功能低下，需进一步检查 24h 尿碘，是否存在碘的摄入不足。

（2）尿碘：是评价碘摄入量的良好指标。儿童尿碘<100μg/L，孕妇、乳母尿碘<150μg/L 提示该人群碘营养不良。测定尿碘最好采集 24h 尿样本，其次是空腹晨尿。尿碘常以尿碘与尿肌酐比值来表示。

（3）儿童甲状腺肿大率：甲状腺肿大率>5%提示该人群碘营养不良。

（4）其他：儿童生长发育指标如身高、体重、性发育、骨龄等，可反映过去与现在的甲状腺功能。通过检测智商及其他神经系统功能，了解碘缺乏对脑发育的影响。

（六）锌

锌（zinc，Zn）是人体内重要的必需微量元素之一。正常人体内锌含量为 2.0～3.0g，锌在人体所有的组织、器官、体液及分泌物均有分布，以肝、肾、肌肉、视网膜及前列腺的含量较高。约60%存在于肌肉，30%存在于骨骼中。在细胞中，30%～40%的锌存在于细胞核中，50%存在于细胞质内，其余的存在于细胞膜中。

1. 生理功能

（1）参与人体内许多金属酶的合成：锌是人体中 200 多种酶的组成成分。

（2）促进机体的生长发育和组织再生：锌是调节 DNA 复制、翻译和转录的 DNA 聚合酶的必需组成成分，对于蛋白质和核酸的合成、细胞的生长、分裂和分化均起着重要作用。

（3）促进食欲：缺锌会导致味觉下降，出现厌食、偏食等症状。

（4）促进性器官和性功能的正常发育：缺锌使性成熟推迟，性器官发育不全、性功能降低，精子减少，第二性征发育不全，月经不正常或停止。如及时给予锌治疗，这些症状会好转或消失。

（5）促进伤口和创伤的愈合：不论是成年人还是儿童，缺锌都会使创伤愈合延迟。补锌最早被应用于临床就是用来治疗皮肤病。

（6）参与免疫过程：人体缺锌时 T 细胞功能受损，引起细胞介导免疫改变，使免疫力降低。

同时缺锌还会使得有免疫力的细胞增殖减少，胸腺因子活性降低，DNA 合成减少，细胞表面受体发生变化。因此，机体缺锌可削弱免疫机制，降低抵抗力，使机体易受细菌感染。

2. 缺乏与过量

（1）锌缺乏：锌缺乏可引起味觉减退及食欲减退，严重者出现异食癖，生长发育停滞。儿童长期锌缺乏可导致侏儒症；成人长期锌缺乏可引起皮肤干燥、性功能减退、精子数减少、胎儿畸形、免疫功能降低等。

（2）锌过量：成人一次摄入 2g 以上的锌会发生锌中毒，引起恶心、呕吐、腹痛、腹泻等症状。锌过量可干扰铁、铜等微量元素的吸收和利用，影响巨噬细胞和中性粒细胞活力，抑制细胞杀伤能力，可损害免疫功能。

3. 食物来源与参考摄入量

（1）食物来源：锌普遍存在于各种食物中，动植物性食物锌的含量和吸收利用率有很大差别。贝壳类海产品、红色肉类、动物内脏均为锌的良好来源，蛋类、豆类、谷类胚芽、燕麦、花生等也富含锌。

（2）参考摄入量：中国营养学会推荐膳食锌的 RNI 成年男性为 12mg/d，女性为 8.5mg/d；UL 为 40mg/d。

4. 营养状况评价

（1）临床症状：人体锌缺乏的常见临床症状为生长缓慢、皮肤伤口愈合不良、味觉障碍、胃肠道疾患增加、免疫功能减退等。

（2）生化指标：血清（血浆）锌浓度不随锌摄入量的变化而变化，因此不能作为评价锌营养状况的良好指标。长期以来，通过检测血清锌、白细胞锌、红细胞锌、发锌和唾液锌等进行锌营养状况评价，但其检测结果仅作为评价的参考。

（3）功能指标：通过酶活性、味觉、暗适应能力等的变化对锌功能进行评价。

（4）膳食调查：通过科学、合理的膳食营养状况调查，了解饮食习惯及食物锌摄入量，有助于锌营养状况的评价，但考虑到食物锌受地域水土影响很大，食物成分表的应用要谨慎。

（七）铬

铬（chromium，Cr）在体内分布广泛，主要以三价铬的形式存在。人体内铬总量为 5～10mg，骨、大脑、肌肉、皮肤和肾上腺中的铬浓度相对较高。一般组织中铬随年龄增长而下降，老年人易出现缺铬现象。

1. 生理功能

（1）增强胰岛素作用：铬是体内葡萄糖耐量因子的重要组成成分，在糖代谢中铬作为一个辅助因子，具有增强胰岛素作用。

（2）参与脂代谢：铬与脂肪代谢密切相关，铬可提高 HDL 和载脂蛋白 A 水平及降低血清胆固醇水平，具有预防动脉粥样硬化的作用。

（3）参与核酸代谢：三价铬（Cr^{3+}）与 DNA 结合，可增加转录起始位点的数目，增强核糖核酸（ribonucleic acid，RNA）和 DNA 的合成，提示铬在核酸的代谢或结构中发挥作用。

2. 缺乏与过量

（1）铬缺乏：多见于老年人、糖尿病患者、蛋白质-能量营养不良的婴儿及完全肠外营养的患者。长期铬摄入不足可出现生长停滞、血脂增高、葡萄糖耐量异常，并伴有高血糖及尿糖等症状。

（2）铬过量：铬的毒性与其价态有关，三价铬主要存在于天然食品和生物体中，属于低毒物质，尚未见膳食摄入过量铬而引起中毒的报道。

3. 食物来源与参考摄入量

（1）食物来源：铬广泛分布在食物中，动物性食物以肉类和海产品等含铬较丰富。植物性食物如谷物、豆类、坚果类、黑木耳等含铬较丰富。

（2）参考摄入量：中国营养学会推荐成人膳食铬的 AI 为 30μg/d。

4. 营养状况评价　对于铬的营养状况评价尚缺乏可靠的指标。血铬浓度太低，极难检测。尿铬浓度一般波动较大，常收集 24h 尿液测定其含铬总量。当人体摄入铬增加时，尿铬随之增加，但其变化不与葡萄糖、胰岛素水平密切相关。因此，尿铬仅适宜对接受补铬者的营养评价。

（八）铜

铜（copper，Cu）作为人体必需的微量元素之一，大部分以有机复合物的形式，广泛存在于机体组织中。正常成人体内铜总量为 50～120mg，其中 50%～70%集中在肌肉和骨骼内，10%存在于肝脏内，5%～10%在血液内。人体器官铜含量以肝、肾、心、脑和头发最高，肺、脾、肌肉和骨次之，腺体含量最低。

1. 生理功能

1）是大脑神经组织的重要组成部分。健康灵活的大脑不能够缺乏铜。

2）可以协助铁元素转化成红细胞中的一部分。

3）在体内参与多种金属酶合成，有助于维持心血管的正常形态和功能，预防冠心病。

4）其化合物能够清理代谢废物，保护人体细胞免受超氧阴离子的损害。

5）可以促进体内的酪氨酸被利用，以构成毛发和肌肤所需的黑色素，防止毛发脱落或褪色，并能减弱铅中毒。

6）促进免疫系统、凝血系统的正常运作，促进结缔组织形成。

2. 缺乏与过量

（1）铜缺乏：缺乏者可出现不同程度贫血、白细胞减少、血浆铜蓝蛋白和红细胞铜超氧化物歧化酶（superoxide dismutase，SOD）下降、高胆固醇血症、心律不齐、厌食、脾大、毛发脱色和骨骼改变等。

（2）铜过量：可引起急、慢性铜中毒，主要表现为恶心、呕吐、腹泻、头痛、眩晕及口中有金属味等。过量铜中毒最常见的受损器官是肝脏，严重者可出现黄疸、溶血性贫血、血尿、尿毒症甚至死亡。

3. 食物来源与参考摄入量

（1）食物来源：铜广泛存在于各种天然食物中，其中贝类食物含量最高，动物肝肾、谷类胚芽、豆类及坚果类等含量也较丰富，一般奶和蔬菜中的含铜量较低。

（2）参考摄入量：中国营养学会建议成人铜的 RNI 为 0.8mg/d，UL 为 8.0mg/d。

4. 营养状况评价

（1）血清铜浓度：可作为评价铜缺乏的指标，正常人为 10.0～24.6μmol/L（640～1560μg/L），女性妊娠期的血清铜可高出正常值约 1 倍。

（2）血清铜蓝蛋白：是评价铜缺乏的一个可靠指标，正常人为 180～400mg/L。新生儿血浆铜蓝蛋白较低，随年龄增长而逐渐增高，12 岁可达成年人水平。血清铜蓝蛋白浓度＜150mg/L 认为可能缺铜。值得注意的是发生肝病、恶性肿瘤、炎症及传染病等疾病时，铜蓝蛋白浓度会明显增高，此时，血清铜蓝蛋白水平不能作为评价铜营养状况的指标。

（3）红细胞 SOD 和细胞色素 c 氧化酶：是近年来作为评价铜营养状况的重要指标。研究表明，低铜膳食可导致红细胞中 SOD 和细胞色素 c 氧化酶的活性下降，这可能与两种酶对低铜膳食反应敏感有关。

【思考题与实践应用】

1. 矿物质缺乏的主要原因是什么？

2. 中老年缺钙会出现哪些症状？

（张朝晖）

第七节 维 生 素

【问题与思考】

1. 维生素的分类及基本特点是什么?

2. 各种维生素的生理功能特点及缺乏的主要表现。

维生素是指一类维持人体生命活动必需的小分子有机化学物,不构成人体成分,也不提供能量,每日需要量很少,以微克或毫克计,属于微量营养素。除维生素 D、维生素 K,绝大部分维生素人体合成很少或者不能合成,必须源自食物。

至今公认的维生素有 14 种,包括维生素 A、维生素 D、维生素 E、维生素 K、维生素 C 和 9 种 B 族维生素。B 族维生素包括维生素 B_1、维生素 B_2、维生素 B_6、维生素 B_{12}、叶酸、烟酸、生物素、泛酸(又称维生素 B_5)、胆碱。根据其溶解性,维生素分为脂溶性维生素和水溶性维生素,其中维生素 A、维生素 D、维生素 E、维生素 K 为脂溶性维生素,B 族维生素、维生素 C 为水溶性维生素。

一、脂溶性维生素

脂溶性维生素不溶于水,溶于脂肪及有机溶剂,在食物中常与脂类共存,脂溶性维生素的吸收与脂肪肠道吸收密切相关;储存于肝脏和脂肪组织,短时食物供应不足不出现缺乏症状,但长期大量摄入易出现中毒症状。

(一)维生素 A

1. 基本结构、性质 广义的维生素 A 包括维生素 A 和维生素 A 原。维生素 A 是一大类含有视黄醇类结构并具有视黄醇活性的生物活性物,源自动物,包括视黄醇、视黄醛、视黄酸等,其中视黄醇是最主要的活性物质,最基本的组分是全反式视黄醇。植物不含维生素 A,色彩鲜艳的黄、橙、红色的植物含有类胡萝卜素,其中可在肝脏转化为维生素 A 的称为维生素 A 原,包括 α-胡萝卜素、β-胡萝卜素、β-隐黄素、γ-胡萝卜素等,其中最重要的是 β-胡萝卜素。

2. 生理功能

(1)参与正常视觉维持:维生素 A 是构成视觉细胞内感光物质视紫红质的成分,如果缺乏,暗适应时间延长。

(2)参与维持细胞的正常分化:参与调节机体多种组织细胞的生长和分化,包括神经系统、心血管系统、眼睛、四肢、骨骼及上皮组织等,在生殖、造血、骨发育、胚胎发育过程中发挥重要作用。过量可引起急性中毒、慢性中毒及致畸,急性中毒表现出恶心、易激惹、发热、婴儿囟门饱满等症状,慢性中毒表现出头痛、食欲减退、肝脏肿大、骨骼肌肉疼痛、呕吐、昏迷等症状,妊娠早期维生素 A 过量与出生缺陷高发有关;缺乏致胎盘发育不良、儿童生长发育迟缓、睾丸萎缩、比奥斑(Bitot spots)、角膜软化、皮肤干燥、呼吸道上皮分化异常致呼吸道感染。

(3)参与免疫功能的调节:参与淋巴细胞生长分化的调节,并通过增强巨噬细胞和自然杀伤细胞的活力来调节细胞和体液免疫功能,维持上皮细胞的正常分化和完整,构建呼吸道、消化道、皮肤屏障抵抗致病因子侵袭。

3. 参考摄入量及食物来源

1IU 维生素 A=0.3μg RAE[①],1μgRAE=12μg 全反式 β-胡萝卜素。

---

① RAE 为视黄醇活性当量。

RNI：成年男性 770μg RAE/d、成年女性 660μg RAE/d。UL：3000μg RAE/d。

富含维生素 A 的食物主要有动物肝脏、鱼卵、蛋黄，而芒果、橘子、西兰花、冬苋菜、胡萝卜、菠菜等有色植物富含类胡萝卜素。

（二）维生素 D

1. 基本结构、性质 维生素 D 是含有环戊氢烯菲环结构并具有麦角钙化醇生物活性的一类物质，已知至少 10 种，以维生素 D_2（麦角钙化醇）及维生素 D_3（胆钙化醇）最常见。维生素 D_2 由酵母菌或麦角的麦角固醇经日光或紫外线照射后形成，维生素 D_3 由贮存于皮下的 7-脱氢胆固醇经紫外线照射转变而成。在肝脏，维生素 D_3 经 D_3-25-羟化酶催化形成 25-(OH)D_3，然后转运至肾脏经 1-羟化酶产生 1,25-(OH)$_2D_3$。

2. 生理功能

1）促进小肠对钙的吸收和转运：1,25-(OH)$_2D_3$ 可诱导小肠黏膜细胞钙结合蛋白合成，促进钙吸收和转运。能增加肠黏膜碱性磷酸酶的活性，促进磷的吸收。

2）促进肾小管对钙磷重吸收：可作用于肾小管促进其对钙磷重吸收，减少钙磷丢失，有利于骨矿化。

3）促进成骨和破骨作用：可促进成骨细胞增殖和碱性磷酸酶合成，促进骨实质构成；促进破骨细胞分化，旧骨吸收，以备新骨形成；促进骨、软骨、牙齿矿化更新维持正常生长，预防佝偻病。

4）与甲状旁腺素、降钙素一起共同参与血钙平衡调节：血钙、磷降低，甲状旁腺分泌甲状旁腺素增加，促进 1,25-(OH)$_2D_3$ 转化增加，动员骨组织中的钙、磷，提高血钙、磷水平；血钙、磷过高，甲状旁腺产生降钙素，阻止钙从骨中动员，增加钙磷的沉积和从尿中排出，维持钙磷水平稳定。

5）可促进干细胞向成骨细胞分化，抑制成纤维细胞、淋巴细胞、肿瘤细胞增殖，促进表皮细胞分化、抑制增殖，对皮肤疾病具有潜在治疗作用。

维生素 D 缺乏时，导致钙磷肠道吸收减少、肾小管重吸收降低，影响骨钙化，使骨、牙齿矿物质异常。婴幼儿缺乏将引起佝偻病，孕妇乳母缺乏可引起软骨病，老年人缺乏可引起骨质疏松。

维生素 D 过量时可引起食欲减退、体重减轻、恶心呕吐、头痛、多尿、烦渴、发热等中毒症状，严重可致儿童死亡；血清钙磷增高可致软组织钙化、肾结石。

3. 参考摄入量及食物来源

1IU 维生素 D_3=0.025μg 维生素 D_3，1μg 维生素 D_3=40IU 维生素 D_3。

RNI：成人 10μg/d、65 岁以上老人 15μg/d。

维生素 D 的食物来源有限，主要依靠体内合成或直接补充，户外活动、日光浴是合成维生素 D 的最主要途径。富含维生素 D 的食物主要有鱼肝油、鳕鱼肝脏，其他动物性食物维生素 D_3 均不高，植物性食物中仅蕈类有极少量维生素 D_2。

（三）维生素 E

1. 基本结构、性质 维生素 E 是指含苯并二氢吡喃结构，具有 α-生育酚生物活性的一类物质，包括 4 种生育酚（α-T、β-T、γ-T、δ-T）和生育烯酚（α-TT、β-TT、γ-TT、δ-TT），其中 α-T 自然界分布最广、含量最丰富、活性最高，β-T 为其 50%，γ-T 为其 10%，TT 为其 30%。

2. 生理功能

（1）抗氧化作用：能清除体内氧自由基并阻断其引发的反应，保护生物膜及其他蛋白质的氧化损伤。

（2）减少细胞中脂褐质形成：改善皮肤弹性，减轻性腺萎缩，提高免疫力，预防衰老。

（3）调节血小板黏附和聚集作用：可以抑制磷脂酶 A_2 活性，减少血栓素 A_2 释放，抑制血小板凝集。

（4）与生殖功能和精子形成有关：缺乏可出现睾丸萎缩、上皮细胞变性、孕育异常。

若长期缺乏维生素 E，红细胞膜脆性增加而受损出现溶血性贫血，常见于早产儿，成人和其他婴儿少见；肿瘤、动脉粥样硬化、白内障等危险增加。维生素 E 过量可能出现肌无力、视物模糊、复视、恶心、腹泻、维生素 K 吸收利用障碍等中毒症状。

3. 参考摄入量及食物来源

膳食总 α-TE（mg）$=d$-α-T$+0.5\beta$-T$+0.1\gamma$-T$+0.3$TT$+0.74$ dl-α-T

1IU 维生素 E$=0.67$mg d-α-T

AI：6 月龄内婴儿 3mg/d，成人 14mg/d。UL 700mg/d（成人）。

维生素 E 自然界广泛分布，一般不发生缺乏。富含维生素 E 的食物包括坚果、种子、豆类、油脂。

（四）维生素 K

1. 基本结构、性质　维生素 K 是含有 2-甲基-1,4-萘醌环的一类物质。维生素 K_1（又称叶绿醌）存在于植物食物之中，维生素 K_2 是由细菌合成的与甲基萘醌类有关的一系列化合物。天然维生素 K 对热稳定，正常烹调损失很少。

2. 生理功能

（1）参与凝血过程：凝血因子 II（凝血酶原）、凝血因子 VII、凝血因子 IX、凝血因子 X 等的合成依赖维生素 K，维生素 K 参与凝血过程。

（2）参与骨代谢：通过骨钙素等维生素 K 依赖蛋白质参与骨代谢。骨钙素由成骨细胞合成，是骨基质中占第二位的蛋白质，占成骨蛋白的 2%，其含量高低可反映新合成骨中成骨细胞水平。老年人骨密度、骨折发生率与维生素 K 水平呈正相关。

维生素 K 缺乏可引起低凝血酶原血症，表现为凝血缺陷、出血，新生儿是高危人群。

3. 参考摄入量及食物来源

AI：6 月龄内婴儿 2μg/d，成人 80μg/d。

维生素 K 通过膳食摄入和肠道微生物合成满足需要。新生儿出生后容易发生迟发性维生素 K 缺乏性出血，足月儿出生后即肌注 1mg 维生素 K 预防该病发生。早产儿配方乳含维生素 K，无须额外补充。

维生素 K 含量丰富的食物包括动物肝脏、鱼类、豆类、绿色蔬菜、麦麸等。

二、水溶性维生素

水溶性维生素可溶于水，绝大多数以辅酶的形式参与机体的物质代谢，其需要量与膳食能量、蛋白质有关。因溶于水，水溶性维生素在烹调时易丢失，大剂量摄入超过需要量可通过尿液排出体外，不储存于体内，短时食物供应不足容易出现缺乏症状。

（一）维生素 B_1

1. 基本结构、性质　维生素 B_1（又称硫胺素）是由一个含氨基的嘧啶环和一个含硫的噻唑环组成的化合物，易溶于水，微溶于乙醇，酸性环境下较稳定，中性、碱性环境下遇热易破坏。人体内维生素 B_1 有四种可相互转换形式，包括硫胺素焦磷酸（thiamine pyrophosphate，TPP）、硫胺素三磷酸（thiamine triphosphate，TTP）、硫胺素二磷酸（thiamine diphosphate，TDP）、硫胺素一磷酸（thiamine monophosphate，TMP），其中 80% 为 TPP。

2. 生理功能　食物维生素 B_1 主要在空肠吸收，在肠黏膜细胞经磷酸化转变为焦磷酸酯，以硫胺素焦磷酸酯形式存在，肝、肾、心脏含量最高。

1）参与能量代谢：TPP 作为碳水化合物代谢中氧化脱羧酶辅酶参与三羧酸循环，完成能量产生。

2）维持神经、肌肉特别是心肌正常功能。

3）可抑制胆碱酯酶活性，调节胃肠蠕动，维持正常食欲。

维生素 B_1 缺乏主要表现为四肢腱反射异常、肌肉乏力、疼痛、远端对称性瘫痪等多发性周围神经炎症状（干性脚气病），严重缺乏时会出现心脏扩大、心力衰竭、水肿（湿性脚气病）；乳母缺乏可致 2～5 月龄婴儿面色苍白、食欲减退、嗜睡、皮肤黏膜发绀、气促、心衰，症状出现 1～2 天突然死亡（婴儿脚气病）。一般不发生过量中毒，大剂量静脉用药可能产生呼吸抑制、过敏反应。

3. 参考摄入量及食物来源

RNI：成年男性 1.4mg/d、女性 1.2mg/d。

维生素 B_1 广泛存在于天然食物中，全谷类、豆类、坚果类含量丰富，动物内脏（肝、肾、心）、瘦肉、禽蛋较多，鱼类、蔬菜、水果含量较少。

（二）维生素 B_2

1. 基本结构、性质　维生素 B_2（又称核黄素）是具有核糖醇侧链的异咯嗪类衍生物。熔点较高，水溶性较低，强酸性环境下稳定，碱性环境下易被破坏。膳食中大部分维生素 B_2 以黄素单核苷酸（flavin mononucleotide，FMN）、黄素腺嘌呤二核苷酸（flavin adenine dinucleotide，FAD）辅酶形式和蛋白质结合。

2. 生理功能

1）FMN、FAD 分别作为辅酶形式在体内广泛参与氨基酸、脂肪酸、碳水化合物代谢和生物氧化、能量产生。

2）FMN、FAD 分别作为辅酶参与色氨酸转变为烟酸、维生素 B_6 转变为磷酸吡哆醛的反应。

3）参与抗氧化体系，FAD 与细胞色素 P450 结合，参与药物或外来化合物代谢，提高应激适应能力。

维生素 B_2 缺乏主要表现为唇干裂、口角炎、舌炎、脂溢性皮炎、阴部周围皮炎（口腔–生殖综合征），眼睑炎、畏光、视物模糊等。一般不发生过量中毒。

3. 参考摄入量及食物来源

RNI：成年男性 1.4mg/d、成年女性 1.2mg/d。

维生素 B_2 含量丰富的食物主要有动物内脏（肝、肾、心）、蛋黄、乳类，绿叶蔬菜、豆类含少量 B_2，精制谷类很少。

（三）烟酸

1. 基本结构、性质　烟酸（又称抗癞皮病因子）、维生素 B_3，是吡啶 3-羧酸及衍生物的总称，在人体内还有烟酰胺形式；溶于水、乙醇，不溶于乙醚；酸、碱、光、氧、热稳定，不易破坏，常以辅酶Ⅰ、辅酶Ⅱ形式存在。

2. 生理功能

1）作为氢的受体和供体，烟酸参与体内生物氧化、物质代谢（脂肪合成、糖酵解）、呼吸链等生理生化过程。

2）作为葡萄糖耐量因子之一，烟酸可增加葡萄糖利用、促进葡萄糖转化为脂肪；可降低血胆固醇、甘油三酯、β-脂蛋白水平，扩张血管。

烟酸缺乏可引起癞皮病，典型症状表现为皮炎（dermatitis）、腹泻（diarrhea）、痴呆（dementia）即"三 D"症状。皮炎多表现在暴露部位，呈对称性，腹泻常伴口角炎、舌炎等。烟酸缺乏常与维生素 B_2 缺乏同时存在，玉米中的烟酸为不易利用的结合型，以玉米为主食的地区易发生烟酸缺乏。结核患者长期大量服用异烟肼影响色氨酸转变为烟酸而发生烟酸缺乏。烟酸过量可发生皮肤发红、皮疹、高尿酸血症、胃肠道溃疡、肝病、糖耐量异常等，烟酰胺不产生类似表现。

3. 参考摄入量及食物来源

RNI：成年男性 15mg/d、成年女性 12mg/d。

烟酸主要存在于植物性食物中，烟酰胺主要存在于动物性食物中。含量丰富的食物有全谷、坚果类、动物内脏（肝、肾）、瘦肉、禽肉、鱼，蛋、乳类含量低但色氨酸含量较高。

（四）维生素 B_6

1. 基本结构、性质 维生素 B_6 是一组含氮化合物，是 2-甲基-3-羟基-5-羟甲基吡啶的衍生物，包括吡哆醇（pyridoxine，PN）、吡哆醛（pyridoxal，PL）、吡哆胺（pyridoxamine，PM），均具有生物活性；溶于水、乙醇；酸性溶液中稳定，碱性溶液中易被破坏，对光敏感。

2. 生理功能 在肝脏、红细胞等被磷酸化后以辅基形式参与生理生化过程。

1）5'-磷酸吡哆醛以辅基形式参与体内代谢，目前已知有近百种酶依赖磷酸吡哆醛，包括氨基酸、脂肪、糖原、核酸等代谢的酶。

2）参与一碳单位、维生素 B_{12}、叶酸的代谢，参与琥珀酰辅酶 A、甘氨酸、血红蛋白合成。

3）参与神经系统多种酶促反应；参与体内甲硫氨酸循环，降低高同型半胱氨酸浓度水平，降低慢性病发病风险。

原发性维生素 B_6 缺乏不常见，典型症状表现为眼、口、鼻周围脂溢性皮炎，小细胞低色素性贫血、癫痫样惊厥、忧郁、精神错乱。毒性相对较低，长期大量摄入过量可产生感觉神经疾病等严重副作用。

3. 参考摄入量及食物来源 维生素 B_6 需要量随蛋白质摄入量的增高而增加。

RNI：1.4mg/d（成人）、UL 60mg/d。

维生素 B_6 食物来源广泛，动物性食物来源的生物利用率优于植物性食物。白肉类（鱼、禽肉）含量最高，其次为肝脏、豆类、坚果类、蛋黄，此外，水果、蔬菜含量也较多，乳类较少。

（五）叶酸

1. 基本结构、性质 叶酸（又称蝶酰谷氨酸）由一个蝶啶与对氨基苯甲酸结合成蝶酸（蝶酰）再与谷氨酸结合而成。天然食物叶酸含一个或多个谷氨酸（3/4 为多谷氨酸），在肠道分解为单谷氨酸叶酸才能被吸收；强化食物和补充剂中为单谷氨酸叶酸，生物利用率高于天然叶酸。其钠盐易溶于水，不溶于乙醇。酸性溶液中对光、热不稳定，易于分解；中性、碱性溶液中对热稳定，对光敏感。

2. 生理功能

1）作为一碳单位的载体参与代谢：参与嘌呤、胸腺嘧啶合成，进一步合成 DNA、RNA。

2）参与氨基酸的相互转化，如丝氨酸与甘氨酸互换、同型半胱氨酸与甲硫氨酸互换。

3）参与血红蛋白及重要甲基化物的合成，如肾上腺素、胆碱、肌酸。

叶酸缺乏时，骨髓幼红细胞增殖减慢、血红蛋白合成减少，形成巨幼红细胞贫血；孕期缺乏致自发性流产、先兆子痫、胎盘早剥发生率增加，神经管畸形等出生缺陷发生风险增加；同型半胱氨酸转化半胱氨酸受阻，形成高同型半胱氨酸血症。天然食物叶酸不发生过量、中毒问题，长期大剂量补充可能出现过量。叶酸过量可掩盖维生素 B_{12} 缺乏早期表现而延误诊断治疗；影响锌吸收致锌缺乏，使胎儿发育迟缓，低出生体重儿风险增加；与抗惊厥药拮抗，诱发惊厥的发生。

3. 参考摄入量及食物来源

膳食叶酸当量（dietary folate equivalence，DEF）（μg）=膳食叶酸（μg）+1.7 叶酸补充剂（μg）。

RNI：400μg/d（成人）、600μg/d（孕妇）。UL：1000μg/d。

叶酸食物来源广泛，富含叶酸的食物有肝、肾、蛋、豆类、绿叶蔬菜、水果、坚果类。食物储存加工过程中，叶酸损失量大，维生素 C 含量高时损失可减少。

（六）维生素 B_{12}

1. 基本结构、性质 维生素 B_{12} 是最晚发现的水溶性维生素，是一类含钴的类钴啉化合物，包括甲基钴胺素、5-脱氧腺苷钴胺素两种辅酶形式。可溶于水、乙醇。强酸、强碱、光照下不稳定，中性溶液中对热稳定。

2. 生理功能 维生素 B_{12} 在体内主要以甲基钴胺素、5-脱氧腺苷钴胺素两种辅酶形式参与生化反应。

1）甲基钴胺素作为甲基载体参与一碳单位转移，如从四氢叶酸中将甲基转移到半胱氨酸以合成甲硫氨酸，也参与谷氨酸等氨基酸的合成，对蛋白质合成发挥重要作用。

2）5-脱氧腺苷钴胺素将嘌呤和嘧啶核糖核苷酸还原为脱氧核糖核苷酸腺苷，参与 DNA 合成，促进红细胞发育成熟。

维生素 B_{12} 缺乏，血红蛋白中 DNA 合成障碍，诱发成巨幼红细胞贫血；阻抑甲基化反应引起神经系统损害表现为斑块、弥漫性神经脱髓鞘，出现精神抑郁、记忆下降、四肢震颤等；引起高同型半胱氨酸血症。

3. 参考摄入量及食物来源

RNI：2.4μg/d（成人）。

维生素 B_{12} 食物来源于动物性食物，富含维生素 B_{12} 的食物有肉类、动物内脏、鱼、禽、贝类、蛋类、乳类及制品、发酵制品。

（七）维生素 C

1. 基本结构、性质 维生素 C（又称抗坏血酸）是一种含 6 个碳原子的酸性多羟基化合物，天然抗坏血酸有 L 型、D 型（无生物活性）。L 型抗坏血酸氧化时形成脱氢抗坏血酸，一定条件下可再接受氢原子成还原型抗坏血酸。可溶于水，水溶液极易氧化，遇空气、热、光、碱性物质、氧化酶、铜铁重金属离子可促进其氧化进程。

2. 生理功能 维生素 C 在体内氧化、还原具有可逆性。

1）参与各种羟化过程，促进胶原蛋白合成，促进神经递质合成，促进胆固醇转化为胆汁酸，促进有机物或毒物羟化解毒。

2）氧化型维生素 C 可清除自由基，保护 DNA、蛋白质或膜结构免受损伤，参与维持巯基酶活性。

3）还原型维生素 C 可还原三价铁为二价铁，促进铁吸收，促进叶酸还原成有四氢叶酸，防止巨幼红细胞贫血的发生，还原氧化型谷胱甘肽与重金属结合并将其排出体外，避免机体中毒。参与维持某些金属酶活性。

维生素 C 缺乏主要引起坏血病。典型表现为全身点状出血，初起毛囊周围、牙龈，进一步发展为皮下组织、肌肉、关节、腱鞘等出血，甚至造成血肿、瘀斑。过量可引起渗透性腹泻、恶心、铁吸收过度、泌尿系结石。

3. 参考摄入量及食物来源

RNI：100mg/d（成人）。UL：2000mg/d。

维生素 C 食物来源于新鲜蔬菜水果，叶类蔬菜的维生素 C 含量高于根茎类，酸味水果高于无酸味水果。

【思考题与实践应用】

1. 简述维生素的特点。
2. 试论述维生素 C 的生理功能。

（周筱艳）

第八节 水

【问题与思考】

1. 规律饮水有哪些重要性？
2. 如何指导老年人正确饮水？

水是一种重要的营养素，是所有生物体的重要组成部分，是人类维持生命活动最基本的物质。水对维持机体的正常生理功能和代谢具有重要调节作用。在某种程度上，水的重要性可能超过其他营养素，如当体内储存的碳水化合物耗尽，蛋白质失去一半时，人体仍可维持生命；只要体内不缺水，生命可维持数十天。然而，机体若缺水，生命仅能维持几天，故没有水就没有生命。

一、水在人体内的分布

构成机体的各种物质成分中，水是人体含量最多的组成成分。健康成年男性体内含水总量约为体重的 60%，成年女性体内脂肪较多，水含量低于男性，约占总体重的 50%。细胞内液水含量约为总体水含量的 2/3，细胞外液（包括组织液、血浆、淋巴和脑脊液等）约为 1/3。各组织器官的含水量相差很大，一般在代谢旺盛的组织和器官中含水量较多，如血液含水量为 83%，肾脏含水量为 82.7%，心脏含水量为 79.2%，肺含水量为 79%，脾含水量为 75.8%，肌肉含水量为 75.6%，骨骼含水量为 22%，脂肪含水量仅为 10%。

此外，体内含水量还因个体差异而明显不同。随着年龄的增长，体内含水量会逐渐减少，40岁以后随着肌肉组织的减少，机体含水量也相应地逐渐减少，如 50 岁以上男子含水量为体重的56%，女子为 47%。肥胖者身体水含量低于消瘦者。

二、水的来源与排出

（一）来源

体内水分的来源包括饮水、食物中的水和内生水（宏量营养素被氧化后产生的水分）三部分。其中饮水和食物中的水是人体所需水的主要来源。一般情况下，人体所需水分的 50%通过饮水获得，40%的水通过食物获得，每日体内代谢产生的内生水约 10%（300ml），每 1g 脂肪、碳水化合物、蛋白质分解代谢分别产生 1ml、0.6ml、0.4ml 水。

（二）排出

水分的排出途径以肾脏为主，约占排出总量的 60%，此外，皮肤占 20%，肺占 14%和胃肠道占 6%。正常生理情况下，一般成年人每日尿量为 500～4000ml。老年人常因肾脏浓缩功能不足而尿量较多。

皮肤排出体内的水是以出汗的形式，尤其在高温环境中或进行体力活动时，机体主要通过出汗来散热以保持体温的恒定。一般情况下，成年人每日经皮肤不感蒸发产生的不显失水共 300～500ml。人体呼吸时经肺排出的水分亦为不显性失水，呼吸道黏膜每日无感蒸发水分约 350ml。正常成人每天随粪便排出水的比例相对较小，为 100～200ml。

（三）水平衡的调节

正常人每日水的摄入和排出处于动态平衡状态。水的摄入量和排出量每日维持在 2500ml 左右，神经系统渴觉感受器、渗透压感受器、垂体后叶分泌的抗利尿激素及肾脏是调节体内水平衡的主要机制。

三、水的生理功能

（一）参与体内物质代谢，促进营养素的消化、吸收与代谢

人体新陈代谢的过程实质上是在细胞内进行的一系列复杂的、相互关联的生化反应过程，人体内所有生命现象和物质代谢过程都有水的参与，如消化作用、血液循环、物质交换、组织合成等。如食物消化过程就是水解过程：蛋白质被分解为氨基酸，脂肪颗粒被分解为更小的、含脂肪的酸性

物质等才能转化成身体所能接受的小分子营养物质。

（二）维持渗透压平衡作用

细胞外液是细胞直接接触和赖以生存的环境，因此细胞外液被称为机体的内环境。内环境的理化性质如温度、渗透压和各种液体成分的相对恒定状态，即稳态（homeostasis），是维持机体正常生命活动的必要条件。水分子对于半透膜两侧渗透压平衡至关重要。水分可透过细胞膜或毛细血管壁自由地进行交换，使细胞内、外的水分总是由低渗透压区向高渗透压区移动，以保持各部分体液动态平衡和正常渗透压。当水摄入不足或丢失过多时，细胞外液渗透压升高，细胞内液外流导致细胞内缺水，需要通过机体调节增加水的摄入和减少水的排出，进一步维持体液平衡。

（三）调节体温的功能

水对体温的调节和维持，与它的理化性质相关。①比热值大。1g 水从 15℃升高到 16℃需要 4.2J（1cal）的热量，比等量固体或其他液体在相同条件下温度升高 1℃所需的能量大，因此，充足的水分可吸收体内代谢产生的大量热能而不使体温升高太多。②蒸发热大。体温 37℃时，1g 水完全蒸发需要吸热 2.4kJ（575cal），蒸发少量的汗液就能带走大量的热量，使人体不会因外界高温的变化而致体温发生明显波动。③流动性强。水能随血液迅速分布全身，并且细胞间液与细胞内液之间交流非常迅速，有助于物质代谢产生的热量在体内迅速均匀分布。高温环境或发热时，血管舒张时通过大量出汗，对处于高温环境中和高热的机体具有重要的生理意义。

（四）润滑保护功能

存在于关节、胸腔、腹腔和胃肠道等部位组织液里的水分，可减少所在组织或脏器因摩擦而产生的损伤，起到缓冲、润滑及保护的作用，如与黏性物质结合形成关节的润滑液有助于关节活动；泪液可防止眼球干燥；唾液、消化液有利于吞咽和食物的消化；胸腹膜浆液等有助于对内脏器官起到缓冲、润滑作用。

四、推荐摄入量

人体对水的需求量取决于水的必要损失及人体活动和气候引起的出汗量。一般情况下，成人每天水的出入量应平衡，一般为 2500ml（2000~3000ml）。

温和气候条件下，低身体活动水平的成年男性每天水适宜摄入量为 3000ml，其中食物中获得水为 1300ml，每天饮水适宜摄入量为 1700ml；而成年女性每天总体水适宜摄入量为 2700ml，其中食物中为 1200ml，每天饮水适宜摄入量为 1500ml。人体水的需要量变化很大，会因代谢、年龄、体力活动、温度、膳食等因素的影响而不同。

老年人虽代谢功能下降，组织蓄水量减少，以及活动量减少致需水量降低，但肾脏浓缩功能下降，致尿量增加而使需水量相对增加，因此推荐量与一般成人一致。

当机体摄入水分过少，或者水分丢失过多时，机体将出现脱水现象，这时会出现口渴感，并且可能影响体温的正常调节；如果水摄入量超过肾脏排出的能力，可引起体内水过多或引起水中毒，正常人极少出现见水中毒，但是老年人特别是肾功能不良等疾病者需要注意。

【思考题与实践应用】

1. 阐述水的生理功能。
2. 简述日常生活中判断机体水合状态的方法。

（李昌秀 周筱艳）

第三章 老年人的合理营养与平衡膳食

【学习目标】

1. 掌握 老年人合理营养要求与平衡膳食原则，营养素的主要食物来源与合理烹饪。

2. 熟悉 老年人的营养需要、膳食指南、营养调查与营养评价方法。

3. 了解 老年人的生理变化与营养代谢特点，烹饪对食物营养价值的影响。

第一节 老年人生理变化及营养代谢特点与营养需要

【问题与思考】

1. 简述老年人营养代谢的特点。

2. 简述老年人每日蛋白质的推荐摄入量及膳食搭配。

一、老年人的生理变化

（一）老年人机体组成成分的变化

1. 瘦体组织和脂肪组织的变化 从 35 岁起，人体肌肉组织趋于减少而脂肪组织逐渐增加（尤其是腹部脂肪），其程度取决于饮食习惯和体育锻炼的多少。能量代谢主要由瘦体组织产生，因此每千克体重所产生的基础代谢率随年龄增长而下降。此外随年龄增长，其他一些组织也在减少，如结缔组织、胶原组织（如皮肤和骨骼内的）、免疫细胞、载体及其他组织。这种细胞的全面减少导致了储备的减少，以致无法满足应急状态（感染、手术和创伤等）下的需求。

2. 水、电解质变化 老年人随着年龄增长，钾离子浓度随着骨骼肌的减少而降低。总体水（total body water，TBW）亦随年龄增长而减少（妇女 30～80 岁减少 17%，男性则减少 11%）。这种水分的减少主要是细胞内液的减少，细胞内液的降低主要与瘦体组织（其 73%为水分）的减少有关。老年人细胞内液的减少导致其水的储备力减退，在应激情况下易发生脱水及电解质紊乱（腹泻、发热、出汗时更明显）。当发生水和电解质缺乏或过多时，纠正水、电解质紊乱所需的时间比年轻人长，这种恢复能力下降的程度与肾功能减退有关。

（二）老年人组织器官的功能改变

随着年龄增长，老年人组织器官、抗氧化和免疫功能均有不同程度的降低。

1. 消化系统 味蕾、嗅觉改变影响食欲；消化液分泌减少、消化酶活力下降导致营养素消化吸收效率降低；肠蠕动变慢易致便秘。肝功能及酶活力降低使蛋白质合成下降、糖原贮存减少，长时间负荷易引起低血糖及低蛋白血症。

2. 泌尿系统 随着年龄增长，肾羟化 25-(OH)D_3的能力降低，可出现钙磷代谢异常。

3. 内分泌系统 随着年龄增长，脑垂体功能降低、甲状腺萎缩不仅影响基础代谢，也影响老年人物质代谢，因此，糖尿病、肥胖、骨质疏松、痛风等发病机会增加。

4. 神经系统 随着年龄增长，神经细胞数量逐渐减少，60 岁后大脑重量明显减轻。因此，老年人易出现记忆力减退、易疲劳、动作缓慢等情况。锌、DHA、牛磺酸、卵磷脂及多种维生素与脑营养有关，建议适当摄入此类营养素以维持老年人神经系统功能。

5. 骨骼系统　随着年龄增长，骨质疏松发生率提高，女性尤为明显。骨质疏松发生原因主要包括：①内分泌激素的下降；②钙与维生素 D 代谢改变；③缺乏体育锻炼或户外运动量不足。阳光照射不足导致维生素 D_3 合成不足是加重骨质疏松的原因之一。

6. 抗氧化功能　随着年龄增长，老年人群体内抗氧化酶活性下降，过多的氧自由基不能及时清除，血中脂质过氧化物（lipid hydroperoxide，LPO）明显增加。已知自由基与衰老有关，清除过多的自由基利于老年人群健康。抗氧化营养素如 β-胡萝卜素、类胡萝卜素、维生素 C、维生素 E 及参与形成抗氧化酶的微量元素，如锌、铜、锰、硒等有利于预防与自由基相关的疾病。

7. 免疫功能　随着年龄增长，老年人胸腺萎缩，质量减轻，T 淋巴细胞数目减少等，因此，免疫功能下降，容易患各种疾病。

二、老年人的营养代谢

（一）基础代谢率下降

基础代谢率随年龄增长而下降，75 岁时基础代谢率较 30 岁下降约 26%。因此，老年人能量供给应适当减少。

（二）产能营养素代谢改变

随着年龄增长，合成代谢逐渐转为分解代谢从而导致代谢失平衡。三大产能营养素代谢特点如下。

1. 蛋白质代谢　老年人白蛋白合成与转化率均较低，表现为血清总蛋白及白蛋白下降，白蛋白和球蛋白比例下降。瘦体组织 45 岁后每增加 10 岁约减少 6.3%，其中骨骼肌减少占 50%。

2. 脂肪代谢　随着年龄增长，总脂肪明显增加，主要为胆固醇、甘油三酯与游离脂肪酸增加。因血中酯酶数量减少、活性降低，导致餐后胆固醇明显上升，使脂类在体内组织及血液中堆积，低密度脂蛋白水平升高、高密度脂蛋白降低易致胆固醇沉积，应激时脂肪动用速度下降。

3. 碳水化合物代谢　老年阶段碳水化合物代谢率下降。糖耐量随着年龄增加而逐渐下降，血糖转化为脂肪储存能力亦下降，胰岛素分泌不足，胰岛素受体异常及因衰老导致细胞膜与细胞内酶系统的改变等均可引起糖耐量的下降。

（三）微量元素变化

体内微量元素水平随年龄增加而发生改变，必需微量元素随年龄增加而降低，部分有害微量元素随年龄增加而升高。有研究发现，某些金属使 DNA 链间产生交联。常量元素镁在人体内过多时，氨基酸掺入蛋白质链中的差错增加；铅、镉进入人体后同蛋白质上的巯基结合，从而导致蛋白质的变化；衰老的脑细胞中铝含量特别高。这些元素都与衰老有一定关系。

三、老年人营养需要

老年人是营养不良的高发人群，由于老年人特有的生理特点，每个老年人对营养的需求各有不同。因此，需要根据老年人特定的生理特点进行合理的营养补充。

（一）能量

老年人基础代谢率降低及活动量减少，所需能量供应也要相应调整以维持理想体重。从降低营养不良风险和死亡风险角度考虑，老年人体重指数（body mass index，BMI）适宜范围为 20.0～26.9kg/m²。老年人的均衡营养，是与其生活模式的合理化分不开的。老年人应在医生的指导下，参与一些本人喜爱的、习惯采用的或是能接受的运动项目，这对身体健康是极为有利的。

（二）蛋白质

老年人因种种原因，蛋白质摄入的量和质难以达到要求，但每天的损失却是持续的，这些损失是体内细胞的衰亡和人体内各种代谢而丢失的蛋白质，不因增加年龄而减少，如果摄入不足，氮的负平衡就难以避免，内脏器官的蛋白质合成代谢与更新就会受到影响，从而影响其功能。如果没有适当蛋白质的量及质的补充，人体组织器官及其功能易发生衰退。建议老年人膳食蛋白质的 RNI 男女分别为 65g/d 和 55g/d，优质蛋白应占总蛋白质摄入量的 40%～50%。

老年人消化吸收率差，应增加优质蛋白，如奶类、豆类、鱼虾瘦肉类等。大豆中含有异黄酮，具有植物雌激素样作用，有利于防止妇女更年期综合征和骨质疏松，对防止老年人心脑血管疾病更为适宜。

（三）脂肪

随着年龄的增加，人体总脂肪明显增加，其中主要是胆固醇、甘油三酯和游离脂肪酸的增加。所以应摄入适量的脂肪和胆固醇，降低氧化型低密度脂蛋白胆固醇，以减轻其对血管内皮细胞的损伤，减少心脑血管疾病的发生。老年人脂肪占总能量的 20%～30%为宜，其中要求亚油酸达到总能量的 4%，α-亚麻酸达到总能量的 0.6%。鱼虾类脂肪含量较猪肉低，蛋白质含量高；海鱼能够补充老年人所需的微量元素硒，均可推荐老年人食用。

（四）碳水化合物

老年人的糖耐量能力降低，血糖调节作用减弱，容易发生血糖增高。摄入碳水化合物时以多糖类淀粉为佳，因淀粉能促进肠道中胆酸及胆固醇的排泄。蔗糖摄入过多与老年人的动脉粥样硬化、心血管疾病和糖尿病的发生有关，所以应适量摄入。

膳食纤维的每天适宜摄入量为 25～30g。此外，食物中的多糖类，有提高机体免疫功能和促进双歧杆菌生长的作用，如枸杞多糖、香菇多糖等，有益于老年人的健康长寿。

（五）微量营养素

老年人摄入食物中所含微量营养素的数量和种类较中青年人少，达到老年人群参考摄入量存在一定难度，尤以经济还不发达地区和偏远山区最为普遍。微量营养素缺乏与产能营养素缺乏不同，因没有饥饿感而易被忽视，故称这种现象为隐性饥饿（hidden hunger），临床早期缺乏或亚临床缺乏不易被察觉，易引起恶性循环。因此，合理又廉价地强化多种微量营养素的食物可以缓解其摄入量的不足。摄食绿色及红色的蔬菜是一个可行的方法，可补充一部分维生素及微量元素的不足。在有条件的情况下，补充多种维生素、矿物质制剂（包括抗氧化营养素），对老年人是有益的，也是预防慢性病发生的一个有效途径。在合理膳食之外补充微量营养素制剂，已是发达国家的人们普遍采用的方法之一。

1. 矿物质

（1）钙：老年人的钙吸收率低，哺乳期婴儿吸收率为 60%，11～16 岁为 35%～40%，成年人为 20%～30%，老年人则<20%；同时老年人对钙的利用和储存能力低，容易发生负钙平衡，故易发生骨质疏松。越来越多的研究表明，钙的摄入量充足除与防治骨质疏松有关外，还与原发性高血压和结肠癌的预防有关。中国营养学会制定的《中国居民膳食营养素参考摄入量（2023 版）》中，老年人钙的 RNI 为 800mg/d，UL 为 2000mg/d。钙的主要来源是奶和奶制品，其他有蛋黄、大豆、虾皮、海带、紫菜、苜蓿、苋菜等食物。由于维生素 D 有利于钙的吸收，老年人在补充钙的同时应补充适量维生素 D。

（2）镁：镁是细胞内的主要阳离子之一，浓集于线粒体中，在细胞外液中浓度仅次于钠和钙，占第三位。镁的生理功能有：①激活多种酶的活性如磷酸转移酶、水解肽酶、Na^+-K^+-ATP 酶、腺苷酸环化酶等；②对钾、钙通道有抑制作用；③对骨骼和神经肌肉的作用；镁可影响骨吸收，低镁时神经肌肉的兴奋性增强。镁缺乏时，可导致血钙的下降，神经肌肉的兴奋性亢进，易发生肌肉震颤、手足抽搐、反射亢进、共济失调和心血管疾病。流行病学的研究资料表明，低镁摄入的人群高血压发病率较高。镁的缺乏还和骨质疏松及糖尿病有关，镁缺乏使胰岛素的敏感性显著降低。

中国营养学会制定的《中国居民膳食营养素参考摄入量（2023 版）》中，老年人镁的 RNI 为 310mg/d。含镁丰富的食物有大麦、荞麦、燕麦片、黄豆、黑米、菠菜、油菜、苜蓿等。

（3）钾：钾在体内维持碳水化合物、蛋白质的正常代谢；维持细胞内的正常渗透压；维持神经肌肉的应激性；维持心肌的正常功能；维持细胞内外的酸碱平衡和离子平衡；有降低血压的作用。钾缺乏时可出现心律失常、肌肉无力瘫痪、肾功能障碍等。正常膳食的人一般不易发生钾摄入不足，疾病情况或利尿剂应用时可出现钾的不足。中国营养学会制定的《中国居民膳食营养素参考摄入量（2023 版）》中，老年人钾的 AI 为 2000mg/d。

（4）铁：老年人对铁的吸收利用能力下降，造血功能减退，血红蛋白含量减少，易出现缺铁性贫血。老年人贫血的发生还与蛋白质合成减少及维生素 B_{12}、维生素 B_6、叶酸等缺乏有关。中国营养学会制定的《中国居民膳食营养素参考摄入量（2023 版）》中，老年人铁的 RNI 男性为 12mg/d，女性为 10mg/d，UL 为 42mg/d。应选择血红素铁含量高的食物，如动物肝脏、血液、瘦肉等；同时多食用富含维生素 C 的蔬菜和水果。

（5）硒：硒为人体的必需微量元素，硒在人体内绝大部分与蛋白质结合为硒蛋白，目前在人体中已发现有 14 种硒蛋白，它们起着抗氧化防御、调节甲状腺激素代谢、维持维生素 C 及其他分子还原态的作用。硒有防动脉粥样硬化、防癌和提高细胞免疫功能的作用。硒蛋白中功能最重要的是谷胱甘肽过氧化物酶（glutathione peroxidase，GSH-Px）。硒是谷胱甘肽过氧化物酶的重要组成成分，是人体抗氧化防御系统中重要的抗氧化酶，它能清除羟自由基和脂质过氧化自由基，且与维生素 E、β-胡萝卜素等有协同作用，硒有抗氧化作用，能降低血中低密度脂蛋白胆固醇的氧化，保护动脉内皮细胞免受损伤，故有防动脉粥样硬化的作用。

中国营养学会制定的《中国居民膳食营养素参考摄入量（2023 版）》中，老年人硒的 RNI 为 60μg/d，UL 为 400μg/d。含硒丰富的食物有内脏和海产品，如海带、紫菜、海鱼等。

2. 维生素

（1）维生素 A：胡萝卜素是我国居民膳食维生素 A 的重要来源。老年人进食量少，再加上牙齿的咀嚼功能下降，摄入的蔬菜量有限，易出现维生素 A 缺乏。中国营养学会制定的《中国居民膳食营养素参考摄入量（2023 版）》中，老年人维生素 A 的 RNI 男性为 730μgRAE/d，女性为 640μgRAE/d。

（2）维生素 D：老年人户外活动减少，由皮肤合成维生素 D 的量降低，而且由于老年人肝肾功能下降，将维生素 D 转化为活性 $1,25-(OH)_2D_3$ 的能力也随之下降，易出现维生素 D 缺乏，影响钙磷代谢及骨骼矿化，导致骨质疏松的发生。中国营养学会制定的《中国居民膳食营养素参考摄入量（2023 版）》中，老年人膳食维生素 D 的 AI 为 15μg/d，高于成年人。

（3）维生素 E：维生素 E 是脂溶性的抗氧化剂，它能保护细胞膜中的多不饱和脂肪酸、细胞骨架、其他蛋白质的巯基及细胞内的核酸免受自由基的攻击，维生素 E 的不足会使机体的抗氧化功能降低，引起细胞的损伤，造成疾病。有资料表明，维生素 E 有抗动脉粥样硬化和防癌的作用。血浆维生素 E 水平低的人群中，肿瘤发生危险性增加。维生素 E 的防癌机制可能是阻断致癌的自由基反应。中国营养学会制定的《中国居民膳食营养素参考摄入量（2023 版）》中，老年人膳食维生素 E 的 AI 为 14mg/d，含维生素 E 丰富的食物有植物油、豆类、蛋类、谷类胚芽等。

（4）B 族维生素：老年人容易出现叶酸、胆碱和维生素 B_{12} 等缺乏。

1）叶酸：叶酸作为体内生化反应中一碳单位转移酶系的辅酶，起着一碳单位传递体的作用，参与嘌呤和胸腺嘧啶的合成、氨基酸的代谢和同型半胱氨酸向甲硫氨酸的转化，参与血红蛋白及甲基化合物如肾上腺素、胆碱、肌酸等的合成。叶酸缺乏时可出现巨幼红细胞贫血，孕妇可致先兆子痫，且胎盘早剥的发生率增高，孕妇在孕早期缺乏叶酸可致胎儿神经管畸形，成人可引起高同型半胱氨酸血症，对血管内皮细胞产生损害，并激活血小板黏附和聚集，造成动脉粥样硬化，故叶酸缺乏被认为是心血管疾病的危险因素。萎缩性胃炎及胃癌的癌前病变患者，血清和胃黏膜中的叶酸及维生素 B_{12} 的水平较正常对照组低，给患者补充叶酸有防止胃癌癌前病变向胃癌变化的作用。

中国营养学会制定的《中国居民膳食营养素参考摄入量（2023 版）》中，老年人叶酸的 RNI 量为 400μg/d。临床上，在萎缩性胃炎伴肠腺化生的患者中每日补充叶酸 10mg，每天分 3 次，随访 5 年，未发现有癌变发生。

2）胆碱：胆碱在人体内的生理功能与磷脂的作用有密切的关系，胆碱作为胞苷二磷酸胆碱辅酶的组成部分，在合成神经鞘磷脂与磷脂酰胆碱中起主要作用，能促进脑的发育和提高记忆能力，在保证神经信息的传递、调控细胞的凋亡、构成细胞生物膜的组成、促进脂肪的代谢、降低血清胆固醇和促进机体内转甲基的代谢等方面起重要的作用。缺乏胆碱，肝脏可发生脂肪浸润、肝脏功能异常，肾脏可出现水的重吸收、钠的分泌、肾小球滤过率（glomerular filtration rate，GFR）和肾血流量的异常，可导致大面积肾出血。胆碱缺乏还可造成基因损伤，使得细胞突变，造成肝癌。此外，还可造成不育症、生长迟缓、骨质异常等。

中国营养学会制定的《中国居民膳食营养素参考摄入量（2023 版）》中，老年人胆碱的 AI 男性为 450mg/d，女性为 380mg/d。胆碱广泛存在于食物中，在肝脏、花生、麦胚、大豆中含量丰富。

（5）维生素 C：维生素 C 可促进胶原蛋白的合成，保持毛细血管的弹性，防止血管的硬化，并可降低胆固醇、增强免疫及发挥抗氧化作用。因此，老年人应保证充足的维生素 C 摄入量。中国营养学会制定的《中国居民膳食营养素参考摄入量（2023 版）》中，老年人维生素 C 的 RNI 为 100mg/d。

（六）水

一般来说，老年人在环境适宜、轻体力活动的状态下每日饮水量为 1500～1700ml。饮水应做到主动、足量喝水，少量多次，不应在感到口渴时再喝水，不用饮料代替水。特别是老年人更应按时喝水，因为老年人的口渴中枢比较迟钝，而且胃对水的吸收率有限，也不宜在短时间内喝太多的水。

【思考题与实践应用】

1. 简述老年人营养代谢的特点。
2. 简述老年人每日蛋白质的推荐摄入量及膳食搭配。

（任香梅　李昌秀）

第二节　老年人合理营养与平衡膳食

【案例导入】

《中国居民营养与慢性病状况报告（2020 年）》表明，我国居民目前体格发育与营养状况总体得到改善，居民膳食结构有所变化，超重肥胖问题凸显。2015 年，全国 18 岁及以上成人高血压患病率为 25.2%，糖尿病患病率为 9.7%；2020 年，全国 18 岁及以上成人高血压与糖尿病患病率呈上升趋势，分别达到 27.5%、11.9%。研究发现，吸烟、过量饮酒、身体活动不足、高盐、高脂等不健康饮食是慢性病发生、发展的主要行为危险因素。

请思考：

为何居民生活水平提高了，慢性病的发病率却升高了？如何解决当前我们社会所面临的这个问题？

膳食结构（dietary pattern），是指膳食中各类食物的数量及其在膳食中所占的比重。根据各类食物所提供能量及各种营养素的数量和比例来衡量膳食结构的组成是否合理。膳食结构具有稳定性、传承性，但并不是一成不变的。它是研究一个国家或一个人群饮食特点和营养状况的基础，通过分析比较不同国家或地区膳食结构的差异和变化，了解和发现其饮食文化和习惯的变化规律，以及存在的健康风险，从而为制定相应的膳食指南和营养指导提供科学依据。

一、膳 食 结 构

膳食结构的形成是一个长期的过程，与当地生产力发展水平、文化科学知识水平以及自然环境条件等多方面的因素有关。不同历史时期、不同国家或地区、不同社会阶层的人们，膳食结构往往有很大的差异。由于影响膳食结构的这些因素是在逐渐变化的，所以一个国家、民族或人群的膳食结构虽具有一定的稳定性，但并不是一成不变的，通过适当的干预可以促使其向更利于健康的方向发展。

随着人们对营养科学的认识不断深入，现在已经认识到单一营养素对健康的影响是有限的，食物中包含着多种营养素以及其他有益健康的成分，由多种不同食物构成的膳食结构对健康的影响更为重要。

（一）膳食结构的主要类型

世界上有着多种多样的膳食结构。总体上来说，根据动植物性食物在膳食构成中的比例，世界上典型的膳食结构主要有以下四种类型。

1. 东方膳食结构 以亚洲东方国家为代表的大多数经济落后的发展中国家属此类型。该类型膳食结构的特点是以植物性食物为主，动物性食物为辅，谷类食物消费量大，动物性食物消费量小；动物蛋白占蛋白质总量的 10%～20%，甚至不足 10%，植物性食物提供的能量占总能量近 90%。膳食总能量平均每天 2000～2400kcal，基本可满足人体需要，但蛋白质每天摄入量仅 50g，脂肪每天30～40g，来自于动物性食物的营养素如优质蛋白、铁、钙、维生素 A 摄入不足。这类膳食人群容易出现蛋白质–能量营养不良等营养缺乏性疾病，但因以植物性食物为主的膳食能提供充足的膳食纤维和较低的动物性脂肪，因此心脑血管疾病（冠心病、脑卒中）、糖尿病和肿瘤等慢性病发病率较低。

2. 经济发达国家膳食结构 该类型是多数经济发达国家和地区（如美国、西欧、北欧）的典型膳食结构。该膳食结构以动物性食物为主，粮谷类、蔬菜和水果摄入量小，以高能量、高脂肪、高蛋白质、低纤维为主要特点。动物性食物及食糖的消费量大，人均每日消费肉类 300g 左右、糖 100g 左右、奶和奶制品 300g 左右、蛋类 50g 左右，人均日摄入能量高达 3300～3500kcal，蛋白质达 100g 以上，脂肪达 130～150g。长期以动物性食物为主的膳食结构，与植物性食物为主的膳食结构相比，营养过剩是此类膳食结构的主要问题，肥胖、高脂血症、冠心病、糖尿病、脂肪肝等慢性病高发。

3. 日本膳食结构 该类型膳食以日本为代表。其特点是膳食中动物性食物与植物性食物比例比较适当，少油、少盐、多海产品。谷类的消费量平均每天 300～400g；动物性食品消费量平均每天 100～150g，其中海产品所占比例达到 50%，奶类及其制品达 100g 左右，豆类达 60g 左右，动物蛋白占总蛋白质的 50% 左右；能量和脂肪的摄入量低于以动物性食物为主的欧美发达国家，每天能量摄入保持在 2000kcal 左右。该类型的膳食既保留了东方膳食的特点，又吸取了西方膳食的长处，能量能够满足人体需要，又不至于过剩。蛋白质、脂肪和碳水化合物的供能比例合理，有利于避免营养缺乏病和营养过剩性疾病。此类膳食结构已经成为世界各国调整膳食结构的参考。

4. 地中海膳食结构 该类型以地中海命名是因为该膳食结构的特点是居住在地中海地区的居民所特有的，意大利、希腊可作为该种膳食结构的代表。膳食结构的主要特点是：膳食富含植物性食物，包括谷类（每天 350g 左右）、水果、蔬菜、马铃薯、豆类、果仁等；食物的加工程度低，新鲜度较高，该地区居民以食用当季、当地产的食物为主；橄榄油是主要的食用油；脂肪提供能量占膳食总能量的 25%～35%，饱和脂肪所占比例较低，占 7%～8%；每天食用适量干酪和酸奶；每周食用适量鱼、禽，少量蛋；以新鲜水果作为典型的每日餐后食品，甜食每周只食用几次；每月食用几次红肉（猪、牛和羊肉及其产品）；大部分成年人有饮用葡萄酒的习惯。此膳食结构的突出特点是海产品摄入较高，膳食含大量复合碳水化合物，蔬菜、水果摄入量较高，即低饱和脂肪、高膳食纤维、高维生素。地中海地区居民心脑血管疾病、2 型糖尿病等营养相关疾病发生率很低，该情况已引起了西方国家的注意，并促使其参照这种膳食结构改进自己国家的膳食结构。

（二）中国居民膳食结构特点与发展趋势

1. 中国居民传统膳食结构特点 当前中国城乡居民的膳食仍然以植物性食物为主，动物性食品为辅。谷类、薯类和蔬菜的摄入量较高，肉类的摄入量比较低，豆制品摄入量不高且随地区而不同，奶类消费在大多地区不多。中国居民传统膳食结构表现为高碳水化合物、高膳食纤维、低动物脂肪特点。但中国各地区、各民族以及城乡之间的膳食结构存在很大差别，富裕地区与贫困地区差别较大。

2. 中国居民膳食结构现状及变化趋势 从1982年到2012年我国居民食物摄入量发生明显变化，呈现出：①谷薯类和蔬菜摄入下降，水果、大豆坚果摄入持续偏低；②动物性食物摄入快速增加，畜肉所占比例过高；③食用油摄入量明显增加，食盐摄入量仍较高。中国居民膳食结构表现出从高碳水化合物、高膳食纤维和低动物脂肪的传统膳食结构，向高脂肪、高能量、低膳食纤维的方向改变。特别是近 10 年来随着社会经济发展，中国居民膳食结构正在向"富裕型"膳食结构的方向转变，存在畜肉类和油脂消费过多，而粗杂粮、薯类消费明显降低，营养素摄入失衡问题，城乡老年人各类食物摄入量变化见表 3-1～表 3-3，存在城乡差异，肥胖、心脑血管等慢性病高发。2017 年的统计中，中国因为饮食结构问题造成的心血管疾病死亡率、癌症死亡率居于世界首位。不合理饮食习惯排在前三位的是高钠饮食、低全谷物和低水果饮食。2020 年 12 月公布的《中国居民营养与慢性病状况报告（2020 年）》显示：一方面，我国居民体格发育与营养不足问题持续改善，城乡差异逐步缩小，居民膳食能量和宏量营养素摄入充足，优质蛋白摄入量不断增加。另一方面，我国居民健康状况也面临挑战，居民不健康生活方式仍然普遍存在，膳食不合理问题突出。膳食脂肪的供能比持续上升，已经达到 34.6%，农村首次突破 30%推荐上限；家庭人均每日烹调用盐和用油量仍远高于推荐值；居民在外就餐比例不断上升，食堂、餐馆、加工食品中的油、盐应引起关注；水果、豆及豆制品、奶类消费量不足；儿童青少年经常饮用含糖饮料问题已经凸显；吸烟、过量饮酒、身体活动不足和高盐、高脂等不健康饮食是慢性病发生、发展的主要行为危险因素。成年居民超重率和肥胖率分别为 34.3%和 16.4%（超重肥胖率超过 50%），高于 2015 年（全国 18 岁及以上成人超重率为 30.1%，肥胖率为 11.9%）；全国 18 岁以上成人高血压、糖尿病的患病率分别为 27.5%、11.9%（2015 年分别为 25.2%、9.7%）；高龄老年人面临重要微量营养素缺乏等问题。这些问题需要引起关注。

表 3-1 我国平均每标准人日各类食物摄入量 （单位：g）

时间	谷类	薯类	蔬菜	水果	奶	食用油
1982 年	498.0	163.0	298.0	28.0	64.3	18.0
1992 年	439.9	86.6	310.3	49.2	98.4	29.5
2002 年	365.3	49.1	276.2	45.0	127.2	41.6
2010～2012 年	337.3	35.8	269.4	40.7	135.2	42.1
2015～2017 年	305.8	41.9	—	—	132.7	—

表 3-2　我国居民每标准人日膳食能量和三大营养素平均摄入量

类别	1982 年	1992 年	2002 年	2010~2012 年	2015~2017 年
能量/kcal	2491.3	2328.3	2250.5	2172.1	2007.4
蛋白质/g	66.7	68.0	65.9	64.5	60.4
脂肪/g	48.1	58.3	76.3	79.9	79.1
碳水化合物/g	447.9	378.4	321.2	300.8	266.7

表 3-3　中国 60 岁及以上居民平均每人每天食物摄入量　　　　　（单位：g）

类别	全国			城市			农村		
	平均	男	女	平均	男	女	平均	男	女
米及其制品	156.5	164.4	148.5	115.8	125.8	106.2	187.1	192.5	181.6
面及其制品	102.1	112.9	91.3	102.6	113.3	92.3	101.7	112.6	90.4
其他谷类	17.3	18.2	16.3	16.1	16.8	15.5	18.1	19.2	17.0
薯类	41.3	43.7	38.9	35.3	37.3	33.4	45.8	48.4	43.1
杂豆类	4.2	4.3	4.1	4.4	4.4	4.3	4.1	4.2	3.9
大豆及其制品	9.9	10.7	9.0	10.5	11.3	9.7	9.4	10.2	8.5
新鲜蔬菜	255.9	267.2	244.5	267.4	278.6	256.5	247.3	258.9	235.2
新鲜水果	30.9	29.3	32.6	48.3	46.0	50.5	17.8	17.1	18.6

目前，我国正处于膳食结构变迁的关键期，既存在经济落后地区居民以植物性食物为主的膳食结构，也存在经济发达地区居民以动物性食物为主的膳食结构，以及从以植物性食物为主的膳食结构到以动物性食物为主的膳食结构过渡状态。对我国大部分地区而言，膳食结构均以植物性食物为主，动物性食物为辅，有的地区谷类食物消费量大，动物性食物消费量小。但我国物产丰富，不同地区的膳食结构逐渐形成。研究表明，在传统膳食结构的演变过程中，不同地区的居民膳食结构逐渐分化，也逐渐形成了优良的膳食结构；同时在慢性病的发病风险、死亡率和预期寿命方面表现出明显差别。近年来，我国以浙江、上海、江苏等为代表的江南地区膳食，被认为是健康中国膳食结构的代表，也是东方健康膳食结构的代表。其特点是食物多样、清淡少盐、蔬菜水果、鱼虾水产摄入量高、奶类豆类多等，并且该地区居民有较高的活动时间和运动水平。我国福建、广东等地也有类似的膳食结构。长期以此合理膳食，有利于避免营养缺乏病和膳食相关慢性病的发生，延长预期寿命。

二、合理营养与平衡膳食

（一）合理营养的基本要求

1. 合理营养（rational nutrition）　合理营养是指人体每天从食物中摄入的能量和各种营养素的数量及相互间的比例能满足不同生理阶段、不同劳动环境和不同劳动强度下的需要，并使机体处于良好健康状态。营养摄入不足或过剩会造成营养不平衡，引起营养不良或营养过剩。

2. 合理膳食　合理膳食又称为平衡膳食，是指全面达到合理营养要求的膳食。其基本要求如下。

1）食物种类齐全，数量充足，比例恰当：既保证人体对热能和各种营养素的生理需要，又保持它们之间的平衡。例如：三种产热营养素能源比例的平衡；维生素 B_1、维生素 B_2 与烟酸对热能消耗的平衡；必需氨基酸间平衡，脂肪酸间（饱和与多不饱和、单不饱和脂肪酸间）平衡等。

2）保证食物安全。

3）科学地烹调加工。

4）合理的进餐制度和良好的饮食习惯。

5）遵循《中国居民膳食指南》的原则。

（二）中国老年人群膳食结构存在的问题及改进

1. 中国老年人群膳食结构存在的问题 2021 年，中国居民营养与健康状况调查结果显示，近十年我国城乡老年人群的膳食、营养状况有了明显改善，营养不良和营养缺乏患病率继续下降，但我国仍面临着营养缺乏与营养过度的双重挑战。

1）膳食结构不尽合理，畜肉类及油脂消费过多，谷类食物消费偏低。城市居民每人每日油脂消费量由 1992 年的 37g 增加到 44g，脂肪供能比达到 35%，超过世界卫生组织推荐的 30% 的上限。城市居民谷类食物供能比仅为 47%，明显低于 55%～65% 的合理范围。此外，奶类、豆类制品摄入量过低仍是全国普遍存在的问题。

2）营养不良在农村地区仍然比较严重。

3）铁、维生素 A 和钙等营养素缺乏仍为我国城乡老年人群普遍存在的问题。

4）缺铁性贫血、骨质疏松等患病率仍居高不下，是严重影响老年人群生存质量的主要疾病群。

5）慢性非传染性疾病如肥胖、高血压、高脂血症、糖尿病等患病率迅速上升。

2. 中国老年人群膳食结构改进建议

1）膳食结构应保持以植物性食物为主的传统食物结构，增加蔬菜、水果、奶类和大豆及其制品的消费。在贫困地区还应努力提高肉、禽、蛋等动物性食品的消费。

2）要逐步降低食盐的摄入量，最好降到每人 6g/d 以下。

3）对老年人群应进行广泛的营养教育和分类指导，参照《中国居民膳食指南（2022）》所提供的膳食结构进行调整。

3. 老年人群合理膳食要求

（1）饮食多样化：要选择易消化的食物，但不宜过于精细；讲究粗细搭配。

（2）合理的烹饪：老年人的食物可适当延长烹饪时间，这样有利于消化吸收，但应避免过长时间烹饪，以防维生素大量流失。减少食盐用量，少用油炸、油煎、烟熏和火烤的烹调方法。

（3）合理的营养素补充：老年人的食物摄入常常不能满足某些维生素和矿物元素的推荐摄入量。可采取膳食外补充的方法，但应得到医生或营养师的指导，科学合理补充，防止毒副作用。

（4）合理的膳食制度：老年人的饮食要定时定量，少食多餐，避免暴饮暴食。

（5）合理的体力活动和生活习惯：老年人应合理安排时间，积极参加各种形式的适宜运动，缩短坐和躺时间。调整进食量，保持能量平衡，把体重维持在理想范围内，预防肥胖以及心脑血管疾病、糖尿病和癌症等慢性病。少饮酒，最好戒烟。

三、中国居民膳食指南

膳食指南（dietary guideline，DG）是由政府和科学团队，根据营养科学的原则和人体营养的需要，结合当地食物生产供应情况及人群生活实践提出的食物选择和身体活动的指导意见。膳食指南是健康教育和公共政策的基础性文件，是国家实施健康中国行动和推动国民营养计划的重要组成部分。

《中国居民膳食指南（2022）》是在《中国居民膳食指南（2016）》的基础上，根据营养学原理，以科学证据为基础，从维护健康的角度，紧密结合我国居民膳食消费和营养状况的实际情况制定。其目标是指导生命全周期的各类人群，对健康人群和有疾病风险的人群提出健康膳食准则，所述内容都是从理论研究到生活实践的科学共识，包括鼓励科学选择食物，追求终身平衡膳食和合理运动，以保持良好健康生活状态，维持适宜体重，预防或减少膳食相关慢性病的发生，从而提高我国居民整体健康素质。该指南在指导、教育我国居民采用平衡膳食、改善营养状况及增强健康素质方面具有重要的现实意义。

《中国居民膳食指南（2022）》是以食物为基础的膳食指南，由一般人群膳食指南、特定人群膳食指南、平衡膳食结构和膳食指南编写说明三部分组成。对一般人群的平衡膳食八准则，提供了有关食物、食物类别和平衡膳食结构的建议，以促进全民健康和慢性病预防，具有积极的实践指导意义。特定人群膳食指南是根据不同年龄阶段人群的生理特点及其膳食营养素需要而制定的。特定人群膳食指南包括"孕妇、乳母膳食指南""婴幼儿喂养指南""儿童膳食指南""老年人膳食指南""素食人群膳食指南"。

（一）一般人群膳食指南

准则一 食物多样，合理搭配
准则二 吃动平衡，健康体重
准则三 多吃蔬果、奶类、全谷、大豆
准则四 适量吃鱼、禽、蛋、瘦肉
准则五 少盐少油，控糖限酒
准则六 规律进餐，足量饮水
准则七 会烹会选，会看标签
准则八 公筷分餐，杜绝浪费

中国居民平衡膳食宝塔（2022）见图3-1。

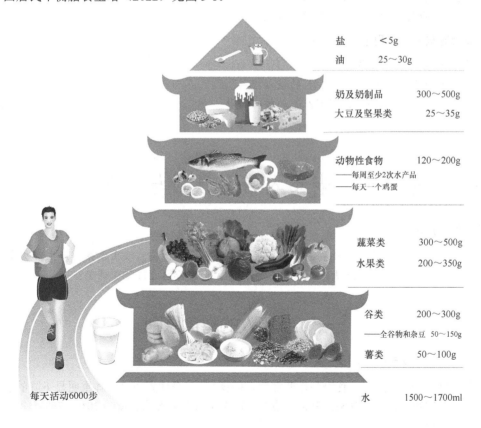

盐	<5g
油	25～30g
奶及奶制品	300～500g
大豆及坚果类	25～35g
动物性食物	120～200g
——每周至少2次水产品	
——每天一个鸡蛋	
蔬菜类	300～500g
水果类	200～350g
谷类	200～300g
——全谷物和杂豆	50～150g
薯类	50～100g
水	1500～1700ml

每天活动6000步

图3-1 中国居民平衡膳食宝塔（2022）

（二）老年人膳食指南

"老年人膳食指南"分为65～79岁的"一般老年人膳食指南"和80岁及以上的"高龄老年人

膳食指南"两部分，是在一般人群膳食指南基础上，针对老年人特点的补充建议。

进入老龄阶段，老年人身心功能出现不同程度的衰退，如咀嚼和消化能力下降，视觉、嗅觉、味觉反应迟缓等。这些变化会增加老年人患营养不良的风险，减弱机体抵抗疾病的能力。良好的膳食营养有助于维护老年人身体功能，保持身心健康状态。多数高龄老年人身体各个系统功能显著衰退，常患多种慢性病，营养不良发生率高，需要他人照护，在营养方面有更加多样、复杂的要求，需要专业、精细、个体化的膳食指导。

1. 一般老年人膳食指南（65～79 岁）

1）食物品种丰富，动物性食物充足，常吃大豆制品。

2）鼓励共同进餐，保持良好食欲，享受食物美味。

3）积极户外活动，延缓肌肉衰减，保持适宜体重。

4）定期健康体检，测评营养状况，预防营养缺乏。

2. 高龄老年人膳食指南（80 岁及以上）

1）食物多样，鼓励多种方式进食。

2）选择质地细软，能量和营养素密度高的食物。

3）多吃鱼禽肉蛋奶和豆类，适量蔬菜配水果。

4）关注体重丢失，定期营养筛查评估，预防营养不良。

5）适时合理补充营养，提高生活质量。

6）坚持健身与益智活动，促进身心健康。

【思考题与实践应用】

1. 合理膳食的含义与要求。

2.《中国居民膳食指南（2022）》的核心推荐。

3.《中国老年人膳食指南（2022）》的核心推荐。

（邵继红　余　清）

第三节　老年人膳食原则与合理烹饪

【问题与思考】

1. 烹饪过程中，加热对蛋白质、脂类、碳水化合物、矿物质、维生素等会产生哪些影响？

2. 哪些特殊生理代谢特点决定了老年人群的膳食烹制必须进行合理调整？

一、老年人的膳食原则

（一）食物细软，少量多餐

老年人膳食应合理设计，食物制作要细软，高龄老人、身体素质以及体重明显下降的老人要少量多餐。进餐次数可采用三餐两点制或三点制，每次正餐占全天总能量的 20%～25%，每次加餐的能量占 5%～10%。

（二）摄入充足的食物

老年人每天应摄入 12 种以上的食物，每周 25 种以上。采用多种方法增加食欲和进食量，吃好三餐。早餐宜有 1～2 种以上主食、1 个鸡蛋、1 杯奶，另有蔬菜或水果；中餐和晚餐宜有 2 种以上主食、1~2 个荤菜、1~2 种蔬菜、1 个豆制品。饭菜应色香味美、温度适宜。食量小的老年人，餐前和餐时少喝汤水，少吃汤泡饭。

（三）合理补充营养

膳食摄入不足、体重过低、消瘦虚弱、存在营养风险的老年人，要合理补充营养。

1）增加食物摄入量，增加营养丰富和容易消化吸收的奶类、瘦肉、禽类、鱼虾和大豆制品。

2）增加 2~3 次间餐或零食，可选择能量和优质蛋白较高并且自己喜欢的食物，如蛋糕、牛奶、酸奶、坚果等。

3）选用强化食品。

4）合理使用营养素补充剂，增加维生素、矿物质摄入。

5）在医师和临床营养师的指导下，规范使用肠内营养制剂（特殊医学用途配方食品）。

（四）主动足量饮水，饮食清淡少盐

水摄入不足会对机体健康产生严重的损害。老年人要主动少量多次饮水，每次 50~100ml。清晨一杯温开水，睡前 1~2h 饮用 1 杯水。每天的饮水量应不低于 1200ml，以 1500~1700ml 为宜。首选温热的白开水，也可选择淡茶水和包装饮用水。

选择油少的烹调方式如蒸、煮、炖、焯，避免摄入过多的脂肪导致肥胖。少用各种含钠高的调味料，避免过多的钠摄入引起高血压。

（五）细嚼慢咽好处多

1）通过牙齿细嚼磨碎食物，增加食物与唾液的接触面积，促进消化吸收。

2）充分细嚼，可以促进唾液分泌，充分发挥唾液内溶菌酶的杀菌作用。

3）防止因咀嚼吞咽过快，使食物误入气管造成呛咳或者吸入性肺炎甚至窒息。

4）老年人味觉敏感性显著下降，细嚼慢咽可以帮助老年人的味觉器官充分发挥作用，提高味觉感受，更好地品味食品。

5）细嚼慢咽还可以使咀嚼肌得到更多锻炼，并有助于刺激胃肠道消化液的分泌。

6）有咀嚼吞咽困难的老年人可选择软食、半流质、糊状食物和介护食品，进食中要细嚼慢咽，液体食物应适当增稠，预防呛咳和误吸。

（六）维持适宜体重

研究资料表明，BMI 低于正常值的老年人死亡率和营养不良风险增加，生活质量下降。原则上建议老年人 BMI 最好不低于 $20.0kg/m^2$，最高不超过 $26.9kg/m^2$；另外尚需结合体脂和本人健康情况来综合判断。体重过低或过高均对老年人的健康不利，营养师需要给予个性化营养评价和指导，时常监测其体重变化。如果体重在 30 天内降低 5% 以上，或 6 个月内降低 10% 以上，则应该引起高度注意，需到医院进行必要的体格检查。

（七）积极交往，关爱陪伴

老年人应积极主动与人交流，多参与群体活动。可以适当参与食物的准备与烹饪，烹制自己喜爱的食物，享受家庭共同进餐的愉悦。对于孤寡、独居老年人，建议多结交朋友，去社区老年食堂、助餐点、托老所用餐，增进交流，增加食物摄入。生活自理有困难的老年人，应采用辅助用餐、送餐上门等方法，保障食物摄入和营养状况。另外，使用能改善风味和提高感官享受的食材，以及掌握提升食物味道和饮食享受的技巧也很重要。

二、老年人膳食的合理烹饪

（一）烹饪对食物营养价值的影响

合理饮食是人们的生存之本，是健康之源。食物真正的营养价值，既取决于食物原料的营养成分，也取决于加工过程中该营养成分的保存率。要保证饮食的质量，最大限度地发挥食物的营养价值，科学的加工方法和合理的烹调方法显得尤为重要。

1. 合理烹饪　合理烹饪是指根据烹饪原料的营养特点和所含营养素的理化性质，合理采用烹饪加工方法，使其成品既满足烹饪工艺的要求，又能更大限度地保存营养素，使营养素易于消化吸收，更有效地发挥菜肴的营养价值。

在烹饪加工过程中，食材所含的营养素会不断发生变化，要想减少食材中的营养素在烹饪加工过程的损失，做到合理烹饪，就必须注意以下几点。

（1）合理洗：各类烹饪原料在烹调前均要洗涤，洗涤能减少微生物，除去寄生虫卵和泥沙杂物，有利于食物的卫生。对未被霉菌污染的粮食或没有农药残留的粮食在清洗时，要尽量减少淘洗次数，一般洗2～3次即可，不要用流水冲洗或用热水淘洗，不宜用力搓洗。各种辅食原料（如蔬菜等）在改刀前清洗，不要在水中浸泡，洗的次数不宜过多，以洗去泥沙即可。这样可以减少原料中水溶性营养素的流失。

（2）科学切：各种原料在烹调工艺许可的条件下，切配时应稍大，防止原料中易氧化营养素的损失。进行刀工处理后最好不要再用水冲洗或在水中浸泡，也不应长时间放置或切后加盐弃汁，避免维生素和无机盐随水流失并减少氧气对易氧化营养素的破坏。最好是现切现烹，现烹现吃，以保护维生素少受氧化而损失。

（3）适时焯水：食物原料在水处理时，一定要控制好时间，掌握好成熟度，一般火大水沸，加热时间宜短，操作宜快，原料分次下锅，采用沸进沸出的方法。这样不仅能减轻原料色泽的改变，同时可减少维生素的损失。如蔬菜原料中含有的某些氧化酶易使维生素 C 氧化破坏，而氧化酶仅在 50～60℃时活性最强，温度在 80℃以上时活性减弱或被破坏。焯水时加少量油脂，油脂会在菜表面形成一层保护膜，减少原料内部的水分外溢，同时又可减少蔬菜与氧的接触，使叶绿素不致脱镁变黄，起到保色保鲜的作用。动物性原料也需用旺火沸水焯水法，因原料表面遇到高温，会使表面蛋白质凝固，从而保护营养素不致外溢。原料焯水后切配时勿挤去汁水，否则会使水溶性维生素大量流失。

（4）上浆、挂糊和勾芡：上浆、挂糊是将经过刀工处理的原料表面上一层黏性的半液体或糊（如淀粉液、蛋清），经过加热后胶凝（淀粉糊化而后胶凝，蛋清中的蛋白质受热变性直接胶凝），因而形成一层有一定强度的保护膜。保护膜可以保护原料的形态，减少原料中水分营养素、含氮有机物等物质的溢出，避免了一些水溶性营养素随水分进入汤汁；使原料不直接和高温油接触，油也不易浸入原料内部。主要用于炸、烹、熘、炒、爆、烧等烹调方法。因其间接传热，原料中的蛋白质不会过度变性，维生素受高温分解破坏减少，同时还可减少原料中容易氧化分解的营养素与空气直接接触的机会，对一些易被氧化的营养素如维生素 C、维生素 B_2、维生素 A 等起到保护作用；可使原料内部受热均匀稳定，这样烹制出来的菜肴不仅色泽好、味道鲜嫩、营养素损失少，而且易被消化吸收。

勾芡是在菜肴即将出锅时，将已经提前调好的水淀粉淋入锅中，使菜肴的汤达到一定的黏稠度，增加汤汁对原料的附着力。勾芡后汤汁变稠，并包在菜肴原料的表面，与菜肴融合，既保护了营养素（如淀粉中含有谷胱甘肽可保护维生素 C 不被氧化），又味道鲜美。有些动物性原料，如畜肉类也含有谷胱甘肽，所以肉类和蔬菜在一起烹调也有同样的效果。

（5）适当加醋，适时加盐：很多维生素在碱性条件下易被破坏损失，而在酸性环境中较稳定。

如凉拌蔬菜可适当加醋；吃面条、饺子等，也可适当加些醋，这样既有利于保存维生素，又有助于增加风味；有些菜肴在烹调过程中也可适当加醋，从而促使原料中的钙呈游离态，易于人体的吸收，如鱼头豆腐、糖醋排骨等菜肴。

食盐溶于汤汁中能使汤汁具有较高的渗透压，使细胞内水分大量渗出，而原料发生收缩又使食盐不易渗入内部，使菜肴的感官、风味均欠佳。由于食盐具有能使蛋白质凝固脱水的特性，对富含蛋白质、肌纤维、质地较老的原料，如老母鸡、鸭、鹅、牛肉、豆类等，不宜过早放盐。如果先放盐，会使原料表面蛋白质快速凝固，内层蛋白质吸水难，不易煮烂，不但延长加热时间，而且影响人体的消化吸收。但在调制肉馅时则应先加入少量食盐，促进肉中蛋白质的水化作用，使水与蛋白质结合，肉馅越搅，黏度越大，加热后的菜肴质地松软鲜嫩。

（6）酵母发酵：制作发面面食时，尽量采用鲜酵母或干酵母，少用碱。加碱会破坏面团中的维生素。采用鲜酵母、活性干酵母等优质酵母发酵，使酵母在面团中大量繁殖，酵母繁殖时会产生 B 族维生素，使其 B 族维生素的含量增加，同时又可分解面团中所含的植酸盐，有利于人体对无机盐如钙、铁的吸收。

（7）烹调方法得当：由于烹调方法繁多，为使原料中营养成分少受损失，应尽量选用较科学的方法，如蒸、煮、熘、炒、爆等，这些烹调方法加热时间短，可使原料中的营养素损失大大降低。如猪肉切成丝，旺火急炒，其维生素 B_1 的损失率为13%、维生素 B_2 的损失率为21%、烟酸损失率为45%；而切成块用文火炖，则维生素 B_1 损失率为65%、维生素 B_2 的损失率为41%、烟酸的损失率为75%。特别是叶菜类蔬菜用旺火急炒的方法，可使维生素 C 的平均保存率达 60%～70%，若用小火烹调，其营养素就会遭到氧化而大量流失。

2. 烹饪对食物营养价值的影响

（1）谷类烹调：大米加工过程中，若卫生条件不严或包装简陋，易受砂石、谷皮和尘土的污染，所以烹调前必须经过淘洗。淘洗会使水溶性维生素和无机盐损失，维生素 B_1 损失可达 30%～60%，维生素 B_2 和烟酸损失可达 20%～25%，无机盐损失可达 70%。营养素损失的程度与淘洗次数、浸泡时间和水温密切相关。淘米时水温高、搓洗次数多、浸泡时间长，营养素的损失就大。不同烹调方式引起营养素损失的程度不同，主要是对 B 族维生素的影响。如制作米饭，用蒸的方式 B 族维生素的保存率较捞蒸方式（即弃米汤后再蒸）要高得多；在制作面食时，一般蒸、烤、烙的方法会使 B 族维生素损失较少，但高温油炸会使其损失较多。如油条制作时，因加碱及高温油炸会使维生素 B_1 全部损失，维生素 B_2 和烟酸仅保留一半。

米在电饭煲中保温时，随时间延长，维生素 B_1 的损失将增加。

面食在焙烤时，还原糖与氨基化合物发生褐变反应（又称美拉德反应）产生的褐色物质在消化道中不能水解，无营养价值，而且使赖氨酸失去效能。为此，应注意焙烤温度和糖的用量。

（2）畜、禽、鱼、蛋的烹调：禽、鱼、蛋在烹调加热过程中，蛋白质含量的变化不大，而且经烹调后蛋白质更利于消化吸收。矿物质和维生素在炖、煮时损失不大；在高温制作过程中，B 族维生素损失较多。如猪肉切丝用炒的方法维生素 B_1 可保存 87%，用蒸肉丸方式其保存率为 53%，而用清炖猪肉方式时（用大火煮沸后再用小火煨 30 分钟）维生素 B_1 仅保存 40%。上浆挂糊、急火快炒可使肉类外部蛋白质迅速凝固，减少营养素的损失。

蛋的常用烹调方法有蒸、煎、炸、蒸等，除维生素少量损失外，对其他营养成分影响不大。烹调过程中的加热不仅具有杀菌作用，且具有提高其消化吸收率的作用，因为生蛋清中存在的抗生物素蛋白和抗胰蛋白酶经加热后被破坏，使蛋白质的消化吸收和利用更完全，因此，不宜生吃鲜蛋。

（3）蔬菜、水果的烹调：根据蔬菜、水果的营养特点，在烹调中应注意水溶性维生素及矿物质的损失和破坏，特别是维生素 C。

烹调对蔬菜维生素的影响与烹调过程中的洗涤方式、切碎程度、用水量、pH、加热的温度及时间有关，如蔬菜煮 5～10min，维生素 C 损失达 70%～90%。

蔬菜清洗不合理，如先切后洗或泡在水中维生素 C 会严重丢失。合理做法是先洗后切，或现炒现切。维生素 C 在 80℃ 以上温度快速烹调损失较少，凉拌加醋可减少维生素 C 的损失，尽量避免挤去菜汁的做法。烹调后的蔬菜放置时间过长不仅感官性状有所改变，维生素也会有所损失。使用合理加工烹调方法，如先洗后切、急火快炒、现吃现做是保存蔬菜中维生素损失的有效措施。

水果大都以生食为主，不受烹调加热的影响，但在加工成制品时，如果脯、干果、罐头等食品，维生素将有不同程度的损失。

总之，不同种类的食物，在烹调加工过程中需选用合适的烹调加工方法，以减少营养素的损失。

（二）适老营养餐烹制原则

1. 适老营养餐的概念　适老营养餐是按照老年人的需要，根据食物中各种营养素的含量，设计一天、一周或一个月的食谱，使人体摄入的蛋白质、脂肪、碳水化合物、维生素、矿物质等营养素比例合理，满足用餐者合理营养需要，即达到平衡膳食。

2. 老年人的生理功能特点与适老营养餐烹制　老年人在生理功能上有较显著的改变，例如身体各种器官功能下降，对环境变化调适能力降低、应变能力较差等。在营养素摄入方面，老年人消化器官功能下降，包括味觉功能减退、消化液及消化酶分泌减少、食欲减退、味蕾减少等；咀嚼和吞咽功能下降，包括牙齿松动或脱落，影响食物咀嚼及消化能力，吞咽功能下降引起的吞咽障碍等情况，均易导致老年人摄入总能量减少或营养素摄入不均衡。

正因为老年人群的特殊生理代谢特点，针对老年人群的膳食烹制必须符合相应要求。

3. 适老营养餐烹制的基本原则　适老营养餐烹制是指在普通膳食的基础上根据老年人群的生理、疾病特点及其对食物的消化和耐受能力，适当调整总能量、营养素含量及饮食质地，以制作出符合老年人需求的膳食。适老营养餐的基本原则是以平衡膳食为基础，即在允许的范围内，除必须限制的营养素或补充的营养素外，其他营养素均应供给齐全，比例适当。应根据不同老年人群的需求及时调整膳食内容，照顾其饮食习惯，注意食物的色、香、味、形，以及品种的多样化。

（三）适老营养餐烹制的方法

1. 按质地调整适老营养餐分类　针对老年人群的咀嚼和吞咽能力，烹制适老营养餐需进行饮食质地的调整，即根据其功能调整饮食质地，以适应其咀嚼、吞咽。饮食质地调整方式包括调整食物形态、改变烹饪方式、添加增稠剂等。

根据《老年吞咽障碍患者家庭营养管理中国专家共识》，可将适老营养餐分为以下四类。

（1）适老营养普食：是膳食中最常见的一种，适用于体温正常或接近正常、无咀嚼困难、消化功能无障碍的老人。

（2）适老营养软食：一种质地软、易消化的膳食。适用于主观评估有轻度吞咽问题，存在咀嚼不充分但口腔残留少，无误吸的老人，或溃疡病恢复期、胃肠手术后和口腔疾患恢复期的老人。

（3）适老营养半流质饮食：食物细软，呈半流体的一种膳食。适用于吞咽口腔期中度或重度障碍，吃饭时间延长，口腔内残留食物增多的老人，或用于发热较高的患者、各种手术后患者、消化道疾病及消化不良等老年患者。

（4）适老营养流质饮食：将全部食物制成流体或在口腔内能融化成液体的一种适老营养餐，通过适量添加增稠剂，可制备为高稠、中稠和轻稠流质，较半流质饮食更易吞咽和消化，适用于常规经口进食存在误吸风险，通过吞咽钡剂造影可见咽头部食物残留的吞咽障碍老年人群，或处于急性病、高热及胸、腹部大手术后的老年患者等。

2. 不同质地适老营养餐烹制

（1）适老营养普食

1）平衡饮食：供给平衡饮食，饮食中能量要充足，各种营养素种类要齐全，数量要充足，相互间比例要恰当，以保持饮食的平衡及满足机体对营养素的需要。

2）主、副食品种多样化：食物品种应多样化，通过合理的烹调方法，使膳食具有良好的感官性状，色、香、味、形俱全，以促进老人的食欲和消化吸收，保证每餐膳食有适当的体积，以满足饱腹感。一般基本满足老人食用营养素，符合中国居民膳食营养素参考供给量。

3）合理分配：应将全天膳食适当地分配于三餐中，一般能量分配比例为早餐 25%～30%、午餐 40%、晚餐 30%～35%。

4）注意食品过敏因素：如部分皮肤病患者对海产品过敏等，注意原料成本及食物安全，尽可能地选择应季、主流食物。

5）避免各种刺激性食物：慎用辛辣、煎、炸等膳食品种，尖辣椒、刺激性调味品如芥末、胡椒、咖喱等，应尽量少吃。难以消化的食物，如油炸食物、过分坚硬的食物及产气过多的食物少吃。

（2）适老营养软食

1）膳食构成合理：应符合平衡膳食原则。

2）满足机体对能量和营养素的需要：能量和蛋白质略低于适老营养普食，其他营养素按照膳食营养素参考摄入量要求供给。长期采用软食的患者因需要将蔬菜切碎、煮软，可能流失较多的维生素，应注意适当补充。

3）食物要求：食物烹调和加工要细、软、烂，尽可能保证食物细软、易消化，便于咀嚼。不选含膳食纤维多的蔬菜，如多采用果菜汁或菜泥、肉泥的形式，且保证食物少辛辣、少油炸、少糖少盐。烹调的适宜方法为蒸、拌和炖等。

4）食物选择：主食要烹制软烂，如软米饭、馒头、面条、包子、发糕等，包子和饺子等应选择含纤维素较少的蔬菜作为馅料；副食中荤菜烹制软烂，如薄肉片、肉饼、肉丸、鱼片、鱼丸、鸡肉丁、鸭肉、虾肉等，也可制作成肉末等，蛋类烹制成蒸蛋羹、蛋饺、水窝蛋等，豆制品选用豆腐、豆腐皮等；多用含膳食纤维少的蔬菜，如南瓜、冬瓜、薯类等，可煮烂制成菜泥。忌食用油炸食物和强烈刺激性的调味品，不宜食用凉拌蔬菜以及含膳食纤维较多的蔬菜，如芹菜、豆芽、竹笋等，不宜食用整豆粒、花生粒、玉米粒等。

5）每日供应 3～5 餐。三次主餐数量可略少于普通膳食，可在下午或晚上增加一次辅餐。

（3）适老营养半流质饮食

1）符合平衡膳食原则：能量供给应适宜。

2）食物要求：各种食物皆应细、软、碎、易咀嚼，易吞咽少膳食纤维，无刺激性的半固体物。呈半流体，细软状态，利于机体的消化和吸收。尽量减少辛辣、油腻、坚硬食物的摄入。

3）限量多餐次：通常每日供应 5～6 餐，每餐间隔 2～3h，全天主食不超过 300g。既能满足机体能量与营养素需求，又能减轻消化道负担。

4）食物选择：可用稀饭、细面条、面包、蛋糕、藕粉、馄饨、芝麻糊、蛋花汤等。肉类可选择猪肉、鸡肉，应煮烂、切碎，也可制成肉泥，乳类、豆制品均可食用，蔬菜水果需制成蔬果汁。忌用蒸饺、烙饼、粗粮等不易消化的食物，不宜食用油炸食品和膳食纤维较多的食物，忌用刺激性调味品。

（4）适老营养流质饮食：最常见的是将固体食物改成泥状或糊状，固体食物经过机械处理，使其柔软，质地更趋于一致，不容易松散，从而降低吞咽难度。

1）浓流质能量最高，清流质能量最低：可主要由全营养素类特殊医学用途配方食品调制成不同稠度，对该类老年人群进行营养支持治疗，保证其能量供给。也可制备匀浆膳，在病情允许的情况下，选择少量易消化的脂肪来源，如芝麻油、花生油、黄油和奶油等，以增加膳食中的能量。

2）食物要求：流体状态或进入口腔后即溶化成液体的食物，具有易吞咽、易消化、少渣、不油腻、不胀气的特点。同时，应避免过甜、过咸和过酸食物。

3）少量多餐：餐液量 200～250ml/次，6～7 次餐为宜。

4）食物选择：可选牛奶蒸蛋、米汤、米糊、马铃薯泥浓汤、菜汁、果汁、藕粉、肉汤、排骨汤、豆浆等。不宜选用一切非流质的固体食物、多膳食纤维食物及刺激性调味品。清流质等特殊流质应按照病情的需要特殊配制。

【思考题与实践应用】

1. 烹饪过程中怎样才能最大限度地提高食物的营养价值?
2. 简述适老营养餐的种类和特点。

(周　丽)

第四节　老年人群营养调查与营养评价

【问题与思考】

简述膳食调查应注意的问题有哪些。

一、营养调查

营养调查(nutrition survey)是全面了解老年人群或个体膳食结构和营养状况的基本方法。营养调查不仅可以了解我国不同地区老年人群膳食结构与营养水平,还能为有计划地改善和提高我国老年人群的膳食质量提供科学依据。2020 年开展的"中国居民营养与健康状况调查"全国营养调查与肥胖、高血压、糖尿病等慢性病调查一起进行。通过该调查,不仅可对不同经济条件、不同发展阶段老年人群的膳食组成变化、营养状况进行全面了解,其结果也可为老年人群食物配给及政策干预提供依据。

营养调查包括膳食调查、体格测量、营养缺乏病临床检查及营养状况实验室检测等方面。

膳食调查(dietary survey)是通过不同方法了解老年人群每人每日各类主副食摄入量,在此基础上,利用食物成分表计算老人每人每日从膳食中摄入的能量及各类营养素是否达到推荐摄入标准的要求。膳食调查是开展老年人群营养评价的基础,通过分析被调查对象在一定时间内从膳食中摄取的能量与各种营养素的数量和质量来评定该调查对象营养素供给能否得到满足及其程度。膳食调查通常采用的方法有称重法、记账法、化学分析法、询问法和食物频数法等。

体格测量是为了了解老年人群身体体质与健康状况。营养缺乏病临床检查是为了确定被调查老人是否患有营养缺乏病。营养状况实验室检测则是对被调查老人血液及尿中所含营养素及有关成分进行化验,从而了解老人体内营养素的贮存及代谢情况。

(一)膳食调查

1. 膳食调查的一般要求

(1)调查对象:根据调查目的确定调查对象,调查对象要有足够的代表性,应考虑不同地区、不同生活水平及劳动强度等。数量上要保证占同龄段老人的 10% 以上且最好为 15~25 人。

(2)调查日期及天数:调查日期以一年四季各进行一次为宜。考虑到人力、物力的限制,可根据本区食品生产供应情况,任选两个季度进行调查。每季调查 5~10 天,每日膳食情况变化不大者,调查 3~5 天即可,一般不包括节假日,如在包伙食的单位可用查账法进行调查,时间可达 1~6 个月。

2. 膳食调查方法　常用的方法有询问法、记账法(或查账法)、称重法及化学分析法等。膳食调查时,应选择一种能正确反映被调查者当时食物摄入的方法,必要时可并用多种方法。

(1)询问法:通过询问法,了解被调查者在近期或近几天内每日(24h)摄入的食物种类及数量,据此对营养素进行估计评价的一种方法。一般调查时间为 4~7 天。此法简便易行,但所得数据较粗糙,结果误差大。同时询问时应耐心、细致,并应了解其饮食习惯等。此法适用于家庭、个人、门诊及临床患者等的调查。

（2）记账法（或查账法）：适用于有详细账目的集体单位，通过查账或记录一定时期内各种食物消耗总量和用餐人数，计算出平均每人每日的消耗量，再按食物成分表计算这些食物所提供的能量与各种营养素的数量。若原有账目登记不清时，可即日起开始登记，连续登记 7 天。此法简便易行、节省人力，但不十分准确。为减少误差，可尽量延长查账的期限，如半月甚至更长的时间，账目明确、用餐人数稳定时可提高准确性。一般统计一个月（或适当缩短），一年四季各进行一次。同时了解患者的饮食史、饮食习惯及有无忌食、偏食等。

（3）称重法：此法可用于集体食堂、家庭与个人（孕妇、乳母、患者）的饮食调查。调查期间，调查对象在食堂或家庭以外吃的零食或添加的菜等都应详细记录、精确计算。此法较为准确，但费时费力。调查期间，称量每日每餐所吃各种主副食的 5 种重量，即食物总量、可食重量、熟食重量、剩余重量、残渣重量等。称量时应注意主副食品先称后做；各种食物的名称，应按《食物成分表》中的分类名称正确登记；如"富强粉""标准粉"等，不可笼统写成"面粉"；各种调味品在用餐前后各称一次，差额为食用量，男女分别登记，并准确记录每餐进餐人数，由所得数据计算出每餐平均每人的生食物重量。一般可调查 3～7 天。调查结果记录在食物消耗记录表内，见表 3-4。

表 3-4　食物消耗记录表

日期	餐别	食物名称	生食重量/kg	熟食重量/kg	生熟比/%	熟食剩余量/kg	实际消耗量		就餐人数/人
							熟食重量/kg	生食重量/kg	
×月×日	早								
	中								
	晚								
⋮									
×月×日	早								
	中								
	晚								

注：生熟比=食物生食重量/熟食重量。

3. 膳食调查结果整理与分析　　无论采用何种调查方法，所得到的资料都要进行以下几方面的整理与分析。

1）平均每人每日摄取各类食品的名称及数量：记账法是记录被调查部门单位时间内各种食物消耗量，并仔细统计每日每餐就餐人数，计算出人均每日各种食品消耗量。称重法是将团体或个人每天每餐各种食物的可食部消耗数量加以称量并记录，通常采用烹调前生食重量、烹调后熟食重量和熟食剩余量计算生熟比，然后计算一日中各种食物消耗量。各种食物经分类综合后，计算每人每天食物的平均消耗量。

2）根据食物成分表查出每种食物的热能及各种营养素的含量并记录于表 3-5 中，也可将食物名称及摄入量输入营养软件进行计算。

3）计算出平均每人每日各种营养素平均摄入量。

4）能量来源：①能量的食物来源，按食物类别如粮食、豆类、动物类等分别计算各类食物能量占总能量的百分比；②三餐热能比，早、中、晚三餐占总热量的百分比；③三大产热营养素所占能量的比例，即膳食中蛋白质、脂肪、碳水化合物所供热能占总的百分比，详细参见表 3-6。

表 3-5 各种营养素摄入量计算表

类别	蛋白质/g	脂肪/g	碳水化合物/g	能量/kcal	钙/mg	磷/mg	铁/mg	维生素A/μgRAE	维生素D/μg	维生素B₁/mg	维生素B₂/mg	烟酸/mg	维生素C/mg
每人每日平均摄入量													
参考摄入量													
实际摄入量/推荐量/%													

表 3-6 三大营养素产热百分比

类别	蛋白质	脂肪	碳水化合物
摄入量/g			
产热量/kcal			
产热百分比/%			

5）蛋白质来源分布：计算每日从蔬菜类、谷类、豆类、动物类食品中摄入的蛋白质分别占该日蛋白质总量的百分比，见表 3-7。

表 3-7 各类蛋白质百分比

类别	重量/g	占蛋白质总量的百分比/%
动物类		
豆类		
谷类		
蔬菜类		

4. 膳食调查结果评价 评价依据主要看是否能满足用膳者对能量及各种营养素的需求，同时应结合烹调加工方法进行合理评价。调查数据与中国营养学会制定的 DRIs 进行比较，如果某种营养素的供给量长期低于标准的 90%，有可能发生营养不良；如果供给量长期在标准的 80% 左右，则有发生营养缺乏病的可能，应重点评价能量和各种营养素摄入量、能量来源与蛋白质来源。但膳食调查仅为短期性调查，所以必须结合体格检查与生化检验进行全面分析。具体是将膳食调查结果与每日膳食营养素参考摄入量进行比较作出合理评价。

（二）人体测量

人体测量（anthropometry）是评价人体营养状况的主要手段之一。身体形态和人体测量资料可较好地反映营养状况，通过体格测量获取的数据是评价群体或个体营养状况的常用指标，特别是学龄前儿童的体测结果，常被用来评价一个地区人群的营养状况。体格测量方法常采用的项目有身高或身长、体重、皮褶厚度及上臂肌围等。

1. 身高或身长 身高（body height，BH）或身长（body length，常用于 3 岁以下的婴幼儿）是评价生长发育与营养状况的基础指标之一，由于身高在一天内有所波动，因此测量时应在清晨或固定在某一时间进行，一般多在上午 10 点。

直接测量法：清晨，被测者赤足，足底与地板平行，足跟紧靠，足尖外展 40°～60°，膝伸直，背靠身高计，两眼平视前方，上臂自然下垂。测量者于被测者右侧，使测量用滑板底与颅顶点接触，读数记录，以厘米为单位。

2. 体重 体重（body weight，BW）是评定机体一般营养状况最简单、最直接而又极为重要的指标之一。体重在一天内随饮食、排便、出汗等影响而出现波动，一般清晨空腹排便后体重最稳定，是测量的最佳时间。被测者脱去衣裤、鞋袜等仅穿内衣，立于体重计的中央，读取体重数并记录。测量体重前 1h 应禁食，且排空尿液和粪便。称重时如脱下衣服不方便，称重后应除去衣服重量。称重前对体重计进行校正，测量成人体重时体重计要求读数精确到 100g，测量儿童体重要求精确到 50g，婴儿精确到 10g。测量时应排除水肿、腹水、胸膜渗出、肿瘤及器官肥大等因素。

常用的体重测量指标如下。

1）实测体重（kg）：被测者清晨空腹，排空大小便，穿单衣裤立于体重计上，以千克为单位读数。

2）标准体重（standard weight）：即理想体重（idea body weight，IBW），是对维持机体健康最佳的体重。一般成人标准体重可用 Broca 改良公式或平田公式计算。Broca 改良公式：标准体重（kg）=身高（cm）-105。平田公式：标准体重（kg）=[身高（cm）-100]×0.9。我国多采用 Broca 改良公式。标准体重±10%为体重正常；超过 10%～20%为超重，超过 20%为肥胖；低于 10%～20%为瘦弱，低于 20%为严重瘦弱。

3）体重指数：目前评价营养状况最普遍与最重要的指标。我国成年人的标准：18.5～23.9 为正常，17.0～18.4 为轻度消瘦，16.0～16.9 为中度消瘦，＜16.0 为重度消瘦，24.0～27.9 为超重，≥28.0 为肥胖。

3. 皮褶厚度　皮褶厚度（skinfold thickness）是估计体内脂肪含量的方法。如三头肌皮褶厚度（triceps skinfold thickenss，TSF），适用于各个年龄段，成人标准值为：男性 15.2cm、女性 16.5cm。

4. 上臂肌围　上臂肌围（arm muscle circumference，AMC）是反映体内蛋白质储备状况的简便指标，可代表骨骼肌及体细胞群的营养状况，根据上臂围和三头肌皮褶厚度计算。AMC（cm）=上臂围（cm）-3.14×TSF（cm）；成年人标准值为：男性 25.3cm、女性 23.2cm。

（三）临床体格检查

营养缺乏是一个渐进的过程，某种营养素缺乏或不足会产生相应的临床体征，检查者运用自己的感官或借助于传统的检查器具来了解被检查者营养及健康状况，从而做出营养正常或失调的临床诊断。

营养缺乏病的体格检查较简便，但正确诊断却较困难。临床上检查发现或是疑似营养素缺乏的患者，在治疗前应做相应的实验室检查。检查顺序为：坐位时，可检查头发、面部皮肤、眼睛、口唇、口角、牙齿、齿龈、舌头、指甲等；卧位时，检查全身皮肤，包括颈部、胸背部、上下肢、臀部；心脏、肺部、肝、脾脏、骨骼及神经系统等。

（四）临床生化检查

临床生化检查是借助生化、生理等实验手段，发现人体临床营养不足症、营养储备水平低下或过营养状况，以便较早地掌握营养失调征兆和变化动态，及时采取必要的预防措施。检测样品有血、尿等。常用的人体营养状况生化检验指标及参考值见表 3-8。

表 3-8　人体营养状况生化检验指标及参考值

项目	生化指标	参考值
蛋白质	血清总蛋白	64.0～83.0g/L
	清蛋白	35～55g/L
	球蛋白	20～30g/L
	血红蛋白	男 130g/L，女 120g/L
	视黄醇结合蛋白	26～76rng/L
血脂	血清甘油三酯	0.22～1.20mmol/L
	血清胆固醇	2.9～6.0 mmol/L

项目	生化指标	参考值
维生素 A	血清	成人 300~900μg/L
		儿童 300~700μg/L
	血清 β-胡萝卜素	>800μg/L
维生素 B₁	负荷试验：空腹口服维生素 B₁ 5mg 后测 4h 尿中排出量，正常 200~400μg，不足 100~200μg，缺乏<100μg	
维生素 B₂	负荷试验：空腹口服维生素 B₂ 5mg 后测 4h 尿中排出量，正常 800~1300μg，不足 400~799μg，缺乏<400μg	
	红细胞谷胱甘肽还原酶活性系数（AC）：正常<1.2，不足 1.2~1.4，缺乏>1.4	
烟酸	负荷试验：空腹口服烟酸 50mg 后测 4h 尿中 N'-甲基烟酰胺排出量 正常 3~4mg，不足 2~3mg，缺乏<2mg	
维生素 C	血浆维生素 C 含量：正常 4~8mg/L，不足 4mg/L	
	负荷试验：空腹口服维生素 C 500mg 后测 4h 尿中排出量，正常 5~10mg，不足<5mg	
钙	血清钙	2.25~2.75mmol/L（90~110mg/L）
铁	血清铁	14.3~26.9μmol/L（800~1500μmol/L）
锌	血清锌	109.5μmol/L±9.2μmol/L（7160μmol/L±600μmol/L）
碘	尿中肌酐指数：正常>50μg/g 肌酐，缺乏<25μg/g 肌酐	
其他	尿糖	（—）
	尿蛋白	（—）
	尿肌酐	0.7~1.5g/24h

二、营养调查结果的分析与评价

1. 膳食结构　与 2022 版中国居民平衡膳食宝塔比较，评价分析各类食物的构成比例与数量；老年人群特别要重视奶类及豆类食品的摄入。

2. 能量和营养素摄入量　依据 DRIs 相应标准，并结合老人人体测量、临床检查和实验室检查结果分析评价。

3. 能量、蛋白质的食物来源　重点评价三大营养素热能构成比例，老人应重视优质蛋白来源及构成比例。

4. 各餐能量分配比例　老人结合作息，建议三餐能量比例为 3：4：3，并根据具体情况可适当加餐。

5. 其他　注意烹调加工方式、饮食习惯，重视家人陪伴就餐。

【思考题与实践应用】

1. 营养调查主要包含哪些方面？

2. 如何对营养调查结果进行分析评价？

（余　清）

第四章　老年人常见生理相关营养问题

【学习目标】

1. **掌握** 老年人营养不良的概念，肌少症、超重和肥胖的干预措施。
2. **熟悉** 老年人营养不良的危险因素、筛查与评估方法。
3. **了解** 肌少症的评价参数、筛查与诊断，虚弱证、再喂养综合征干预措施。

第一节　营　养　不　良

一、老年人营养不良的概念

老年人营养不良系指，在老年人群中由机体需要与营养素摄入之间不平衡所导致的一系列症状。广义的营养不良包括营养不足及营养过剩，营养不足指各种营养素摄入不足或蛋白质–能量营养不良。良好的营养对维持人体健康有着重要的作用。国外报道，在疾病保健开支中有近 30%用于治疗因不合理饮食营养而发生的有关疾病。尽管营养不良在老年人群中十分常见，但往往被忽略，即使在医院也不被关注。因此，改善老年人营养状况对提高老年人生活质量、降低社会负担有深远意义。

二、老年人营养不良的流行病学

营养不良在老年人群中发病率高，但因不同的筛选评估方法，各地报道的老年人营养不良的发病率波动颇大。老年人群的生理和疾病特点使得其营养不良的问题突出，一项描述性系统评价中纳入了 149 篇文献，综合分析后得出 13%～78%的老年人存在营养不良。在美国，50%的老年住院患者存在营养不良，40%的养老院老人存在营养不良；在欧洲，10%～60%的老年人群存在营养不良。在国内社区老年人中，8%存在营养不良，36%存在营养不良的风险；而在国内老年住院患者中，16%存在营养不良，44%存在营养不良风险。

三、老年人发生营养不良的危险因素

老年人是营养不良的高发人群，该状况与其生理、病理以及社会关系、经济状况等密切相关，通常由摄入不足、消化不良、腹泻、出血、肾衰竭等因素引起营养素失调从而造成营养不良。导致老年人营养不良的危险因素，主要包括以下几方面。

（一）年龄

随着年龄的增加，人的牙齿松动、脱落，影响食物咀嚼；嗅觉和味觉障碍导致食欲下降；渴感减退，引起饮水不足，严重时可导致脱水；胃酸分泌不足、各种消化酶活性下降，影响食物的水解、消化；肠蠕动减少，影响营养素的吸收。老年人生活习惯的改变，特别是饮食习惯的改变及活动量的减少，使其容易发生营养不良。在疾病情况下，老年人往往会接受一些不正确的饮食指导，甚至素食或限食。这些不恰当的饮食习惯是引起营养不良的主要原因。活动量减少或活动能力受限会导致能量代谢和食物摄入量的改变，这也可引起相应的各种营养不良症状，如肥胖。

（二）相关疾病

除老年人生理改变和饮食习惯的问题外，疾病是引发老年人营养不良的最主要原因。各个系统的疾病，不论是急性的还是慢性的，均可通过影响机体的能量需求、摄入和代谢等环节导致营养不良。比如，慢性阻塞性肺病的患者呼吸肌做功增加，机体能量消耗增大，机体长期处于缺氧状态，易发生营养不良。慢性心功能不全的患者，因消化道瘀血造成消化吸收障碍（尤其影响脂溶性维生素、钙、铁等的吸收），也是高发蛋白质-能量营养不良的人群。痴呆患者，饮食存在障碍，照料者不掌握营养学知识，容易出现营养不良和营养过剩。脑卒中患者，活动受限、言语表达能力受限使之不能完全自主进食；感觉异常、吞咽障碍使之进食困难或不知饥饿，这些都是发生营养不良的危险因素。帕金森病患者，肌肉震颤使得机体耗能增加，易发生营养不良。情绪异常，如抑郁症，也会损害老年人的营养状态。

（三）多药使用

老年人患病率、共病率较普通人群高，药物使用种类繁多、基数大，而药物几乎对所有营养素的代谢都有潜在影响，老年人群是药物性营养不良发生的高危人群。常见的药物包括：抗惊厥药物如苯巴比妥、苯妥英钠等，可以诱导生物素、叶酸、钙和维生素 D 缺乏；利尿剂可引起水和矿物质丢失；抗肿瘤药物引起食欲下降；类固醇激素和传统的抗抑郁药物可使体重增加；因此，老年人，尤其是在同时服用多种药物时，更容易出现药物性营养不良的情况。

（四）其他因素

老年人是社会弱势群体，其社会经济情况、环境因素都会影响老年人群的营养状况。研究显示，在社会经济状况差的环境中生活是导致肥胖的危险因素之一。社会经济因素是能量的摄入和消耗的主要影响因素。

四、老年人营养不良的临床表现

老年人营养不良是临床综合征，涉及机体各个器官及系统。老年人营养不良的临床表现主要有精神萎靡、表情淡漠，全身乏力，反复感冒，逐渐消瘦等症状。身体质量下降和逐渐消瘦是营养不良主要的临床表现之一，也是一项易察觉、易监测的指标。以身体质量和身高作为参数计算出的体重指数平衡了个人身高差异，能够很好地反映个体营养状况。目前体量指数已作为筛选、评估和检测营养不良的一个特征指标，被纳入多种营养评估工具中。肌肉力量减弱，老人自觉乏力感是另一项老年人营养不良的常见临床表现。不同于体重下降，肌力减弱往往不易察觉且不易量化，常常被忽视。老年人活动耐量、活动范围下降、精神萎靡、皮疹、感觉减退、皮肤干燥等等都是营养不良的隐匿表现。

除此之外，老年人微量营养素的缺乏，可引起特殊表现。比如眼睛干涩，经常看不清东西，皮肤干燥脱屑表明体内缺乏维生素 A；鼻子两边发红常脱皮，指甲上出现白点说明体内缺锌；牙龈出血说明缺乏维生素 C；口角发红、唇部开裂、脱皮说明缺乏 B 族维生素和维生素 C；指甲缺乏光泽、变薄、脆而易折断，头发干燥易断、脱发或拔发时无痛感，说明体内缺乏蛋白质、必需脂肪酸、微量元素铁和锌等。

五、老年人营养不良的影响

营养不良对老年人的器官变化和功能影响极大。循环系统可出现心输出量下降、心动过缓、低血压；呼吸系统可出现膈肌萎缩、最大通气量和呼吸肌肌力下降；消化系统可出现吸收障碍；泌尿系统可出现 GFR 下降；免疫系统功能下降，易发生感染，感染不易控制；易发生低体温综合征。

营养不良的老年人的应激水平下降，不能耐受急性疾病以及外科手术。

营养不良的老年人，生活质量下降，健康相关生命年缩短。Maria 等评估了 240 个住院老年患者的营养状态和基本日常生活活动（activities of daily living，ADL）能力以及工具性日常生活活动（instrumental activities of daily living，IADL）能力。他们发现，在 29%营养不良的老年人人群中，ADL、IADL 分数较营养正常的老年人均有所下降。进一步分析发现，56%营养不良的老年人饮食不能完全自理。在营养良好或存在营养不良风险的老年人中只有 16%存在饮食自理问题。Kvamme等评估了 3286 名老年人的营养状况和健康相关生命质量，发现在老年人群中，营养状况和健康相关生命质量有很好的相关性。在营养不良的老年人群中，健康相关的生命质量较低。

营养不良的老年人住院日数延长，住院费用增加，死亡率增高。在葡萄牙进行的一项横断面研究纳入了 469 名老年住院患者，用营养风险筛查 2002（nutritional risk screening 2002，NRS2002）评估其营养状况，结果显示 42%的老年人存在营养不良风险。对纳入研究的老年人进行疾病成本分析发现，营养不良的住院患者费用增加了 19%。Nadya 等随访了 414 名年龄≥75 岁的老年人两年多，发现 MNA 量表评估的存在营养不良的老年人 1 年生存率<50%，存在营养不良风险的老年人 2 年存活率<50%，而营养良好的老年人 2 年存活率>70%。

六、老年人营养不良的筛查与评估方法

老年人营养不良的诊断需要医生根据病史和膳食史、体格检查和实验室检查等各种资料进行综合性评估。但这样的评估耗时耗力耗财，不便于临床操作。故各种简易的营养不良筛选评估工具应运而生。

（一）MNA

微型营养评定（mini-nutritional assessment，MNA）是专门针对老年人而设计的营养评估量表，起源于 20 世纪 90 年代，经过二十多年的发展，在国际上已得到广泛的认可。MNA 量表有 18 个条目，包括膳食评价、人体测量、主观评价、整体评价 4 个方面。用 MNA 量表进行营养评估需分两步进行，第一步用前 6 项条目进行营养不良风险的筛选，后 12 项条目是针对存在营养不良风险的人群进行进一步的评估和风险分析。MNA 量表的敏感性为 96%，特异性为 98%。因其很好地筛选营养不良风险、简易分析营养不良的原因，适用于社区、医院、护理院等老年人群。2006 年欧洲肠外肠内营养学会（European Society of Parenteral and Enteral Nutrition，ESPEN）发表的指南推荐采取 MNA 量表作为老年人进行营养筛查和评定的工具。

（二）NRS

NRS 是 2002 年 ESPEN 发表的营养评定工具，来源于 128 个随机对照试验（randomized controlled trial，RCT），在预测营养风险和患者对营养治疗的反应方面，较其他评估工具更有优势。NRS 包括疾病严重程度评分、营养状况受损评分以及年龄评分（70 岁及以上加 1 分），总分为 7 分。临床营养筛查总分≥3 分，表示患者有营养风险，应结合患者的临床状况，制订营养支持治疗计划；<3 分，表明患者没有营养风险，应每周重复进行筛查。目前 NRS 更多地用于近期内拟行手术或特殊治疗的患者，中华医学会肠外肠内营养学分会将之推荐为住院患者营养不良风险评定的首选工具，将 NRS 评分作为应用营养支持的标准。

七、老年人营养不良的干预

（一）预防干预

随着年龄增加，尤其是超过 65 岁，人体衰老的特征会比较明显地表现出来。生理上的变化主要体现在代谢能力下降、呼吸功能衰退、心脑功能衰退、视觉和听觉及味觉等感官反应迟钝、肌肉衰减等方面。这些变化影响老年人摄取、消化食物和吸收营养物质的能力，使他们容易出现蛋白质、微量营养素摄入不足，产生消瘦、贫血等问题，降低了身体的抵抗能力，增加罹患疾病的风险。因此，70 岁及以上的老年人被列为营养素拟缺乏人群。合理的膳食是预防老年人营养不良的最好方法。针对 65 岁及以上的中国老年人的《中国老年人膳食指南（2022）》"一般老年人膳食指南"中膳食安排有以下核心推荐：①食物品种丰富，动物性食物充足，常吃大豆制品；②鼓励共同进餐，保持良好食欲，享受食物美味；③积极户外活动，延缓肌肉衰减，保持适宜体重；④定期健康体检，测评营养状况，预防营养缺乏。对于 80 岁及以上老年人的《中国老年人膳食指南（2022）》"高龄老年人膳食指南"核心推荐为：①食物多样，鼓励多种方式进食；②选择质地细软，能量和营养素密度高的食物；③多吃鱼禽蛋奶和豆，适量蔬菜配水果；④关注体重丢失，定期营养筛查评估，预防营养不良；⑤适时合理补充营养，提高生活质量；⑥坚持健身与益智活动，促进身心健康。老年人应定期到正规的医疗机构进行体检，做营养状况测评，并以此为依据，合理选择食物、预防营养缺乏，主动健康，快乐生活。

（二）治疗性干预

1. 肠内营养 国际上关于肠内营养（enteral nutrition，EN）的研究发展趋势是，当患者食欲、饮食下降时，应早期考虑给予肠内营养支持，可预防营养不足，并对疾病康复有一定帮助。EN 可行性取决于小肠是否具有吸收各种营养素的功能。当患者不能或不愿经口摄食，或摄食量不足，如胃肠道功能允许而又可耐受时，首先应考虑采用肠内营养。适应证：①经口摄食不足和（或）不能经口摄食者。②胃肠道疾病、慢性消耗性疾患。③多发性创伤与骨折及重度烧伤患者。④肠道检查准备及手术前后营养补充。⑤急性胰腺炎的恢复期与胰瘘。⑥重度厌食合并有蛋白质–能量营养不良。⑦恶性肿瘤化疗或放疗的辅助治疗等。⑧其他，如严重脑外伤和脑血管疾病患者多有昏迷，且病程较长，经口进食困难，对此可通过鼻胃管或鼻空肠管行 EN，以补充营养；对于心血管疾病伴心功能不全者，应给予低钠、热量密度较高的膳食行 EN；肝功能不全、肾功能不全、肺功能不全及某些先天性氨基酸代谢缺陷病患者亦可采用特殊配方的膳食行 EN。禁忌证：①顽固性呕吐或严重腹泻；②完全性肠梗阻或肠道缺血；③循环性休克或胃肠道出血；④引流量＞500mL/d 的肠外瘘或严重腹腔感染。

2. 肠外营养 肠外营养（parenteral nutrition，PN）是从静脉内供给营养作为手术前后及危重患者的营养支持，全部营养从肠外供给称全胃肠外营养（total parenteral nutrition，TPN）。肠外营养疗效显著的强适应证：①胃肠道梗阻；②胃肠道吸收功能障碍（短肠综合征、小肠疾病、严重腹泻、顽固性呕吐＞7 天）；③重症胰腺炎；④高分解代谢状态（大面积烧伤、严重复合伤、感染）；⑤严重营养不良（无法耐受肠内营养）。肠外营养支持有效的适应证：①大手术、创伤的围手术期；②肠外瘘；③炎性肠道疾病；④严重营养不良的肿瘤患者；⑤重要脏器功能不全。禁忌证：①胃肠功能正常、适应肠内营养或 5 天内可恢复胃肠功能者；②不可治愈、无存活希望、临终或不可逆昏迷患者；③需急诊手术、术前不可能实施营养支持者；④心血管功能或严重代谢紊乱需要控制者。

在营养不良和存在营养不良风险的老年人群中，在控制营养不良的诱因的同时，进行合理的营养支持是主要的治疗措施。老年人群的生理和疾病特点不同于年轻人，在为老年患者制订营养治疗计划时需要考虑的因素更多。老年人个体差异性大，需针对不同的老年人制定不同的措施以提高老年患者对膳食的利用程度。另外，在对老年人进行营养支持的同时，需要警惕医源性营养过剩问题，特别是各种维生素的过量摄入。

【思考题与实践应用】

名词解释：老年人营养不良。

（任香梅 吴建芬）

第二节　肌　少　症

【问题与思考】

1. 肌少症患者的自我筛查方法有哪些？
2. 老年患者如何预防肌少症的发生？如一旦发生该如何进行营养干预？

一、概　　述

肌少症（sarcopenia）是一种与增龄相关的肌肉量减少、肌肉力量下降和（或）躯体功能减退的老年综合征。会引起机体活动功能障碍，继而增加跌倒、骨折及死亡风险，最早于 1989 年由 Irwin Rosenberg 提出。2010 年欧洲肌少症工作组首先发表了肌少症共识，2016 年国际疾病和相关健康问题统计分类第十版（ICD-10）将肌少症作为独立的疾病，其编码为 ICD-10-CM，M62.84。据推测，全球目前约有 5000 万人罹患肌少症，预计至 2050 年患病人数将高达 5 亿人。老年人肌少症的危险因素主要包括增龄、家族史、限制性饮食、摄入不足、少动/制动/卧床、多重用药和各种急慢性疾病（如糖尿病、慢性肾病、慢性阻塞性肺病、肿瘤、神经退行性病变）及老年综合征（如抑郁、衰弱、认知功能障碍等）。肌少症的发病机制尚未完全明确，临床中不仅常见因增龄而导致的原发性肌少症，也可见因其他疾病导致的继发性肌少症，如长期制动、卧床所致的肌肉废用，骨骼肌去神经支配，严重营养不良，肿瘤恶病质，内分泌代谢疾病以及基因遗传等因素导致的肌少症。

二、流　行　病　学

老年肌少症的患病率受多种因素的影响，其中最主要的因素是年龄，此外还包括性别、种族、生活方式和环境等。由于不同地区、不同种族、不同人群的饮食运动习惯及居住环境不同，各国、各地区的肌少症流行病学数据差异较大，且即使针对同一人群，使用不同的肌少症诊断标准，筛查的肌少症患病率结果也相差较大。根据系统性分析以及欧洲肌少症工作组的最新报道，全球范围内的肌少症患病率为 6%～12%，65 岁及以上的老年人患病率为 14%～33%，而失能和住院患者患病率则高达 78%。亚洲肌少症工作组 2019 年报告，亚洲老年人群的患病率为 5.5%～25.7%，其中男性更为显著，男性患病率为 5.1%～21.0%，女性患病率为 4.1%～16.3%。中国流行病学调查研究数据显示，社区老年人肌少症的患病率为 8.9%～38.8%，男性高于女性，且随年龄的增加，患病率显著上升，80 岁及以上老年人患病率可高达 67.1%。中国西部地区人群的患病率高于东部地区的人群。

三、诊　断　参　数

目前可用于诊断和评估肌少症的主要参数为肌肉量、肌肉力量、肌肉质量和躯体功能，每种参数有其相应的测量方式。

（一）肌肉量

肌肉量指人体骨骼肌的总数量，四肢骨骼肌量和功能的下降是老年人肌少症最主要的特征，因此四肢骨骼肌量是肌肉量评价的重要指标，主要测量方法如下。①双能 X 射线吸收法是目前被广泛应用测量四肢骨骼肌量的金标准，可被用于临床和科研，其优点是准确性高，但设备昂贵、不可移动、非便携，不能在社区中广泛应用。②生物电阻抗分析法，根据全身的导电性测出脂肪、肌肉、骨骼、水分等人体成分，其设备便宜、携带方便，适用于社区和医院广泛筛查和诊断，由于品牌和参考人群不同，不同的设备所评估的肌肉量有差别，推荐使用多点接触式电极、多频率、可获得人体节段数据的测量仪器。肌肉量与体型大小有关，体型越大，肌肉量通常越多，故在量化肌肉量时需要通过身高的平方或体重指数校正生物电阻抗分析法的绝对值。③小腿围，为使用非弹性皮尺测量双侧小腿的最大周径。作为一种评估四肢骨骼肌量的简便方法，测量小腿围可用于肌少症的有效筛查。2019年亚洲肌少症工作组建议，筛查肌少症小腿围界值为男性<34cm、女性<33cm。

（二）肌肉力量

肌肉力量是指一个或多个肌肉群所能产生的最大力量，上肢握力作为肌肉力量的评价指标已得到广泛认可。研究证实，握力与下肢力量、股四头肌力矩、腓肠肌肌肉横截面积等参数显著相关，且与日常生活活动能力呈线性相关。

握力器是最常用的握力检测工具，包括液压式、弹簧式或其他金属弹性体握力器，检测时均建议使用优势手或两只手分别使用最大力量抓握，测试至少2次，选取最大数值。研究显示，对于握力<35kg的人群，液压式和弹簧式握力器测得的数据并无显著性差异；但对于握力>45kg的人群，液压式握力器测得的数值则更高。以上三种握力器均可用于肌少症的诊断，但不建议不同设备测量的结果直接进行比较。此外，为了避免人工读数误差，推荐使用数字显示的电子握力器以保障数据的准确性。

随着年龄增加，下肢力量比上肢握力下降得更快，且更直接与躯体活动能力相关。膝关节屈伸力量测定是测量下肢肌肉力量最为精确的方法，需使用等速肌力测试仪测定，该仪器昂贵且操作复杂，目前仅用于科研领域。5次起坐试验可作为替代测定下肢力量的简便方法，主要测定股四头肌群力量。测定时使用一张高度约46cm的座椅，记录受试者在不使用手臂的前提下用最快的速度连续完成5次起立-坐下动作所需的时间，该方法简单、便捷，可在临床中广泛应用。

（三）肌肉质量

肌肉质量指每单位肌肉所能产生的最大力量。作为一个新的概念，肌肉质量目前尚无公认的评估标准，大多数研究以肌肉结构和组成的微观和宏观变化来评价肌肉质量，如肌肉中脂肪浸润的程度、肌细胞中水分的含量等。研究显示，肌肉中的脂肪含量增加不仅会恶化肌肉的代谢能力，而且会导致肌肉纤维化，造成肌肉力量和功能下降。因此，肌肉中脂肪浸润的程度不单纯是一项评价肌肉质量的独立标准，更是引起单位重量肌肉力量下降的重要原因。

磁共振成像（magnetic resonance imaging，MRI）和计算机断层扫描（computed tomography，CT）技术可通过测定肌肉中脂肪浸润的程度来评估肌肉质量；磁共振成像则进一步通过测定肌肉代谢和组成来评价肌肉质量；目前这些方法大多仅用作科研。肌肉超声不仅可以直接测量肌肉结构，包括肌肉厚度、横截面积、肌纤维长度、羽状肌的肌翼夹角，而且可以通过测量灰度值来评价肌肉中脂肪浸润的程度，是一种更加方便、快捷的肌肉质量评估方法，便于社区开展，有着更好的临床应用前景。

（四）躯体功能

躯体功能被定义为可以客观测得的全身性躯体运动功能。它不仅涉及肌肉功能，也涉及神经系统功能，是一个多维性的概念。目前用于躯体功能测量的方法有多种，包括步速、简易体能状况量表、起立行走计时测试、长距离步行等。

1）步速是最为简单、快速、安全的躯体功能评估方法。测量时指导受试者以常规步行速度通过一定的测试区域，中途不加速、不减速，并至少测量2次，计算其平均数值。步速可预测肌少症相关的不良预后，与长寿密切相关。目前国际上常用的短距离步速测量距离有4m、4.57m和6m。对于哪一种距离为最佳测量距离，目前尚无定论。由于短距离步速的测量影响因素较多，推荐使用6m步速。

2）简易体能状况量表是一项综合性的躯体功能测试工具，包含 3 个部分：三姿测试，即双足并拢站立、双足前后半串联站立和双足前后串联站立，每个姿势测试 10s；步速测试；5 次起坐试验。单项测试分值均为 4 分，总分为 12 分，分数越高者体能越好。分数降低与老年人衰弱、失能的风险密切相关。韩国最新的一项调查结果显示，分数≤9 分对发现老年人衰弱的敏感性可高达 93%。

3）起立行走计时测试可综合反映个体的平衡能力和步行能力。测量受试者从高度约 46cm 的座椅上起立，以最快、最稳的速度完成 3m 往返步行，最后重新坐回椅上的时间，测量至少重复 2 次，记录最短时间。一项中国社区老年人的纵向研究结果显示，该测试能有效预测老年人反复发生的跌倒风险。

4）长距离步行如 400m 步行可检测老年人的步行能力和耐力。受试者需以最快的速度完成，中途至多可休息 2 次。由于其耗时较长，对体能要求较高，并不适用于高龄或衰弱的老年人，目前一般仅在科研中应用。

四、筛查和诊断

（一）自我筛查

1. SARC-F（strength，assistance in walking，rise from a chair，climb stairs-falls）量表 SARC-F 量表是一项被广泛应用的肌少症自我筛查工具，包含肌肉力量、辅助行走、座椅起立、攀爬楼梯及跌倒次数 5 项评估内容，评分为 0~10 分，分数越高者患肌少症的风险越高，评分≥4 分为筛查阳性。

2. SARC-CalF（strength，assistance in walking，rise from a chair，climb stairs-calf circumference）量表 SARC-CalF 量表是在 SARC-F 量表的基础上添加了小腿围作为一项评估参数，得分范围为 0~20 分，评分≥11 分为筛查阳性。

中国社区人群的调查研究结果显示，使用 SARC-F 量表诊断肌少症的特异度高达 98.1%，但其敏感度仅为 29.5%，容易漏诊早期的可疑患者；而使用 SARC-CalF 量表筛查的敏感度则增加至 60.7%，特异度也可达 94.7%。单纯小腿围测量筛查的敏感度即可高达 80.4%，特异度也可达 71.8%。因此，更推荐使用小腿围或 SARC-CalF 量表用于肌少症的自我筛查。

（二）社区医疗机构的筛查和诊断

肌少症起病隐匿，进展缓慢而无声无息，常以跌倒、失能等严重并发症作为首要表现，易被人们所忽视，因此，在社区和基层医疗机构进行广泛的肌少症筛查尤为重要。对于缺乏诊断仪器的社区医疗机构，应尽早识别肌少症或其风险人群。当老年人出现肌肉力量下降和（或）躯体功能下降时，即可考虑患肌少症的可能性，应鼓励其转诊至上级医院进一步确诊。对于具备诊断仪器，主要是有生物电阻抗分析仪的基层医疗机构，可在社区进行快速诊断，以尽早进行肌少症的健康教育和积极的行为干预。当老年人出现肌肉量减少合并肌肉力量下降，或合并躯体功能下降时，可诊断为肌少症；若肌肉量减少合并肌肉力量和躯体功能同时下降时，则诊断为严重肌少症。

（三）大型综合医院或专科医院的筛查和诊断

在大型综合医院或专科医院，评估和诊断肌少症的同时，应进一步评估以明确可能存在的继发性肌少症的病因。目前已知多种慢性疾病与肌少症的发生密切相关，包括：①可能引起营养不良的基础疾病，包括心力衰竭、慢性阻塞性肺病、慢性肾衰竭等可导致老年人食欲减退和消化不良，心理障碍和认知功能减退也会导致老年人摄食量下降；②导致机体活动能力受限的基础疾病，如严重肥胖、跌倒、卧床、慢性关节炎等；③导致肌肉耗损的基础疾病，如糖尿病、代谢综合征、甲状腺功能紊乱等。

五、预防和治疗

（一）基础预防

去除诱因、改善病因是预防肌少症的前提。研究证实，长期的酒精摄入会导致肌肉Ⅱ型纤维的萎缩，产生慢性酒精性肌病。吸烟也会减少蛋白质的合成，并加速蛋白质降解，导致肌少症的发生。因此，建议积极改变不良的生活方式，戒烟戒酒。多种慢性疾病与肌少症的发生密切相关，需积极治疗基础疾病，预防和逆转肌少症的发生和发展。

（二）营养干预

营养不良是肌少症发生的重要原因，也是干预的主要靶点。推荐所有肌少症和可能患肌少症的老年人进行必要的营养筛查，如使用 MNA 进行营养状况的评估。对于住院的严重肌少症患者，建议检测营养生化指标如白蛋白、前白蛋白、转铁蛋白、视黄醇结合蛋白等。根据营养评估结果给予足够的能量摄入是保证肌肉量和肌肉质量的必要条件，尤其是足量的蛋白质补充。老年人的蛋白质合成效率下降，需要比年轻人摄入更多的蛋白质进行肌纤维的合成，但老年人的口腔咀嚼功能下降，胃肠道消化功能明显减退，特别容易出现蛋白质的摄入不足。因此，推荐所有存在营养不良或营养风险的肌少症患者在自由进食的同时，进行口服营养制剂的补充，并根据病情个体化选择适宜的肠内营养制剂。对于非肌少症的 60 岁及以上老年人，建议每日摄入 1.0～1.2g/（kg·d）的蛋白质以预防肌少症的发生；对于明确诊断的肌少症患者，建议每日蛋白质摄入量达到 1.2～1.5g/（kg·d）；而对合并严重营养不良的肌少症患者，每日蛋白质则需要补充到 1.5g/（kg·d）以上；蛋白质摄入需平均分布于每日的 3～5 餐中。富含亮氨酸的优质蛋白有利于促进蛋白质合成、减少肌少症的发生，推荐肌少症患者亮氨酸的最低摄入量为 55mg/（kg·d）。此外，β-羟基-β-甲基丁酸是一种被广泛用于健身者或者运动员的亮氨酸代谢产物，适量的补充可对肌少症起到有效的预防与治疗作用。

（三）运动干预

运动能显著增加肌肉量和肌肉力量，尤其是抗阻运动。目前研究证实，抗阻训练联合营养补充包括乳清蛋白、支链氨基酸、维生素 D 和 β-羟基-β-甲基丁酸强化牛奶，可显著提高躯体功能、肌肉量和力量。目前已有越来越多的中老年人加入器械抗阻运动的行列，以期获得更多的肌肉量。但实际上，从肌少症治疗的角度来说，有氧运动与抗阻运动的作用可谓并驾齐驱。有氧运动可以减少身体脂肪比例，减轻机体的慢性低度炎症，降低代谢性疾病的风险；有氧运动还可以改善心肺功能、肌肉代谢以及整体肌肉协调能力，进一步改善老年人的活动能力。因此，我们建议老年人进行多种方式的联合性运动来有效改善躯体功能，包括有氧运动、抗阻运动、拉伸运动以及平衡运动。值得注意的是，老年人往往合并多种慢性疾病如高血压、2 型糖尿病、冠心病等，运动需在基础疾病控制稳定后才可实施，并需要制定个体化的运动处方，以避免不适当运动造成的损伤和不良风险。

（四）药物治疗

睾酮、雌孕激素替代治疗、选择性雌激素受体调节剂均在研究中被证实可以增加人体的肌肉含量，但目前用于临床治疗肌少症的证据仍不够充分。对于因性激素缺乏导致的严重肌少症的患者，可在排除高危因素的前提下，试验性补充小剂量激素。早期研究结果显示，肌肉生长抑素中和抗体或激活素ⅡB 受体阻断剂可明显增加四肢骨骼肌量和躯体功能，但确切的临床益处仍不确定。此外，中医中药对于肌少症的防治也值得进一步尝试和探讨。

【思考题与实践应用】

1. 肌少症患者自我筛查方法有哪些？

2. 对肌少症患者，如何补充蛋白质？

（木冬妹　吴美玲）

第三节　虚　弱　症

【问题与思考】

1. 老年虚弱症患者如何预防跌倒发生？
2. 对老年虚弱症患者如何结合运动进行营养干预？

一、概　述

虚弱症，又称衰弱症，是指老年人生理储备下降导致机体易损性增加、抗应激能力减退的非特异性状态。虚弱症老年人经历外界较小刺激即可导致一系列临床负性事件的发生。虚弱症涉及多系统病理、生理变化，包括神经肌肉、代谢及免疫系统等。虚弱、失能和多病共存是不同的概念，三者关系密切、相互影响并伴有一定的重叠，虚弱和多病共存可预测失能，失能可作为虚弱症和多病共存的危险因素，多病共存又可能加速虚弱和失能的发展。我国 60 岁及以上的社区老年人中约有10%患有虚弱症，75～84 岁老年人约 15%患有虚弱症，85 岁以上老年人约 25%患有虚弱症，住院老年人约 30%患有虚弱症。虚弱症老年人在应激状态下可导致一系列临床不良事件的发生，如功能下降、跌倒、行动不便、失能、住院和死亡的风险增加，与此同时，也造成了医疗资源的消耗和家庭社会负担的加重。

二、流　行　病　学

虚弱症是一种复杂的多因素综合征，影响因素包括遗传、增龄、性别、疾病、药物、营养不良等。虚弱症常见的危险因素分为不可控的危险因素和可控的危险因素。

（一）不可控的危险因素

1. 遗传　基因多态性可能影响虚弱症的临床表型。目前发现与虚弱症相关的基因包括白细胞介素-6、CXC 趋化因子 10、CX3C 趋化因子 1、生长分化因子-15、Ⅲ型纤连蛋白组件包含蛋白 5、钙调素/衰老标记蛋白 30、钙网蛋白、血管紧张素原、脑源性神经营养因子、重组人前颗粒体蛋白、α-Klotho 基因、成纤维生长因子 23、成纤维生长因子 21、角蛋白 18 等，不同的基因型表达主要通过影响炎症反应、线粒体和细胞凋亡、钙稳态、纤维化程度、神经肌肉接头和神经元功能、细胞骨架结构、激素水平等来影响个体虚弱症的易感性。

2. 增龄　年龄被认为是虚弱症的独立危险因素之一。随着增龄，虚弱症的患病率成倍上升，这与增龄相关的器官退行性变和储备能力下降相关。

3. 性别　女性是虚弱症的易感人群，主要原因可能是绝经后妇女雌激素迅速丢失，对肌肉力量、神经肌肉功能和姿势稳定性产生了负面影响，导致老年女性虚弱症的发病率升高。

（二）可控的危险因素

1. 社会经济状况　社会经济状况、社会地位、婚姻状况均可影响虚弱症的发生。未婚、独居、社会孤立和经济状况差的人群中，虚弱症患病率较高。

2. 不良生活方式　吸烟、酗酒、缺乏运动、个人卫生情况差等不良生活方式会增加虚弱症的发生风险。

3. 疾病及老年综合征 老年人的特点是多病共存，部分慢性疾病和某些亚临床问题与虚弱症的患病率及发病率呈正相关，高血压、冠状动脉粥样硬化、心脏病、脑卒中、糖尿病、慢性肾病、慢性疼痛、关节退行性变、骨质疏松、急性感染、手术、痴呆、住院和医源性问题等均可促使虚弱症的发生。

4. 营养不良 机体的营养状况与虚弱症密切相关，营养不良相关的不良结局如肌少症、认知障碍、跌倒等，易促进虚弱症的发生和发展。患虚弱症的老年人出现食欲下降、进食和吞咽问题的可能性更大。虚弱症与营养不良相互影响、相互促进，形成了恶性循环。

5. 不合理用药 老年人不合理的多重用药情况可增加虚弱症的发生率。研究证实，抗胆碱能药物和抗精神病药物与虚弱有关，过度使用质子泵抑制剂可引起维生素 B_{12} 缺乏、钙吸收减少，增加虚弱症的发生率。

6. 心理 焦虑、抑郁、睡眠障碍等是老年人中常见的心理疾病状态，严重影响老年人的生活质量，在一定程度上可增加虚弱症的发生率。

三、临 床 表 现

在临床上，虚弱症通常表现在以下几个方面。①无意识跌倒：因虚弱引起步速减慢以及身体平衡能力下降是虚弱症的核心表现，也是引起跌倒的重要因素。在虚弱状态下，即使轻微疾病也容易引起肢体平衡能力降低，以致无意识跌倒。②神经精神障碍：患者出现神志不清，意识障碍。部分虚弱症患者大脑认知能力下降，大约有 30%的老年住院患者会出现谵妄。③失能：日常自理和独立生活存在困难，依赖性增强，需他人或器械辅助增多。④非特异性表现：疲劳、无意识的体重下降及反复感染。

四、筛查和评估

虚弱症目标人群的识别十分重要，应对所有 70 岁及以上人群或最近 1 年内，非刻意节食情况下出现体重下降（≥5%）的人群进行虚弱症的筛查和评估。目前已经存在的虚弱症评估工具包括：Fried 虚弱综合征标准、虚弱指数，国际老年营养学会提出的 FRAIL 量表、骨质疏松性骨折研究中提出的可溶性有机物部分（soluble organic fraction，SOF）指数、日本学者提出的 Kihon 检查列表、临床虚弱量表等。

（1）Fried 虚弱综合征标准：也称 Fried 虚弱表型，需至少满足以下 5 条中的 3 条。①不明原因体重下降；②疲乏；③握力下降；④行走速度下降；⑤躯体活动降低（体力活动下降）。具有 1 条或 2 条的状态视为虚弱症前期，而无以上 5 条状态的人群为无虚弱的健壮老人。Fried 虚弱综合征标准把虚弱症作为临床事件的前驱状态，可独立预测 3 年内跌倒、行走能力下降、日常生活能力受损情况、住院率及死亡风险，便于采取措施预防不良事件的发生。但该研究排除了帕金森病、脑卒中史、认知功能异常及抑郁患者，且在临床使用时部分变量不易测量，在该标准中也未包含其他重要系统功能障碍的变量，但是本评估方法目前在临床和研究中应用最多，适用于医院和养老机构，在临床研究中也常应用。

（2）虚弱指数：基于健康缺陷理论上发展而来的，也称缺陷累积的评估方法，指个体在某一个时点潜在的不健康测量指标占所有测量指标的比例。其选取的变量包括躯体、功能、心理及社会等多维健康变量。

（3）FRAIL 量表：包括以下 5 项条件。①疲劳感；②阻力感，上一层楼梯即感困难；③自由活动下降，不能行走 1 个街区；④多种疾病共存，≥5 个；⑤体重减轻，1 年内体重下降>5.0%。判断虚弱症的方法与 Fried 虚弱综合征标准相同。这种评估方法较为简易，更适合进行快速临床评估。

五、虚弱症的预防

（一）开展系统的健康教育

积极开展老年人健康知识公众宣传，包括膳食营养、戒烟限酒教育、体育锻炼、心理健康、合理用药和定期体检等知识。充分利用以社区卫生服务中心为主的预防保健网络，提供健康教育资料、设置健康教育宣传栏、开展公众健康咨询活动、举办健康知识讲座、建立健康档案，加强对老年人群的健康支持和保障。

（二）提高社会支持水平

良好的社会支持是预防老年人虚弱症发生和发展的重要措施，社会支持包括客观支持和主观支持。客观支持泛指物质、经济上的直接援助以及稳定的婚姻、子女的关心等；主观支持指患者受尊重、被理解和支持，在情感上的满意程度。社会支持还包括老年人对社会支持利用的情况，以及利用他人支持和帮助的程度。

（三）定期进行老年综合评估

针对老年人生理、认知、心理情绪及社会适应情况，通过多学科团队合作进行的多方面、多层次的评估，制订计划以保护和维持老年人的健康功能状态，实施干预以最大限度地提高老年人的生活质量。评估内容包括：一般情况评估、躯体功能状态评估、营养评估、精神心理评估、疼痛评估、共病评估、多重用药评估、睡眠评估、视力评估、听力评估、口腔评估、社会支持评估、居家环境评估。

（四）健康的生活方式

对不良生活方式的干预是虚弱症预防的基本措施，应倡导健康的生活方式和生活习惯，主要包括：规律的生活起居、合理的饮食、良好的卫生习惯、维持口腔健康、适当的户外运动和锻炼、充足的睡眠、保持心理健康、戒烟限酒和保持排泄通畅、定期预防接种等。鼓励老年人多晒太阳，暴露前臂日晒 15～20min，帮助维生素 D 吸收。

（五）个性化的营养干预

营养在虚弱症的发生和发展中起着至关重要的作用。合理饮食是所有老年人首选的营养干预方法，是一项经济实用且有效的措施。合理饮食指老年人的食物应营养均衡、粗细搭配、松软，易于消化吸收；同时家庭和社会应从各个方面保证其饮食质量、进餐环境和进餐情绪，使老年人保持健康的进食心态和愉快的摄食过程。健康老年人营养干预目标量如下。①能量：老年人能量推荐目标量为 20～30kcal/（kg·d），低体重老年人按照实际体重的 120%计算，肥胖老年人按照理想体重计算。②蛋白质：肾功能正常的老年人蛋白质目标量为 1.0～1.5g/（kg·d），要求优质蛋白（常见食物有鱼、瘦肉、牛奶、蛋类、豆类及豆制品）占 50%以上。③碳水化合物：推荐碳水化合物摄入量占总能量的 50%～65%。④脂肪：推荐脂肪量不超过摄入总能量的 35%，且饱和脂肪酸＜总能量的10%，多不饱和脂肪酸占总能量的 6%～11%。⑤膳食纤维：推荐摄入量为 25～30g/d。⑥微量元素和维生素：在膳食摄入不足或存在某种营养素缺乏或不足时，可以适当补充。⑦水：推荐摄入量约为 30ml/（kg·d）。⑧营养制剂：对于存在营养不良或营养不良风险的老年人，在饮食基础上补充口服营养制剂可改善营养状况，推荐营养制剂每日 400～600kcal 和（或）30g 蛋白质，餐间分次口服；建议使用全营养制剂，包括肠内营养制剂或特殊医学用途配方食品。⑨微生态制剂：健康老年人可长期口服微生态制剂，如双歧杆菌三联活菌制剂（420mg、3 次/d）、味乐舒益生菌（2.0g、1～2 次

/d）改善肠道健康。

（六）运动锻炼

运动锻炼被认为是目前预防和治疗虚弱症的首选方案，可以改善躯体功能，提高生活自理能力、生活质量、心理健康以及对受伤和跌倒等事件的抵抗力，可以有效预防虚弱症的发生。推荐实施抗阻、力量及平衡训练联合的多组分运动计划，如将有氧运动、伸展或柔韧性运动、平衡训练、抗阻训练等相结合，并遵循个性化、分期和逐步增加的原则。同时，我国民族传统健身运动有着悠久的历史，种类繁多，包括太极拳、五禽戏、八段锦等，均对身体机能的提升有着积极的作用，建议老年人群长期练习。

老年人普遍存在多病共存的现象，因此在对老年人提出运动建议前，对老年人既往病史的医学调查也是非常重要的，包括患者年龄、健康状况、目前的活动水平和期待的运动强度等。推荐每位老年人在运动前，应用个体化的心肺运动负荷试验、老年患者 6min 步行试验、伯格（Borg）6～20 主观疲劳程度量表等进行临床运动耐量评估，制订老年人训练的个体化运动强度计划。特别对于久坐不动的老年人，运动处方可以从单一运动的锻炼方式开始，待其逐渐适应后再考虑其他运动形式。

老年人运动类型及建议如下。①有氧运动：包括散步、慢跑、游泳、骑车、广场舞、太极拳、球类运动等，建议将有氧运动贯穿一周的始终，或者每周至少 3 天，每次运动超过 20min（两周后可增加至 30min）。②抗阻训练：包括健身器材训练如哑铃、弹力带等，生活中的推、拉、拽、举、压等动作，如下蹲、推墙、提重物等；建议每周至少 2 天进行肌肉强化运动，要求涉及所有主要肌群；从 1～2 组开始，逐渐增加至 2～3 组，每组重复 8～12 次。③柔韧性训练：包括动力性和慢动作拉伸、静力性拉伸、瑜伽等，建议每周 2 天，每次运动超过 10min，最好在有氧运动和抗阻训练后进行，运动强度建议从低强度开始，缓慢增加至自身可耐受的最大强度。④平衡训练：包括倒退走、侧向走、足跟行走、足尖行走、坐姿站立等，建议每周训练大于 3 天，共计 90min 以上，尤其是跌倒高危老年人群应强调平衡训练；从低强度开始，缓慢增加，可以通过减少支撑的基础如从双脚站立并抓住椅背发展到没有手支撑的单脚站立、减少感官输入，如闭上眼睛等来缓慢增加强度。

（七）认知训练

对 60 岁及以上老年人进行基本的认知功能筛查，对初筛阳性的老年人给予就医指导并加强随访，鼓励其进行认知训练（包括手工制作、数字迷宫任务、情景记忆训练、推理训练、经颅电磁刺激等）；对筛查阴性人群，进行健康宣教。

（八）预防跌倒

跌倒是老年人的常见综合征之一。老年人跌倒发生率高，后果严重，给自身、家庭以及社会带来巨大的负担。跌倒已成为我国 65 岁及以上老年人因伤致死的首位原因。对老年人开展有效的跌倒干预，对于虚弱的预防具有重要意义。主要措施包括：①建议社区卫生服务中心对老年人、家属或照护者、康复从业人员开展跌倒预防健康教育，增强大众对跌倒的预防意识；②对于跌倒高风险的老年人，生活上要有专人陪护，包括对老年人进行良好的日常生活护理，尤其是在老年人如厕、淋浴、活动前后重点看护；③对于社区内的老年人群，针对可干预的跌倒危险因素，定期进行评估，针对评估结果根据老年人自身的危险因素、是否合并存在疾病、老年人自身的需求等选择性地采取相应的干预措施。

（九）心理健康

心理健康直接影响老年人的生活质量和健康水平，老年人常见心理问题有紧张、焦虑、抑郁、孤独、无价值感等。关注老年人心理健康，不仅需要专业医疗卫生机构的参与，还需要社会和家庭的共同参与。

（十）多病共存和多重用药的管理

在老年人慢性病管理中需关注连续性的健康状况与生活质量,充分发挥以社区卫生服务中心为主的综合协调作用,充分利用"互联网+慢性病管理"平台,对患者进行宣教、治疗、随访等连续性管理。遵循多重用药原则,联合用药应"少而精",减少非处方药的使用,避免处方瀑布,注意剂量个体化,使用一药多用的药物,提高药物依从性。教育老年人及家属避免随意自我治疗,包括处方药、非处方药、各类保健品、中草药,以及民间"偏方""秘方"等。鼓励老年人按时到门诊随访,知晓自己健康状况,一旦出现新的症状,需考虑药物治疗相关不良事件,及时就诊。

【思考题与实践应用】

1. Fried 虚弱综合征标准有哪些表现?

2. 某女,75 岁,身高 160cm,体重 45kg,主诉最近一个月体重下降 3kg、家务活后感觉疲乏、散步 20min 体力不支。请问如何预防该患者出现跌倒?

（木冬妹　吴美玲）

第四节　超重和肥胖

【问题与思考】

1. 临床上为糖耐量异常的老年患者给予低血糖指数饮食,请问该饮食的优点有哪些?

2. 某男,70 岁,身高 165cm,体重 80kg。有高血压、糖尿病病史 10 余年,平时服用降压、降糖药物,最近一周血糖控制不佳,收住内分泌科治疗,予低碳水化合物饮食。问:如何对该患者进行饮食指导? 一周后该患者出院,出院后患者该如何结合运动干预?

一、概　述

肥胖（obesity）指体内脂肪的体积和（或）脂肪细胞数量的增加导致的体重增加,或体脂占体重的百分比异常增高,并在某些局部过多沉积脂肪,通常用 BMI 进行判定。超重（overweight）是介于正常和肥胖间的身体状态。目前我国成人 $18.5kg/m^2 \leq BMI < 24kg/m^2$ 为正常体重范围,$24kg/m^2 \leq BMI < 28kg/m^2$ 为超重,$BMI \geq 28kg/m^2$ 为肥胖。肥胖在中国已成为重大公共卫生问题,中国超重和肥胖的发病率和增长速度均居于世界首位,现已成为世界上超重和肥胖人数最多的国家。2015～2019 年全国统计数据显示,根据中国标准,成人（≥18 岁）的超重率为 34.3%、肥胖率为 16.4%,这是首次中国成人超重和肥胖的患病率超过 50%,预计到 2030 年,中国成人超重和肥胖患病率将达到 61%。肥胖可导致较高的早期死亡风险,并增加总体死亡率。由于过多脂肪组织的质量效应或其直接的代谢效应,肥胖还与各种慢性病的发生相关,包括糖尿病、脑卒中、冠状动脉疾病、高血压、呼吸系统疾病、阻塞性睡眠呼吸暂停、骨关节炎和胆结石等,肥胖甚至还与多种肿瘤的发生相关。多项调查研究显示,有超过 200 种与肥胖相关的共存疾病。

老年性肥胖是比较特殊的一种肥胖状态,老年体重增加和脂肪分布改变是一种自然衰老的表现,也是一种生理适应的过程,随着年龄增长,人体成分会发生较大变化,脂肪越来越多地沉积在骨骼肌和肝脏,骨骼肌质量和力量逐渐衰退,更容易发生少肌性肥胖。有文献报道,我国老年人少肌性肥胖患病率为 4%～20%。在少肌性肥胖的发病机制中,肌肉减少与肥胖密切相关,共同引发多种并发症。研究表明,与单纯肥胖和肌少症相比,少肌性肥胖的老年人更易患身体残疾和平衡障碍，并增加摔倒的风险。

二、流 行 病 学

饮食、营养、活动/运动等生活方式以及社会经济生产模式转变是超重和肥胖整体患病率逐年上升的主要原因，年龄、性别、民族、农村/城市、地理位置、婚姻状况、受教育水平、吸烟、饮酒、心脑血管家族史等均与现阶段超重和肥胖发病风险相关。

（一）个人危险因素

1. 遗传因素　遗传因素是肥胖的最主要影响因素之一，可占肥胖发病的 40%～80%。全基因组关联研究已识别超过 200 个与肥胖相关的基因位点，如 Leptin、FTO、GPR120、CRTC3 等。遗传因素不仅影响肥胖的程度，还影响脂肪分布的类型，其中对内脏脂肪的影响尤为显著。遗传因素还可影响个体的基础代谢率、食物热效应和运动能量消耗速率，此外，人们摄入蛋白质、碳水化合物及脂肪的比例也会受遗传影响。

2. 膳食因素　当前，膳食结构已从传统的以粗粮和蔬菜为主的植物性膳食逐渐转变为西式膳食结构，其中，动物源性食品、精制谷物和深加工、含糖饮料和油炸食品等高糖高脂食品消费量逐渐增加。有研究表明，膳食结构的整体转变使肥胖的风险显著增加。

3. 生活方式与行为因素　由于工作机械化和自动化多、家务劳动等身体活动减少、机动车出行增加，生活方式日趋久坐少动，身体活动减少是肥胖增加的主要危险因素之一。吸烟、饮酒、睡眠及生物钟节律异常等也影响肥胖的发生风险。

4. 心理因素　随着社会经济快速发展，人们的心理压力和焦虑/抑郁急剧上升，不良的社会心理状况可能是导致超重和肥胖发生率升高的因素之一。有研究表明，心理健康障碍和各种消极的情绪会导致饮食行为异常和久坐等不良生活方式的出现，继而增加肥胖风险。此外，由于心理会影响运动行为，对体育运动有更高的主动性会提升运动参与度，有利于预防肥胖。

5. 生命早期危险因素　母亲孕前及孕期的健康、胎儿期及婴幼儿早期的生长发育决定了重要器官的结构、功能及适应能力，生命早期宫内不良环境的暴露，如宫内异常的代谢环境、电磁场等，可能会影响胎儿的内分泌和代谢系统，继而使其在成年后更易发生肥胖。

（二）环境驱动因素

环境驱动因素，如环境污染、城市化、食品系统与环境、城市规划与建筑环境等也是肥胖发生率增加的影响因素。有研究表明，部分环境内分泌干扰物暴露可增加人类肥胖的发生风险，包括己烯雌酚、双酚 A、邻苯二甲酸盐和有机锡等化学物质。随着城市化迅速发展，在城市消费主义盛行的背景下，包装食品生产、餐饮业的快速发展使外出就餐越来越普遍，居民快餐、加工食品、膳食脂肪摄入量逐渐增加。为实现规模化，很多食品行业选择生产更多深加工、可口但营养价值较低的食品，增加了人们不健康食品的摄入机会。同时，中国外卖配送服务的迅速发展不仅会增加居民对不健康、高脂和高糖食品的消费，还会进一步减少居民的身体活动。城市规划和建筑环境中，公园、绿地面积和基础交通设施等则会通过影响日常生活、工作和娱乐等途径干预肥胖风险。

三、筛 查 方 法

（一）BMI

BMI 为体重（kg）/身高^2（m^2），可用来间接评估人体的脂肪成分。近 30 年来，BMI 是国际上测量与诊断超重和肥胖使用最广泛的指标。BMI 简单易用，在临床工作和流行病学研究中被广泛应用。

（二）腰围、腰臀比和腰围身高比

腰围（waist circumference，WC）、腰臀比（waist-to-hip ratio，WHR）和腰围身高比（waist-to-height ratio，WHtR）是反映中心性肥胖的间接测量指标，可用于预测疾病发生率和死亡率。在大型流行病学研究中，腰围和臀围容易测量。腰围是定义代谢综合征的关键标准之一，被广泛使用，并被认为是比 BMI 更便捷、更有效、与健康风险更紧密相关的测量指标。

（三）皮褶厚度

皮褶厚度（skinfold thickness）需要使用皮褶厚度卡尺对特定部位进行测量，包括了皮肤及皮下脂肪的厚度，常用测量部位有肱三头肌、肩胛下角、腹部的皮褶厚度，该方法可用于间接评估身体脂肪的含量及分布。大型流行病学研究中，测量皮褶厚度相对容易操作，并可用于预测总体脂肪和区域脂肪分布。

（四）双能 X 线吸收法

双能 X 线吸收法（dual energy X-ray absorptiometry，DXA）被认为是测量身体成分，包括脂肪成分的量和分布的金标准，可对三大身体成分（去脂体重、脂肪量、骨密度）进行特定分区测量，如手臂、腿部以及躯干，在测量体脂及去脂体重方面具有良好的重复性及准确性。

（五）生物电阻抗分析法

生物电阻抗分析法（bio-electrical impedance analysis，BIA）是指给被试者身体通过安全的电流，测量其从手腕到脚腕的电流情况。人体组织中非脂肪成分含水较多，具有比脂肪组织更小的电阻抗，因此，脂肪含量高的人，电流通过身体的速度要比脂肪含量低的人慢。通过 BIA 可得到丰富的数据，包括体重、体脂肪、骨骼肌、体脂百分比等。相比于 DXA，BIA 设备具有快速、操作简便、价格低廉、无创、安全等特点，因而应用广泛。

四、分　期

根据 BMI 及是否合并并发症对超重和肥胖进行分期，共分为以下四期。0 期：超重，无超重或肥胖相关疾病前期或相关疾病。1 期：超重，伴有 1 种及以上超重或肥胖相关疾病前期；或肥胖，无或伴有 1 种及以上超重或肥胖相关疾病前期。2 期：超重或肥胖，伴有 1 种及以上超重或肥胖相关疾病。3 期：超重或肥胖，伴有 1 种及以上超重或肥胖相关疾病重度并发症。

五、饮食干预

（一）限能量膳食

限能量膳食（calorie restrict diet，CRD）是指在目标能量摄入基础上每日减少能量摄入 500～1000kcal（男性为 1200～1400kcal/d，女性为 1000～1200kcal/d），或较推荐摄入量减少 1/3 总能量，其中碳水化合物占每日总能量的 55%～60%，脂肪占每日总能量的 25%～30%。越来越多的研究表明，CRD 是有效的体重管理方法，能够减轻肥胖者体重，减少体脂含量，进而减轻机体炎症反应，降低代谢综合征组分，减少心血管疾病危险因素，改善睡眠质量，并缓解焦虑症状。老年人应避免使用极低能量饮食，否则可能会下调骨骼肌蛋白合成并加速蛋白质分解，导致老年人骨骼肌肌肉质量和肌力降低，并增加体液和电解质失衡风险。

（二）高蛋白饮食

高蛋白饮食（high protein diet，HPD）包括相对数量（蛋白质供能比）和绝对数量（蛋白质摄入量）的界定，多数 HPD 指每日蛋白质摄入量超过每日总能量的 20%或 1.5g/（kg·d），但一般不超过每日总能量的 30%或＞2.0g/（kg·d）的膳食结构。多项研究证实，HPD 能减轻饥饿感，增加饱腹感和静息能量消耗。由于摄入的蛋白质不能被人体储存而需立即进行代谢和利用（包括肽合成、新蛋白质合成、尿素生成和糖异生），代谢过程需要消耗大量三磷酸腺苷。多项研究显示，HPD 能减轻体重，改善一系列心血管疾病的危险因素，包括葡萄糖稳态和血脂改善等。与常规蛋白质膳食相比，HPD 更能显著减轻体重、缩小腰围。高蛋白饮食减重可有效减轻肥胖老年人总体重和脂肪质量，且有助于保持瘦体重和活动能力。

1. 膳食蛋白质应均衡分配至各餐中　研究显示，当老年人每餐蛋白质摄入量少于 20g 时，肌肉蛋白合成变得迟钝；而每餐摄入蛋白质为 25～30g 时，可最大限度地刺激老年人肌肉蛋白的合成。不同来源的蛋白质（植物蛋白和动物蛋白）对脂肪量的减少或增加有不同影响，从动物源食品中提取的蛋白质在诱导肌肉蛋白合成方面最有效。

2. 适量补充　适量补充 β-甲基-β-羟基丁酸，并联合适当运动可改善老年人骨骼肌质量和力量，维持骨骼肌功能，瘦体重显著增加，且上肢与下肢力量显著增强。

（三）低碳水化合物饮食

低碳水化合物饮食（low carbohydrate diet，LCD）通常指膳食中碳水化合物供能比≤40%，脂肪供能比≥30%，蛋白质摄入量相对增加，限制或不限制总能量摄入的一类饮食。极低碳水化合物饮食（very low carbohydrate diet，VLCD）以膳食中碳水化合物供能比≤20%为目标。生酮饮食是 VLCD 的极特殊类型，《中国超重/肥胖医学营养治疗指南（2021）》建议在充分考虑安全性的情况下，尝试其他减重饮食模式干预无效后，在临床营养师指导下可进行短期生酮饮食管理，除监测血酮体外，还应监测肝肾功能、体成分的变化，并密切关注血脂水平。

（四）间歇性能量限制

间歇性能量限制（intermittent energy restriction，IER）是按照一定规律在规定时期内禁食或给予有限能量摄入的饮食模式。多项研究发现，IER 不仅对减重有效，而且对代谢性疾病也具有重要作用。目前常用的 IER 方式包括：隔日禁食法（每 24h 轮流禁食）、4∶3 或 5∶2 IER（在连续/非连续日每周禁食 2～3 天）等。在 IER 的禁食期，能量供给通常在正常需求的 0%～25%。

（五）低血糖指数饮食

低血糖指数（glycemic index，GI）食物具有低能量、高膳食纤维的特性，可使胃肠道容受性舒张，增加饱腹感，有利于降低总能量摄入。低 GI 饮食可降低餐后血糖峰值，减少血糖波动、胰岛素分泌的数量及降低其分泌的速度，从而降低餐后血糖和胰岛素应答，促进脂肪酸合成和储存，阻止脂肪动员和分解，降低游离脂肪酸水平和拮抗激素的反应，增加胰岛素敏感性。

（六）多种饮食模式

1. 终止高血压饮食　强调增加蔬菜、水果、低脂（或脱脂）奶、全谷类食物摄入，减少红肉、油脂、精制糖及含糖饮料摄入，进食适当的坚果、豆类，从而提供丰富的钾、镁、钙等矿物质和膳食纤维，增加优质蛋白和不饱和脂肪酸摄入，减少脂肪尤其是饱和脂肪酸和胆固醇摄入。

2. 地中海饮食　以植物性食物为主，包括全谷类、豆类、蔬菜、水果、坚果等；鱼、家禽、蛋、乳制品适量，红肉及其产品少量；食用油主要是橄榄油；适量饮用红酒。

六、运动干预

缺乏身体活动是超重和肥胖的重要危险因素之一，运动的作用是通过增加能量消耗达到负能量平衡。运动减重存在显著的剂量–效应关系。有氧运动通过增加能量消耗、脂肪供能比来减少体内脂肪的蓄积。抗阻运动可通过增加瘦体重的比例提高代谢率或增加肌肉力量来增加身体活动量。老年人根据自身健康状况和运动能力，在专业医师的指导下制订运动计划，根据个性化原则和循序渐进原则，采用有氧运动结合抗阻运动为主，通过变换运动方式或采用高强度间歇运动，在保障安全的前提下，提高运动收益。建议每周进行适当中低强度有氧运动至少 150min，每周 3～5 天；抗阻训练 2 次/周，隔天进行，加强平衡训练。对于运动依从性较差的个体，可利用零碎时间累积多次短时运动，在运动量相同的情况下，多次短时运动减重效果甚至优于一次连续长时间运动。

七、心理及行为干预

肥胖人群中心理问题的发生率高于正常人群，其中抑郁、焦虑、进食障碍是发生率最高的三种心理表现。因此，肥胖的治疗不仅仅局限在生活方式干预、手术减重等生理层面，更应关注其心理干预，包括心理评估及心理、行为治疗。肥胖者容易导致过度进食并引发罪恶感而陷入恶性循环中，此类患者更可能会因为各种心理社会原因而拒绝寻求减重帮助，甚至引发自杀等高危行为。此外，减重所引起的能量负平衡和能量储备的降低会促使中枢和外周调节因素发生改变，从而导致减重者食欲的增加和能量消耗的减少，引起减重后复重。在医疗活动中，医护人员应对肥胖患者表达充分的尊重，仔细倾听并建立信任关系，通过心理评估及时发现可能存在的心理问题并给予积极的引导、干预，如此能够增强患者减重治疗的信心，提高治疗效果。通过调整超重和肥胖患者的生活环境及心理状态，帮助患者理解和认识体重管理的重要性、肥胖及其危害，从而作出积极的行为改变，其中包括自我监控、控制进食、刺激控制、认知重建和放松技巧等。近年来，正念治疗在减重领域中的应用证据也与日俱增。通过小组和面对面个人辅导的干预，可以维持远期减重效果。

【思考题与实践应用】

1. 临床上为糖耐量异常的老年患者采用低血糖指数饮食，请问该饮食的优点有哪些？

2. 对老年超重和肥胖患者给予高蛋白饮食，有哪些优点？

（王爱霞　木冬妹）

第五节　再喂养综合征

【问题与思考】

1. 再喂养综合征会有哪些临床表现？

2. 某男，75 岁，身高 165cm，体重 45kg。患者因结肠癌行造瘘口手术后 3 天，现准备予以全流质饮食，请问如何预防患者出现再喂养综合征？

一、概　　述

再喂养综合征（refeeding syndrome，RFS）是指严重营养不良或禁食患者在重新接受能量供给后（包括经口、肠内及肠外途径），出现的电解质紊乱、体液潴留、糖代谢改变及由此产生的一系列代谢紊乱，严重者可出现危及生命的低磷血症，常在开始营养后的 72h 内出现，是纠正老年患者营养不良过程中常出现的致命并发症之一。再喂养综合征由伯奇（Burge）在 1948 年首次提出，用来描述在第二次世界大战期间，长期饥饿的犯人在恢复正常饮食后出现的心力衰竭、四肢水肿、昏迷等症状。2020 年，美国肠外肠内营养学会（American Society for Parenteral and Enteral Nutrition，

ASPEN）将其定义为在开始为营养不良患者提供能量后不久（几个小时到几天），出现磷、钾和（或）镁的 1 种以上水平降低，或维生素 B_1 缺乏的表现。因临床表现缺乏特异性，常易被忽视，导致临床医务人员对其认识不足。老年患者随着年龄增加，各器官功能均有所减退，代偿功能下降，且高龄危重症患者由于应激反应容易导致代谢失调，更容易出现内环境紊乱。因此，当重新再喂养时，老年患者更容易出现电解质紊乱和水钠潴留，从而导致其发生再喂养综合征。

二、流 行 病 学

再喂养综合征的发病率为 0.43%～34%，一家大医院对 10 197 例住院超过 1 年的患者进行研究，发现严重低磷血症（＜0.33mmol/L）的发生率是 0.43%，病死率也有所增加。特定的患者群体，特别是老年患者、厌食症患者和危重症患者的再喂养综合征发生率较高。卡根斯基（Kagansky）等在一所老年医疗中心进行 2.7 年的调查中发现，2307 例老年患者的再喂养综合征发生率为 14.1%。一项纳入基于内科疾病的 178 例老年患者的研究显示，54% 的患者被认为存在再喂养综合征高风险，实际确诊为再喂养综合征的有 8%。一项纳入 337 例重症监护病房（intensive care unit，ICU）患者的回顾性研究显示，符合再喂养综合征者高达 36.8%。近 3/4 的老年住院患者存在营养风险，342 例营养不良的年龄在（83.1±6.8）岁的 ICU 患者中，再喂养综合征的发生率为 69.9%（约 2/3 为女性）。另一项 43 例老年营养不良患者的研究中[年龄（83.8±7.5）岁，58% 是女性]，血清镁和磷酸盐平均基线浓度分别为 0.89mmol/L 和 1.07mmol/L，10 例患者的血清镁浓度下降了 0.2mmol/L，而 20 例患者的磷酸盐浓度轻度下降，没有出现明显的再喂养综合征，说明再喂养综合征的发生与基线离子的水平有关。

三、危险因素和判断标准

发生再喂养综合征的危险因素总体可分为三类：①患者自身疾病情况，包括急性或慢性营养不良、肿瘤位置及病情严重程度等；②患者因疾病障碍导致摄食不足，包括疼痛、吞咽困难和食欲不振；③医疗技术，包括放疗、化疗、肠外营养、肠内营养及手术方式，放化疗患者容易发生口腔炎症从而影响自身营养的摄入，则容易发生营养不良。放化疗可引起患者呕吐，而反复呕吐可导致磷酸盐、镁和钾等电解质紊乱，引起再喂养综合征。目前已知的相关危险因素还包括喂养前低钾、低磷、低镁血症、低白蛋白血症、高龄、恶性肿瘤化疗后、神经性厌食、长期使用抑酸剂、低胰岛素样生长因子（IGF-1）、NRS 2002 评分≥3 分等。再喂养综合征更易在特定患者群中出现，如患有厌食症、慢性酒精中毒、难治性糖尿病、恶性肿瘤、炎症性肠病、短肠综合征、慢性胰腺炎等的患者，这些患者均存在营养代谢异常，包括营养物质摄入不足、吸收不良、消耗增多、代谢障碍等。

根据英国国家卫生与临床优化研究所（National Institute for Health and Clinical Excellence，NICE）指南，再喂养综合征患者有以下 1 个或多个表现：①BMI＜16kg/m²；②无意减肥，但在过去 3～6 个月体重下降大于 15%；③进食减少或禁食超过 10 天；④在恢复营养之前，患者的血清钾或镁水平低于正常值。或者患者有以下 2 个或多个表现：①BMI＜18.5kg/m²；②无意减肥，但在过去 3～6 个月体重下降大于 10%；③进食减少或禁食超过 5 天；④有酗酒史或应用药物史，包括胰岛素、化疗药物、抗酸剂或利尿剂等。

短期营养评估问卷是 2004 年荷兰某大学医学中心营养学系设计的再喂养综合征风险评估工具，该问卷总分为 5 分。其内容包括：①无意减肥，但过去 6 个月内体重下降大于 6kg（记 3 分），或在过去 1 个月内体重下降大于 3kg（记 2 分）；②在过去的 3 天内，几乎没有营养的摄入，或 1 周内营养素摄入均少于正常量（记 1 分）；③过去的 1 个月内，管饲营养或仅给予营养饮料（记 1 分）。0～1 分为无营养风险；2 分为中等风险；3～5 分为高风险。

四、发病机制

在饥饿早期，体内贮存的糖原被迅速分解转化为葡萄糖，同时机体由碳水化合物供能转化为脂肪和蛋白质供能，出现血浆胰高血糖素水平上升而胰岛素水平下降。此时，由于缺乏外源性能量供给，肌肉和脂肪组织发生分解，产生的酮体和游离脂肪酸取代葡萄糖成为主要能量来源。长期饥饿时，细胞内磷、钾、镁等电解质及维生素被严重消耗，但血清浓度可能仍在正常范围内，这是由其在饥饿期间发生浓缩且排出减少所致。因此，即使营养不良的饥饿患者在喂养前电解质浓度正常，也不能排除其发生再喂养综合征的可能。当进行人工再喂养后，机体从原本的分解代谢向合成代谢转变，出现血糖升高、胰岛素分泌增多、胰高血糖素分泌减少。升高的胰岛素刺激糖原、脂肪和蛋白质的合成，这一过程需要磷、钾、镁离子以及辅助因子维生素 B_1 的参与。这些离子与葡萄糖一同跨细胞膜进入细胞内，并将细胞外水分子顺浓度梯度带入细胞内，使得原本几乎耗尽的磷、钾、镁等电解质水平进一步下降。在这一时期，ATP 及 2,3-二磷酸甘油酸（2,3-BPG）的合成增加，使得磷的消耗增加，血清磷水平进一步下降。此外，胰岛素释放增加还可诱导肾脏排钠排水减少，导致细胞外液体量及体重增加，出现外周水肿、肺水肿、心力衰竭等表现。糖代谢和蛋白质合成的增强还消耗维生素 B_1。维生素 B_1 缺乏时，蛋白质合成受阻，血清支链氨基酸增多，其生酮、氧化途径增强；在维生素 B_1-双磷酸盐减少的条件下，酮体脱羧、脱氢反应受阻，导致乳酸盐和酮酸盐积聚和代谢性酸中毒，加剧呼吸衰竭，使小动脉和小静脉扩张，导致充血性心力衰竭，并且随着时间的推移日趋严重。维生素 B_1 是胆碱酯酶抑制剂，营养治疗阶段机体需求增加、储量较少（30 mg），导致乙酰胆碱分解增多，神经传导受阻，表现为上升性对称性感觉、运动、反射障碍和记忆障碍，如麻痹、肌痛、韦尼克脑病等。这一系列电解质及能量代谢紊乱，最终导致呼吸肌细胞、心肌细胞、神经细胞及全身各器官细胞功能障碍，出现心力衰竭、呼吸困难、意识障碍等严重临床表现。

五、临床表现

（一）低磷血症

低磷血症（血磷含量<0.8mmol/L）是再喂养综合征的最主要特征。其进展迅速，在再喂养开始后的 48h 内即可出现。磷广泛参与细胞膜、核酸和核蛋白的合成，是细胞结构不可或缺的一部分。此外，磷还参与酸碱缓冲对的形成和 ATP 合成，在糖酵解及氧化磷酸化等代谢过程中发挥重要作用。由于磷广泛存在于全身各个脏器，因此磷缺乏可导致全身器官功能障碍，临床表现为心力衰竭、呼吸困难、意识障碍、横纹肌溶解、感觉异常、心律失常等。

（二）低钾血症

低钾血症（血钾含量<3.5mmol/L）是再喂养综合征的另一特征。钾离子是细胞内最丰富的阳离子，参与多种细胞活动。细胞膜上的钠–钾 ATP 转运酶确保细胞内高钾状态，参与细胞内外钠、钾离子的交换，维持细胞膜内外电解质稳定及酸碱平衡。低钾血症与许多临床事件相关，包括心律失常、感觉异常、肌张力减退等。严重低钾血症（血钾含量<2.5mmol/L）可诱发横纹肌溶解、肝性脑病、麻痹性肠梗阻甚至危及生命。

（三）低镁血症

镁离子可作为再喂养综合征的独立预测因素。镁离子作为一个重要的辅助因子，参与体内多种生物反应，如氧化磷酸化及 ATP 合成。对维持细胞膜电位也具有重要作用。当血清镁离子浓度小于 0.70mmol/L，即可诱发恶性心律失常和癫痫发作。此外，腹痛、厌食症及神经肌肉异常也偶有发生。

（四）维生素 B_1 缺乏

维生素 B_1 是多种酶促反应的必需辅助因子，如丙酮酸转化为乙酰辅酶 A 途径等，在以碳水化合物为主的喂养中，细胞内维生素 B_1 的利用显著增加。缺乏维生素 B_1 会导致科萨科夫综合征或韦尼克脑病，临床表现为眼外肌麻痹、共济失调、精神异常、癫痫发作，及短期记忆损失和交流障碍等。缺乏维生素 B_1 还可导致丙酮酸和乳酸堆积，出现致命性代谢性酸中毒。

（五）水钠潴留

机体能量代谢改变对体液平衡有着重大影响。当进食碳水化合物后，胰岛素分泌增加诱发肾脏保钠保水，机体发生水钠潴留。与此同时，抗利尿激素分泌增加及肾素–血管紧张素醛固酮系统被激活，使得水钠潴留进一步加重，继而发生外周水肿，最终出现充血性心力衰竭、肺水肿等临床表现。

（六）葡萄糖及脂代谢紊乱

当进行再喂养后，体内血糖升高，持续、快速补充葡萄糖可出现高血糖，严重者可发生高渗性非酮症性昏迷、酮症酸中毒、代谢性酸中毒等。此外，脂肪摄入增加可引起高甘油三酯血症、脂肪肝和肝功能异常。因此必须控制每天的脂肪摄入量在机体最大消脂能力范围内，过多地摄入脂肪会加重危重患者的代谢负担。

六、预防与治疗

NICE 提出：如果患者被鉴定为再喂养综合征高危患者，营养支持应该从低能量开始，并注意补充维生素 B_1，还应密切关注患者的血钾、磷酸盐及液体的需求，限制钠盐的摄入，而且钾、磷酸盐、镁的给予需超过维持量。

（一）能量的补充

研究发现，对患者进行再喂养时，若患者的能量来源以碳水化合物为主，患者更易发生再喂养综合征。患者低氨基酸摄入时，发生低磷血症的可能性将会降低。因此，营养支持的成分构成比能量总数本身重要，碳水化合物的摄入量最大不能超过总能量摄入的 40%，蛋白摄入量不能超过 1.5g/kg，脂肪摄入量不应超过机体的每日最大脂质清除能力（在成年机体，约 3.8g/kg）。现在的指南一般推荐慢、低能量的营养支持来避免再喂养综合征，NICE 提出逐渐增加能量摄入，体重每周增加 0.5~1.0kg 为宜，而且保证最开始的能量摄入低于每日所需能量，如为再喂养综合征高危患者，营养支持应该从 10kcal/（kg·d）的低能量开始，并且至少 4 天后才可对患者进行正常能量的营养支持。也有专家提出，在严重高危患者（BMI<14kg/m^2，超过 14 天没有或很少的能量摄入，再喂养开始前维生素、微量元素缺乏），以每天 5kcal/kg 的能量开始给予营养支持。但危险的是，再喂养若是过于谨慎会导致营养不良综合征，同时由于不充足的能量摄入，会增加患者的发病率和病死率。

（二）维生素的补充

专家建议，在患者开始营养支持的前 10 天，即可开始每日对患者补充 100~300mg 维生素 B_1，优先选用肠内营养途径，肠外营养患者建议采用静脉输注方式。根据患者不同，维生素 B_1 口服剂量为 100mg/d（100mg/次，1 次/d）到 300mg/d（100mg/次，3 次/d）不等；静脉给药应在饭前 30min，剂量为 50~250mg/d（1 次/d）。研究发现，当给予长期饥饿的患者补充维生素 B_1 时，患者的发病率和病死率都会降低。有严重营养不良的老年患者，更应尽早补充维生素 B_1。还应监测患者维生素 B_6、维生素 B_{12} 和叶酸浓度。

（三）电解质和酸碱失衡的纠正

再喂养前应监测电解质，主要是磷酸盐、钾和镁，电解质严重失衡的患者不建议肠外营养。为再喂养综合征高风险患者补充电解质是预防再喂养综合征的重要措施，研究显示，口服补充电解质可有效预防再喂养综合征。老年患者在住院期间发生低磷血症时，不仅住院时间延长，住院的病死率也上升，长期生存率会降低。对低磷酸盐血症患者，将 10mmol 磷酸二氢钾在 100ml 生理盐水中稀释，每 6h 口服 1 次，每次保证 30min 内口服完毕，最多 40～50mmol/d；对低镁血症患者，将 1～2g 硫酸镁在 100ml 生理盐水中稀释，每 6～12h 口服 1 次，每次保证 30min 内口服完毕。维生素 B$_1$ 缺乏可引起高阴离子间隙代谢性酸中毒，需监测血浆中 Na$^+$、K$^+$、HCO$_3^-$、Cl$^-$的浓度，以便及时发现高阴离子间隙代谢性酸中毒。

（四）微量元素的补充

如果条件允许，微量元素的血浆浓度应该 1～2 周测量 1 次，并根据检测结果给予患者每日补充 2.5～5mg 锌、20～70mg 硒、0.3～0.5mg 铜。

（五）液体管理

患者易出现外周水肿、心力衰竭等症状，因此需严格控制液体补充量。低风险的患者液体补充量控制在 30～35ml/（kg·d）；中风险患者推荐初始液体补充量 25～30ml/（kg·d），第 4 天开始给予 30～35ml/（kg·d）；高风险患者则建议第 1～3 天给予 20～25ml/（kg·d），第 4～6 天给予 25～30ml/（kg·d），第 7 天开始给予 30～35ml/（kg·d）。此外，为避免加重循环负荷，在液体管理的同时，需关注血钠的水平，对于高危患者建议控制钠的摄入量＜1mmol/（kg·d）。

（六）指标监测

动态监测的内容主要包括体重、液体出入量、基本生命体征（血压、心率、呼吸、血氧饱和度等）、临床症状（水化状态、水肿、心肺功能等）及实验室指标（肝肾功能、电解质、血糖、血脂、血肌酐等）。此外，对于监测的频率，推荐每日复查电解质 2～3 次，必要时可增加次数；每日记录液体出入量和体重，病情不稳定或严重摄入不足的患者建议予以心肺监护，定期评价营养治疗的疗效。

【思考题与实践应用】

1. 再喂养综合征的高危人群会有哪些表现？
2. 如何对再喂养综合征患者进行能量的补充？

（王爱霞　木冬妹）

第五章 各类食物的营养价值

【学习目标】

1. 掌握 粮谷类、豆类、油料及坚果类、蔬菜和水果类、肉类和鱼类、奶类及乳制品、蛋类及蛋制品的营养价值特点。

2. 熟悉 食物加工、烹调、储存条件对食物营养价值的影响。

3. 了解 食物营养价值的评定方法与应用。

第一节 食物营养价值的评价

【问题与思考】

1. 中国居民慢性病发病率的增加与食物的不合理消费是否有关？

2. 针对目前的中国居民的健康状况，该如何进行膳食结构的合理调整？

食物是人类赖以生存的物质基础，是各种营养素和有益的生物活性物质的主要来源。根据食物的来源可分为两类，即植物性食物（及其制品）和动物性食物（及其制品）。食物营养价值（nutritional value）是指食物中所含的营养素与能量满足人体营养需要的程度，包括营养素的种类、数量和比例，被人体消化吸收和利用的效率，所含营养素之间如何相互作用等几个方面。对于食物而言，如果营养素种类齐全、数量充足、相互之间的比例关系适宜且易于消化和吸收，则这种食物的营养价值通常是较高的。但是对于同一种食物，不同的人摄取后，所起的营养效应则各不相同。如母乳，对于 6 月龄前的婴儿来说是理想、最有营养的天然食物，能满足其生长发育需求，但不能满足 6 月龄以上婴幼儿的生长发育。

因此，食物的营养价值并非绝对的，而是相对的。食物除满足人的营养需要之外，尚有社会经济和文化习俗等方面的意义。食物的购买和选择取决于价格、口味嗜好、传统观念和心理需要等多种因素。

一、食物营养价值的评价与常用指标

每一种食物都有其独特的营养价值，除去某些特别设计的食物（如患者用要素膳），没有一种食物的营养价值能全面到足以满足人体的全部营养需要。了解食物营养价值并进行评价对合理安排膳食具有重要意义。

（一）营养素的种类及含量

对于不同的食物，热能和营养素的含量不同；对于同一食物，不同品种、不同部位、不同产地、不同成熟程度之间也有相当大的差别。食物成分表中营养素含量只是这种食物的一个代表值。

一般认为，食物中所含营养素的种类和比例越接近人体需要，营养价值越高。食物所含营养素不全或者个别营养素含量低，或营养素相互之间的比例不当，或存在不易让人体消化吸收成分，都会影响食物的营养价值，从而影响人体健康。所以评定食物营养价值时，首先应对其所含营养素的种类以及含量进行分析确定。在实际工作中除用化学分析法、仪器分析法、微生物法、酶分析法等来测定食物中营养素种类和含量外，还可通过查阅食物成分表来初步评定食物的营养价值。另外，用"营养计算器"软件分析或检测我们日常生活中的饮食营养状况，及时调整食物摄入量，确保膳食合理以及营养均衡，也是一个方便快捷的方法。

（二）营养素质量

在评价某食物或某营养素价值时，营养素的质与量是同等重要的。如蛋白质的优劣体现在其氨基酸模式以及可被消化利用的程度；脂肪的优劣则体现在脂肪酸的组成以及脂溶性维生素的含量等方面。

美国营养机构于 20 世纪 80 年代提出了能量密度（energy density）和营养素密度（nutrient density）的概念，即与某类人群推荐摄入量相比，一定量食物所提供的能量或营养素所占的比例，计算公式如下：

$$能量密度 = \frac{一定量食物提供的能量}{能量推荐摄入量标准} \qquad (5\text{-}1)$$

$$营养素密度 = \frac{一定量食物中某种营养素含量}{相应营养素的推荐摄入量标准} \qquad (5\text{-}2)$$

营养质量指数（index of nutrition quality，INQ）是指某食物中营养素能满足人体营养需要的程度（营养素密度）与该食物能满足人体能量需要的程度（能量密度）的比值。INQ 是评价食物营养价值的常用指标。

$$INQ = \frac{某营养素密度}{能量密度} \qquad (5\text{-}3)$$

当 INQ=1 时，表示食物的该营养素与能量含量达到平衡，二者满足人体需要的程度相等，既不会引起不利也不会不足，为营养质量合格的食物。

当 INQ>1 时，说明食物提供该营养素的能力高于提供能量的能力，营养价值高，也为营养质量合格的食物，特别适合于超重或肥胖者。

当 INQ<1 时，表示此食物提供营养素的能力低于提供能量的能力，长期食用此种食物，可能会发生该营养素的缺乏或能量过剩，该食物的营养价值低，属于营养质量不合格食物。

例如，牛奶是具有很好营养价值的食物，由于它的含水量很高，占86%～90%，如果单从食物成分表观察，牛奶中蛋白质的含量只占 2.8～3.3g/100g，这在各种食物中是很低的；而粳米中含有的蛋白质达到 7.7g/100g，比牛奶高许多。但实际上，我们是根据食物热量能否满足人体热量需求来确定食物摄入量的，给婴儿喂牛奶也必须以满足热量需求为标准。因此如果我们将摄取牛奶的量按摄入 1000kJ 热量计算，具有 1000kJ 热量的牛奶，其蛋白质达 55g，蛋白质含量非常丰富。用营养质量指数的办法计算 1000kJ 热量大米的营养价值，它的蛋白质有 22g，比牛奶的蛋白质含量低得多。INQ 反映了人在吃饱时（即满足热量需求时）摄取到的每种营养素的数量是多少。

INQ 是评价食物营养价值的一个简单指标，其优点在于它可以根据不同人群需求来分别进行计算，由于不同人群的能量和营养素参考摄入量不同，所以同一食物不同人食用其营养价值是不同的。

以成年男子轻体力劳动的营养素与能量的 DRIs 计算出鸡蛋、大米、大豆中蛋白质、视黄醇、维生素 B_1 和维生素 B_2 的 INQ，见表 5-1。

表 5-1 鸡蛋、大米、大豆中几种营养素的 INQ

类别	指标	能量/kcal	蛋白质/g	视黄醇/μg	维生素 B_1/mg	维生素 B_2/mg
成年男子轻体力劳动	RNI	2250	65	800	1.40	1.40
鸡蛋 100g	值	139	13.10	255.00	0.09	0.31
	INQ	—	3.26	5.16	1.04	3.58
大米 100g	值	346	7.90	—	0.15	0.04
	INQ	—	0.79	—	0.70	0.19

续表

类别	指标	能量/kcal	蛋白质/g	视黄醇/μg	维生素 B_1/mg	维生素 B_2/mg
大豆 100g	值	390	35.00	18.00	0.41	0.20
	INQ	—	3.11	0.13	1.69	0.82

（三）营养素在加工烹饪过程中的变化

食物的营养价值也受储存、加工和烹调的影响，多数情况下，食物过度加工会引起某些营养素的损失，其中以 B 族维生素为主，但也有些食物经过加工、烹调提高了营养素的吸收利用率，如大豆制品、发酵制品等提高了蛋白质的利用率。因此，食物加工处理应选用适当的加工技术，尽量减少食物中营养素的损失。

（四）营养素的生物利用率

食物中存在的营养素往往不是人体可以直接利用的，而必须经过消化、吸收和转化才能发挥其营养作用。所谓营养素的生物利用率（bioavailability）指的是食物中所含的营养素在人体代谢中的利用程度。在不同的食物中，不同的加工烹调方式，以及与不同食物成分同时摄入时，营养素的生物利用率会有差别。通常利用大、小白鼠等动物实验获得对某个整体或混合食物的评价，即用待评定的食物饲养实验动物一段时间后，计算饲料消耗量与动物体重增加量的百分比。其意义是得出摄入的食物有多少可转化成动物的体重，计算公式为

$$生物利用率 = \frac{饲养期间动物体重增加量(g)}{饲养期间动物饲料消耗量(g)} \times 100\% \tag{5-4}$$

以下 4 项是影响营养素生物利用率的主要方面。

（1）食物的消化率：例如，虾皮中富含钙、铁、锌等元素，然而由于它很难被彻底嚼碎，其消化率较低，因此其中营养素的生物利用率受到影响。

（2）食物中营养素的存在形式：例如，在植物性食物中，铁主要以不溶性的三价铁复合物存在，其生物利用率较低；而动物性食物中的铁为血红素铁，其生物利用率较高。

（3）食物中营养素与其他食物成分共存的状态：其共存的状态既可以表现为干扰作用，也可能起到促进吸收的效果，例如，在菠菜中由于草酸的存在使钙和铁的生物利用率降低。

（4）人体的需要状况与营养素的供应充足程度：在人体需求增加或是食物供应不足时，许多营养素的生物利用率提高；反之，在供应过量时便降低。

因此，评价一种食物中的营养素在膳食中的意义时，不能仅仅看其营养素的绝对含量，还要看其在体内可利用的数量。否则就可能作出错误的食物选择。

（五）食物的血糖生成指数

1998 年，WHO/FAO 专家会议建议将食物的 GI 用于评价食物碳水化合物对血糖的影响，评价食物碳水化合物的营养价值，进而从侧面反映食物营养价值的高低。

GI 指碳水化合物使血糖升高的相对能力，反映了机体对食物中碳水化合物的利用程度。一般以一定时间内含 50g 碳水化合物的食物餐后血糖反应曲线下的面积与含等量碳水化合物的标准食物（一般用葡萄糖）餐后血糖反应曲线下的面积之比乘以 100 所得的数值。血糖指数在 70 或以上的食物称为高血糖生成指数食物，在 56～69 的称为中等血糖生成指数食物，在 55 或以下的为低血糖生成指数食物。部分食物的血糖生成指数见表 5-2。

血糖过高和代谢紊乱是糖尿病等疾病发病的重要原因。正常人的血糖水平过高也会诱发肥胖、高血压等疾病。选择血糖指数适量的食物不仅适用于糖尿病等患者，对健康者也有重要的意义。血

糖生成指数低的食物具有预防超重和肥胖进而预防营养相关慢性病的作用。血糖生成指数也是目前衡量膳食平衡与调控糖尿病的营养学指标。

表 5-2　部分食物的血糖生成指数（葡萄糖=100）

食物	GI	食物	GI	食物	GI	食物	GI
面包	69	果糖	20	蜂蜜	75	苹果	39
大米	72	马铃薯	80	乳糖	90	香蕉	62
糯米	66	麦芽糖	108	牛奶	36	扁豆	29
玉米粥	80	胡萝卜	92	蔗糖	60	豌豆	33

资料来源：周才琼，周玉林，2006. 食品营养学. 北京：中国计量出版社.

（六）食物抗氧化能力

随着食物营养学研究的深入，食物的抗氧化能力也是评价食物营养价值的重要内容。食物中抗氧化的成分包括食物存在的抗氧化营养素和植物化学物，前者如维生素 E、维生素 C、硒等，后者如类胡萝卜素、番茄红素、多酚类化合物等。

抗氧化营养素分布于各种食物中，而植物性化学物常见于各类植物性食物，尤其是深色水果、蔬菜和谷物。如玉米、绿叶菜及黄色蔬菜拥有丰富的胡萝卜素，柑橘类水果含萜类化合物较多，而大豆、葛根和亚麻籽含植物雌激素较多，植物固醇多见于豆类、坚果、植物油。植物性化学物具有多种生物活性，主要表现在以下几个方面。

1）抑制肿瘤作用：蔬菜、水果中富含植物化学物多有预防人类癌症发生的潜作用，日常蔬菜和水果摄入量高的人群较摄入量低的人群癌症发生率要低 50%左右。老年人群高发的乳腺癌和前列腺癌的低发病率似乎与食用大量蔬菜有关。

2）降低胆固醇作用：以多酚、皂苷、植物固醇和有机硫化物为代表的植物化学物具有降低胆固醇的作用。

3）调节血压、血糖、血小板和凝血等。

无论是抗氧化营养素还是植物性化学物，它们进入人体后均可以防止体内自由基产生过多，并具有清除自由基的能力，从而预防自由基水平或总量过高，有助于老年人增强机体抵抗力和预防营养相关慢性病，所以这类具有抗氧化营养成分含量高的食物通常被认为营养价值也比较高。

（七）食物中的抗营养因子

有些食物中存在抗营养因子，如植物性食物中所含的植酸、草酸等可影响矿物质的吸收，大豆中含有蛋白酶抑制剂及植物红细胞凝血素，生蛋清中的生物素结合蛋白影响生物素的利用等，这些物质会对食物的营养价值和人体健康产生不良影响，所以应当通过适当的加工烹调使之失活。因此，在进行食物营养价值评价时还要考虑抗营养因子的存在。

二、评价食物营养价值的意义

对食物的营养价值进行评价具有以下重要意义。

1）可以全面了解各种食物的天然组成成分，充分利用食物资源。

2）了解在加工烹调过程中食物营养素的变化和损失，采取相应的有效措施，最大限度地保存食物中的营养素，提高食物的营养价值。

3）指导人们科学合理选择、配制营养平衡膳食，以达到促进健康、增强体质、延年益寿及预防疾病的目的。

【思考题与实践应用】

1. 何为 INQ？如何评价该食物的营养价值？
2. 从哪些方面评定食物的营养价值？

（周筱艳　张朝晖）

第二节　粮谷类食物的营养

【问题与思考】

1. 简述粮谷类食物的营养特点。
2. 如何提高粮谷类食物的营养价值？

一、谷　类

中华民族的祖先崇尚"五谷为养"，始终都是以粮谷类的植物性食物为主。"五谷为养"指黍、秫、菽、麦、稻等谷物和豆类是滋养人体的主食，是人体最合理的能量来源，同时也是蛋白质、膳食纤维、B 族维生素和矿物质的重要供应者，对保障膳食平衡有举足轻重的作用。最新发布的《中国居民膳食指南（2022）》提倡食物多样，谷类为主，谷类为主是合理膳食的重要特征；在 1600～2400kcal 能量需要量水平下，建议成年人每人每天摄入谷类 200～300g，其中包含全谷物和杂豆类 50～150g。

谷类食物主要包括小麦、大米、玉米、小米及高粱等，其中我国人民以大米和小麦为主，称之为主食。谷类食物在我国膳食构成中占有重要地位。

（一）谷类结构和营养素分布

各种谷类其结构基本相似，主要由谷皮、糊粉层、胚乳、胚组成。

（1）谷皮：为谷粒外面的多层被膜，约占谷粒重量的 6%，主要由纤维素、半纤维素等组成，含较高的矿物质和脂肪。磨粉、碾米时谷皮成为麸皮，是饮料和高纤维食物的原料。

（2）糊粉层：糊粉层介于谷皮与胚乳之间，占谷粒重量的 6%～7%，含丰富 B 族维生素和较多的矿物质，但在碾磨加工时，易与谷皮同时混入糠麸中丢失，使食物的营养价值降低，而且加工精度越高，损失越大。

（3）胚乳：胚乳是谷类的主要部分，占谷粒总重的 83%～87%，含大量淀粉和一定量的蛋白质，还含有少量的脂肪、矿物质和维生素。蛋白质靠近胚乳周围部分较高，越向胚乳中心，含量越低。

（4）胚：位于谷粒一端，包括盾片、胚芽、胚轴和胚根四部分。胚芽富含脂肪，所以胚芽可以用于加工胚芽油。胚芽还富含蛋白质、矿物质、B 族维生素和维生素 E。胚芽柔软且韧性强，不易粉碎，在加工过程中易与胚乳分离混入糠麸中而丢失，所以精加工的谷类常因缺失胚芽造成营养价值降低。把胚芽磨入面粉中可提高面粉的营养价值，但不利于储藏。

（二）谷类的营养成分及特点

谷类食物中的营养素种类和含量因谷物的种类、品种、产地、施肥以及加工方法的不同而有差异。

（1）蛋白质：谷类蛋白质含量一般在 7.5%～15.0%；根据溶解度不同，可将谷类蛋白分为四类，即清蛋白（albumin）、球蛋白（globulin）、醇溶蛋白（gliadin）和谷蛋白（glutelin），其中以醇溶蛋白和谷蛋白为主。

谷类蛋白质一般所含的必需氨基酸组成不合理，如含大量谷氨酸、脯氨酸、亮氨酸，却缺乏赖氨酸、色氨酸和甲硫氨酸等必需氨基酸，故谷类蛋白质的营养价值低于动物性食物。因其赖氨酸含量低，通常为第一限制氨基酸。利用蛋白质互补作用将谷类与豆类等含丰富赖氨酸的食物混合食用，赖氨酸强化，以及改进氨基酸模式[如利用传统的杂交育种方法培育出高赖氨酸玉米（如奥帕克-2玉米突变体）]等，可弥补谷类食物赖氨酸的不足，提高谷类蛋白质的营养价值。

（2）碳水化合物：谷类含碳水化合物高，占总量的70%～80%，是碳水化合物最经济的来源，主要为淀粉（starch），其他为糊精、戊聚糖、葡萄糖、果糖和膳食纤维等。

谷类淀粉分为直链淀粉（amylose）和支链淀粉（amylopectin），一般直链淀粉为20%～25%，支链淀粉为75%～80%。直链淀粉由数千个葡萄糖分子通过 α-1,4 糖苷键线性连接而成，黏性差，遇碘呈蓝色，容易出现"老化"现象，形成难消化的抗性淀粉（resistant starch）。支链淀粉是以 α-1,6 糖苷键连接葡萄糖残基组成的支链与主链，黏性大，遇碘产生棕色反应，容易"糊化"，提高消化率，其血糖生成指数较直链淀粉大。直链淀粉和支链淀粉的比例因谷类品种不同而有差异，并直接影响谷类食物的风味及营养价值，如普通玉米淀粉约含 26%的直链淀粉，而糯玉米、高粱和糯米的淀粉几乎全为支链淀粉。目前已培育出含直链淀粉达 70%的玉米品种。

（3）脂肪：谷类脂肪含量普遍较低，为1%～4%，主要集中在糊粉层及胚芽处，除甘油二酯、甘油三酯外，还含少量植物固醇和卵磷脂。

小麦胚芽脂肪含量可达 10.1%，而玉米胚芽中脂肪含量则更高，一般在 17%以上，常用来加工玉米胚芽油。提取的玉米胚芽油不饱和脂肪酸含量达 80%以上，主要为亚油酸和油酸，其中亚油酸占油脂总量的 50%以上。

（4）矿物质：含量为 1.5%～3.0%，主要集中于谷皮、糊粉层和胚芽中，加工容易损失。主要是磷和钙，多以植酸盐的形式存在，几乎不能被身体吸收利用。

（5）维生素：谷类是 B 族维生素摄入的重要来源，如维生素 B_1、维生素 B_2、烟酸和维生素 B_6 等。谷类的维生素大部分存在于糊粉层和胚芽中，其中以维生素 B_1、烟酸较多，玉米和小麦胚芽中含有较多的维生素 E。

（三）谷类食物中的植物化学物

谷类含有多种植物化学物，主要存在于谷皮部位，包括黄酮类化学物、酚酸类物质、植物固醇、类胡萝卜素、植酸、蛋白酶抑制剂等，含量因不同品种有较大差异，在一些杂粮中含量较高。

（四）各类谷物的营养价值及其功效

（1）大米：大米中蛋白质含量为 8%～10%，较其他谷物质量更优，主要为谷蛋白。大米的营养价值与其加工程度有直接关系，以精白米和糙米比较而言，精白米在蛋白质、脂肪、纤维素、钙、B 族维生素含量方面都较糙米少；而发芽糙米食用性接近精白米，营养价值及生理功效大大超过糙米，更远胜白米，在增进人体健康、防治疾病等方面将发挥更有益的作用，有待成为新一代"医食同源"的主食产品。

大米是提供 B 族维生素的主要来源，是预防脚气病、缓解口腔溃疡炎症的重要食疗资源。米汤能刺激胃液分泌，有助于消化，并对脂肪吸收具有促进作用。

（2）小麦：小麦含有 12%～14%的蛋白质，而面筋占总蛋白质的 80%～85%，硒的含量比大米高 15 倍，所含的钾、钙、铁、锰等均比大米高。由于小麦所含的营养素在籽粒中分布不均，所以小麦粉加工程度越高，面粉越白，其中所含的维生素和无机盐含量就越低。长期以精白面粉为主食，会引起多种营养缺乏病。

（3）玉米：玉米的总产量占世界粮食产量的第三位，除食用和作为饲料之外，还大量被作为工业原料。玉米中蛋白质为 8%～9%，主要为玉米醇溶蛋白，还含有硒、镁、谷胱甘肽、胡萝卜素等营养物质。玉米中的维生素 B_6、烟酸等成分具有刺激肠道蠕动，预防便秘、肠炎、肠癌等功效。

（4）小米：小米中蛋白质、脂肪及铁的含量都较大米高，蛋白质含量为9%～10%，主要为醇溶蛋白，其中赖氨酸含量很低，而甲硫氨酸、色氨酸和苏氨酸较其他谷类高。小米中含有较多的维生素 B_1、维生素 B_2 和 β-胡萝卜素等多种维生素。小米中脂肪含量较高，达 3.1% 以上，且所含各种营养素的消化吸收率较高。

其中色氨酸是催眠物质五羟色胺的合成原料，并且小米中的色氨酸在竞争进入大脑的时候和小米中其他营养素相比处于优势，在助眠中发挥一定作用；小米也是一种优良的婴幼儿食物原料。

（5）高粱米：高粱米中蛋白质含量为9.5%～12%，主要为醇溶蛋白。高粱米中亮氨酸含量较高，但其他氨基酸的含量较低。由于高粱米含有一定量的鞣质和色素，因此，蛋白质的吸收利用率较低。但高粱米脂肪和铁的含量比大米高。

二、薯 类

在我国，总产量较高的薯类主要有马铃薯和红薯，其次是木薯，薯类是我国仅次于谷类的碳水化合物的主要来源。

（一）薯类分类

薯类包括各种含淀粉的根茎类食物，如马铃薯、甘薯、芋头、山药、木薯等。由于薯类具有含高碳水化合物和高水分的特点，在营养上介于谷类和蔬菜之间，既可以充当主食，或部分替代粮食类食物，又可以部分替代蔬菜。

（二）薯类营养成分

（1）蛋白质：薯类的蛋白质含量通常在 1%～2%，但水分比例高，按干重计算时，薯类食物的蛋白质含量可与粮食相媲美。从氨基酸组成来看，薯类蛋白质的质量相当于或优于粮食蛋白质。如马铃薯蛋白质的氨基酸平衡良好，其中富含赖氨酸和色氨酸，可以与粮食蛋白质进行营养互补。

（2）碳水化合物：薯类的淀粉含量为8%～29%，容易被人体消化吸收，且血糖生成指数较低。薯类中的膳食纤维质地细腻，对肠胃刺激小，可有效预防便秘。

（3）脂肪：薯类脂肪主要由不饱和脂肪酸组成，脂肪含量通常低于 0.2%。

（4）矿物质：薯类富含矿物质，其中以钾含量最高，其次为磷、钙、镁、硫等。每 100g 马铃薯干粉中含钾量可达 14mg 以上，山药和芋头含钾量更为丰富。

（5）维生素：薯类中富含有 B 族维生素（除维生素 B_{12}）以及维生素 C，可以在膳食中部分替代蔬菜。例如，马铃薯和甘薯中的维生素 C 含量均在 25mg/100g 左右，与小白菜和白萝卜等蔬菜相当。尤其在蔬菜不足的冬季，薯类可以成为膳食中维生素 C 的重要来源。

（三）薯类营养价值及功效

（1）马铃薯：马铃薯与稻、麦、玉米、高粱称为全球五大作物，其产量可与谷类相比肩。马铃薯中含蛋白质约为2%，其中赖氨酸和色氨酸含量较大米高。马铃薯还含有丰富的维生素 C、铁、磷、B 族维生素和胡萝卜素等营养素。马铃薯的蛋白质虽然含量低，但有较高的消化吸收率，所以营养价值较高。马铃薯淀粉在人体内消化吸收速度慢，是糖尿病患者的理想食疗蔬菜。

（2）红薯：红薯又称地瓜、甘薯等，其特点与马铃薯相似，被人们作为主食和蔬菜食用。红薯的蛋白质含量低，为1%左右，但含有丰富的淀粉、β-胡萝卜素、膳食纤维、维生素 C 以及钙、磷、铁、钾和硒等 10 余种微量元素，被营养学家称为谷类中营养最均衡的食物。

红薯的另一大特点就是能提供大量由黏液多糖和胶原蛋白形成的黏液物质，对人体的消化系统、呼吸系统和泌尿系统中各器官的黏膜有保护作用，还能预防便秘。

（3）芋头：芋头富含蛋白质、钙、磷、铁、钾、镁、胡萝卜素、烟酸等 B 族维生素以及皂苷等多种成分；氟的含量也较高，有预防龋齿作用。芋头还含一种黏液蛋白，被人体吸收后能产生免疫球蛋白，可提高机体的抵抗力。

三、粮谷类食物营养价值的影响因素

（一）加工

谷类加工主要有制米、制粉两种。由于谷类结构的特点，其所含的各种营养素分布极不均匀。一般来说，加工精度越高，糊粉层和胚芽损失越多，营养素损失也越多，尤以 B 族维生素损失显著，加工后的米可以用米胚残留以及米粒表面和背沟残留皮层的程度来判断。不同出粉率小麦粉中营养素的变化见表 5-3。

为保障人民的健康，应采取强化米面营养、改良谷类加工工艺、提倡粗细粮搭配等方法来弥补精白米面在营养方面的缺陷。

表 5-3　不同出粉率小麦粉中的营养成分变化

出粉率/%	粗蛋白/%	粗脂肪/%	碳水化合物/%	粗纤维/%	灰分/%	B 族维生素/（mg/100g）	维生素 E/（mg/100g）
100	9.7	1.9	84.8	2.0	1.6	5.7	3.5
93	9.5	1.8	86.0	1.4	1.3	2.5	3.3
88	9.2	1.7	87.2	0.8	1.1	1.8	3.1
80	8.8	1.4	88.6	0.5	0.7	1.1	2.5
70	8.3	1.2	89.8	0.3	0.5	1.0	1.9
60	8.2	1.0	90.1	0.2	0.4	0.8	1.7

资料来源：丁文平. 2008. 小麦加工处理过程中的营养损失与面粉的营养强化. 粮油加工, 5: 87-89.

（二）烹调

米类食物在淘洗过程中一些营养素特别是水溶性维生素和矿物质有部分丢失，随着淘洗次数增加、水温升高、浸泡时间延长，营养素的损失就越多。

粮谷类的烹调方法有煮、焖、蒸、烙、烤、炸及炒等，不同的烹调方法营养素损失的程度不同，主要是对 B 族维生素的影响，蛋白质和无机盐损失不大。如制作米饭，采用蒸的方法 B 族维生素的保存率更高；在制作面食时，一般用蒸、烤、烙的方法，B 族维生素损失较少，但用高温油炸时损失较大。尤其制作油条时因加碱及高温油炸会使 B 族维生素几乎全部损失，维生素 B_2 和烟酸仅保留一半。

（三）保藏

在正常的保藏条件下，粮谷类蛋白质、维生素、矿物质含量变化不大。当保藏条件不当，粮谷发生霉变，感官性状及营养价值均降低，严重时完全失去食用价值。由于粮谷保藏条件和水分含量不同，各类维生素在保存过程中的变化不尽相同，如谷粒水分为17%时，储存 5 个月，维生素 B_1 损失 30%；水分为 12%时，储存 5 个月损失减少至 12%；谷类不去壳储存 2 年，维生素 B_1 几乎无损失。

四、粮谷类的卫生管理

粮谷类在生长、收获、储存过程的各个环节均可能遇到真菌及其毒素的污染、农药残留、仓储害虫、自然陈化、无机夹杂物、掺杂、掺假等卫生问题。故在粮谷类卫生管理上应注意以下 4 点。

1）控制粮谷类的安全水分在 12%～14%，储存环境相对湿度在 65%～70%，同时监测粮食真菌毒素限量指标，以保证产品质量。

2）仓库能防鼠防雀、清洁卫生、定期消毒，仓储时加强入库质量检查，保证粮食的优良品质。

3）运粮应有清洁卫生的专用车以免意外污染，使用符合卫生要求的包装袋并标明"食物包装用"字样。

4）种植过程农药的使用要遵守《农药管理条例》规定，采用合适的施药方式，遵循最多使用次数和安全间隔期，保证农药残留量不超过最大残留限量标准[《食品安全国家标准 食品中农药最大残留限量》（GB 2763—2021）]。

【思考题与实践应用】

1. 简述粮谷类食物的营养特点。

2. 简述蛋白质的互补作用和原则。

（张朝晖 周筱艳）

第三节 豆类、油料及坚果类食物的营养

【问题与思考】

1. 豆类食物的营养价值特点有哪些？豆类食物可以与哪类食物互补提高蛋白质营养价值？

2. 以大豆为原料制成的大豆蛋白制品包括哪些？

3. 坚果有哪些营养特点？

豆类是平衡膳食的重要组成部分，坚果是平衡膳食的有益补充。大豆、坚果富含优质蛋白、必需脂肪酸及多种植物化学物，多吃大豆及其制品可以降低绝经后女性骨质疏松、乳腺癌等发病风险。适量食用坚果有助于降低血脂水平和全因死亡的发生风险。与大豆相比，杂豆类经常被作为主食看待，与谷类食物搭配食用，可以起到很好的蛋白质互补作用。在各国的膳食指南中，蔬果奶豆类食物都作为优先推荐摄入的食物种类。

一、豆类的营养特点

（一）大豆类及其制品的营养特点

大豆按种皮的颜色可分为黄、黑、青豆等；豆制品是由大豆类作为原料制作的发酵或非发酵食品。非发酵豆制品有豆浆、豆腐、豆腐干、豆腐丝、豆腐脑、豆腐皮、香干等，发酵豆制品有腐乳、豆豉等。

大豆含有丰富的蛋白质、不饱和脂肪酸、钙、钾和维生素 E。大豆中蛋白质含量为 22%～37%，大豆蛋白赖氨酸含量较多，氨基酸模式较好，具有较高的营养价值，属于优质蛋白，是膳食中优质蛋白的重要来源；其必需氨基酸的组成和比例与动物蛋白相似，而且富含谷类蛋白缺乏的赖氨酸，是与谷类蛋白互补的天然理想食品。

大豆中脂肪含量为 15%～20%，以黄豆和黑豆较高，可用来榨油。大豆油不饱和脂肪酸约占 85%，其中油酸含量为 32%～36%，必需脂肪酸——亚油酸含量高达 50%，且消化率高，还含有较多磷脂。大豆油是目前我国居民主要的烹调用油之一。

大豆中碳水化合物含量为 30%～37%，近半是膳食纤维，淀粉含量较少。大豆含有丰富的钾，每 100g 含量为 1200～1500mg。

大豆含有丰富的钙、铁、维生素 B_1 和维生素 B_2，还富含维生素 E。大豆中还含有多种其他营养成分，包括大豆膳食纤维、大豆磷脂、大豆甾醇、大豆皂苷、大豆异黄酮（表 5-4）。

表 5-4 大豆中的其他营养成分及生物学作用

因子	作用
大豆异黄酮	具有雌激素作用，被称为植物雌激素。具有降血脂、抗动脉硬化、抗肿瘤、抗骨质疏松等功效
大豆皂苷	具有降血脂、抗氧化、抗病毒、提高免疫力等生物学活性
大豆甾醇	能够阻碍胆固醇的吸收，抑制血清胆固醇的上升，有降血脂作用，起到预防和治疗高血压、冠心病等心血管疾病的作用
大豆磷脂	对高脂血症和冠心病具有一定的预防作用
大豆膳食纤维	包括果胶质、半纤维素、半乳聚糖、纤维素等，主要存在于种皮中

　　大豆中还含有一些抗营养因子，如植酸、蛋白酶抑制剂、植物红细胞凝集素、大豆低聚糖等。大豆中植酸含量较高，是很强的金属离子螯合剂，在肠道内可与锌、钙、镁、铁等矿物质螯合，影响其吸收利用，但近年来发现植酸具有防止脂质过氧化损伤和抗血小板凝集作用；蛋白酶抑制剂会降低大豆的营养价值；大豆中含有植物红细胞凝血素，大量食用数小时后可引起头晕、头痛、恶心、呕吐、腹痛、腹泻等症状，可影响动物的生长发育，但遇加热即被破坏。大豆中的低聚糖成分——棉籽糖和水苏糖在肠道细菌作用下发酵产生气体，可引起腹胀，但是最新研究表明，大豆低聚糖是与人体的生长、机体的新陈代谢乃至生老病死都息息相关的双歧杆菌的最好增殖物质，能够抑制病原菌，改善肠胃功能，防止腹泻、便秘等症状，并能起到保护肝脏、降低血清胆固醇、增强免疫功能等作用。

　　大豆制品的品种众多，按照生产工艺可分为两类：一类是发酵豆制品，包括腐乳、臭豆腐、豆瓣酱、酱油、豆豉和纳豆等；另一类是非发酵豆制品，包括豆浆、豆腐、豆腐干、豆腐丝、豆腐脑、油豆腐以及卤制、油炸、熏制、冷冻豆制品等。发酵豆制品的生产均需经过一个或几个特殊的生物发酵过程，产品具有特定的形态和风味；非发酵豆制品的生产基本上都经过清洗、浸泡、磨浆、除渣、煮茶及成型工序，产品的物态都属于蛋白质凝胶。新兴大豆制品又分为油脂类制品（包括大豆磷脂、精炼大豆油、色拉油、人造奶油、起酥油）、蛋白类制品（包括脱脂大豆粉、浓缩大豆蛋白、分离大豆蛋白、组织大豆蛋白、大豆蛋白发泡粉）和全豆类制品（豆乳、豆乳晶、豆乳粉、豆乳冰淇淋、豆乳冰棍）。

（二）杂豆的营养价值

　　杂豆类主要有赤豆、芸豆、绿豆、豌豆、鹰嘴豆、蚕豆等，其营养素含量与谷类更接近。《中国居民膳食指南（2022）》把杂豆类归到谷薯类。

　　杂豆中有较高的碳水化合物含量，含50%～60%的淀粉；其蛋白质含量约为20%，低于大豆，但氨基酸的组成接近于人体的需要，富含赖氨酸，其蛋白质的氨基酸模式比谷类好；脂肪含量极少，为1%～2%；B族维生素含量比谷类高，也富含钙、磷、铁、钾、镁等矿物质。

　　由于杂豆类淀粉含量较高，可以制作成粉条、粉皮、凉皮等作为主食使用，这些产品大部分蛋白质被去除，故其营养成分以碳水化合物为主，如粉条含淀粉90%以上，而凉粉含水95%，碳水化合物含量为4.5%。杂豆可以和主食搭配食用，发挥膳食纤维、B族维生素、钾、镁等均衡营养作用，提高蛋白质互补和利用。各种豆馅还是烹制主食的好搭档，豆浆机制成的五谷豆浆也是营养价值高的佐餐伙伴。有些杂豆食物还可做成可口的菜肴，比如芸豆、花豆、红豆煮松软后，再适当调味，可制成美味凉菜；绿豆或红豆发芽可以炒菜。芸豆、赤豆、豌豆、绿豆等传统食用方法是整粒煮或粉碎做馅，可以对全谷物起到良好补充作用。

二、油料的营养价值

　　油料作物是种子中含有大量脂肪，可用来提取油脂供食用或作工业、医药原料等的一类作物，主要有大豆、花生、油菜、芝麻、蓖麻、向日葵、苏子、油莎草等。其中种子含油量可达 20%～60%。纤维作物，如棉花、亚麻等种子中也含有大量油脂，是油脂工业的重要原料。多年生的木本油料植物中有椰子、油茶、油棕、核桃等。榨油所剩的油粕中含有大量的蛋白质和其他营养物质，既可用来生产副食品，也是良好的精饲料和肥料。

油料根据脂肪酸类型的不同可分为 4 类：①油酸-亚油酸类，如玉米油、棉籽油、花生油、橄榄油、菜籽油、葵花籽油、芝麻油、红花籽油和米糠油等；②亚麻酸类，如亚麻籽油、紫苏籽油、卡诺拉油等；③月桂酸类，如椰子油、棕榈油等；④芥酸类，如菜籽油、芥子油等。根据油脂来源的不同，又可分为如下 4 类：①植物脂类，如可可脂类等；②陆地动物脂类，如猪脂、牛脂、羊脂等；③海产动物油类，如鱼油、鱼肝油、南极磷虾油等；④微生物油脂类（即单细胞油脂），如藻油等。

油酸-亚油酸型油脂有理想的抗氧化性，且没有回味现象，宜于食用。亚麻籽油和紫苏籽油用作食用油时极易氧化，即使氧化程度很小也会产生常见的回味现象。如亚麻籽油即使经过脱臭，仍然存在特殊的气味，因而限制了它在食品中的使用。但是通常具有好的干燥特性，可用于油漆和涂料。

椰子油和棕榈油的中链脂肪酸含量较高，常温下通常为固态或半固态，非常稳定。熔点为 33℃的全氢化椰子油与熔点为 24℃ 的天然椰子油相比，稳定性更好，用于烘焙坚果及谷物食品中，可以使产品有较长的保质期。在全氢化椰子油中添加从棕榈油或棉籽油中制取的固体脂肪，产品的熔化特性使其非常适宜用作糖果用油脂和奶油。

油菜、甘蓝、芥菜等十字花科植物，其籽统称为菜籽，含油量为 30%～50%，所提取的油脂叫菜籽油。传统菜籽油的不饱和脂肪酸含量在 90% 以上，但其脂肪酸组成与其他油脂不同的是含有大量的芥酸。菜籽油中维生素 E 含量不高，毛油中仅有 0.06% 左右，但由于菜籽油中多不饱和脂肪酸含量不高，仍有较好的氧化稳定性。菜籽饼中含有 21%～27% 的蛋白质，可作为饲料。

食品专用油脂在食品生产中主要用于烘焙食品、煎炸食品、休闲食品、速冻食品、糖果、冷饮、咖啡伴侣、奶粉、色拉调味品及蛋黄酱等的制作，详见表 5-5。

表 5-5　食品专用油脂的种类和功能

种类	主要油脂	功能
烘焙专用油	大豆油、菜籽油、棕榈油、椰子油、动物油脂	改善面筋结构和打发过程的骨架、产品外形、表皮色泽（美拉德反应、色素）、口感；掩盖蛋腥味
巧克力糖果专用油	棕榈油、动物油脂、可可脂	保证产品良好的口融性和滑腻感；具有良好的保型性，避免巧克力起霜等品质缺陷
冷饮专用油	椰子油、棕榈油	良好的抗融性；油脂融化后清亮、透明、无异味
速冻专用油	棕榈油、大豆油	防止产品开裂；改善口感；良好的风味，产品成熟后外观细腻、润滑
植脂鲜奶油专用油	棕榈油、乳脂	易于形成稳定的骨架、抗融性好、无异味、融化后清亮透明、稳定不易氧化劣变
婴儿配方奶粉专用油	大豆油、高油酸油脂、棕榈油、椰子油	提供和满足能量与特殊脂肪酸需求，具有可添加性
煎炸专用油	棕榈油、液体油等	提供传热介质；赋予成品风味；具有良好的耐煎炸性能；氧化稳定性好
月饼/中式糕点专用油	大豆油、菜籽油、棕榈油、椰子油、动物油脂	月饼皮料专用油：提高月饼皮稳定性、延展性；易脱模；延长保质期馅料专用油：使月饼稳定性好、品质优良、保质期长；易操作；色泽金黄，具有宜人的天然奶油香味

三、坚果类食物的营养价值

坚果按照原料来源分为树坚果和果实种子。常见的树坚果主要有核桃、扁桃仁、杏仁、腰果、开心果、松子、榛子等；果实种子有花生、葵花籽、南瓜子等。

坚果属于高能量食物，但含有较高水平的不饱和脂肪酸、维生素 E 等营养素。富含油脂的种子类坚果（如花生、瓜子、核桃、开心果、杏仁、松子、腰果等）脂肪含量可达 40%以上。大部分坚果中脂肪酸以单不饱和脂肪酸为主，核桃和松子中多不饱和脂肪酸含量较高。葵花子、西瓜子和南瓜子中亚油酸含量较高，核桃是 α-亚麻酸的良好来源。

种子类坚果的蛋白质含量多在 12%～36%，碳水化合物在 15%以下；坚果也是钾、钙、锌等矿物质，以及维生素 E 和 B 族维生素的良好膳食来源。花生中烟酸含量较高，杏仁中维生素 B_2 含量较高。

每周吃适量的坚果有利于心脏健康。推荐平均每周 50～70g（平均每天 10g），如果摄入过多，应减少对其他油脂食物的摄入。

坚果通常以干品消费。坚果可以作为零食食用，还可以作为烹饪的辅料，加入到正餐中，如西芹腰果、腰果虾仁等，也可以和大豆、杂粮等一起做成五谷杂粮粥，和主食类食物一起搭配食用。

四、豆类的卫生及管理

豆类因产量大营养价值高、食用广泛等特点而备受关注，导致豆类质量变化的主要因素有温度、水分、氧气、地理位置、仓库结构，以及粮堆的物理、化学和生物学特性；此外，还有微生物、农药、有害物质、仓储害虫等因素。

（一）豆类的主要卫生问题

1. 真菌及其毒素的污染　豆类在农田生长期、收获及储存过程中的各个环节，当环境温度过高、湿度增大时，真菌易生长繁殖，分解其营养成分。①黄曲霉毒素中毒：黄曲霉毒素主要是黄曲霉的代谢产物，它能引起急性中毒，并有致癌作用。②致癌性：黄曲霉毒素、杂色曲霉毒素、镰刀菌毒素是强烈的致癌物质。③致畸性：黄曲霉毒素、赭棕曲霉毒素、镰刀菌毒素等具有致畸作用。

2. 农药残留　豆类的农药残留来自：①出于防治害虫和除草目的直接施用农药；②通过水、空气、土壤等途径从污染的环境中吸附；③在储存运输及销售中由于防护不当而受到污染。

3. 其他有害化学物质的污染　豆类中其他有害化学物质的污染来源有：①用未经处理或处理不彻底的工业废水和生活污水灌溉农田、菜地；②某些地区自然环境中本底含量过高；③加工过程或食品接触材料及制品造成的污染。

4. 仓储害虫　我国常见的仓储害虫有甲虫（大谷盗、米象和黑粉虫等）、螨虫及蛾类（螟蛾）等 50 余种。当仓库温度在 18～21℃、相对湿度为 65%以上时，害虫易在原粮、半成品豆类上生长。当仓库温度在 10℃以下时，害虫活动减少。我国每年因储存不当损失的粮食达 2500 万 t。

（二）豆类的卫生管理

1. 安全水分及真菌毒素限量　豆类水分含量过高时，其代谢活动增强而发热，真菌、仓虫易生长繁殖，使豆类发生霉变，因此，应将豆类水分含量控制在安全水分以下，豆类为 10%～13%。此外，还应控制存储环境的温度和湿度，降低变质的危险性。①防霉：应充分晒干后储存在避光、通风、阴凉和干燥的容器中。②去毒：挑选霉粒、碾轧加工、生物解毒法。

2. 控制农药残留　加强对农药生产和经营的管理；安全合理使用农药，不超标；制定和严格执行食品中农药残留限量标准；发展高效、低毒、低残留的农药；推广化学防治、生物防治、物理防治等综合防治技术。

3. 防止无机有害物质及有毒种子的污染　积极治理工业废气、废水、废渣，减少环境污染；加强农药、化肥的管理；限制使用含砷、铅等金属的食品加工用具、管道、容器和包装材料；加强食品卫生监督管理。

五、油料及坚果的卫生及管理

（一）油料及坚果的主要卫生问题

1. 油脂酸败 油脂和含油脂高的食品在不当条件下存放过久会呈现出变色、变味等不良感官性状，这种现象称为油脂酸败。油脂发生酸败，使食品的营养价值降低，感官性状恶化，同时在酸败过程中会产生对人体有害的过氧化物和自由基，可导致人体衰老、肿瘤、心血管疾病的发生。

2. 油脂污染 食用了被黄曲霉毒素严重污染的油料种子或油脂，可使原发性肝癌发病率增加。食用了被重金属污染的油料作物，可导致慢性中毒；重复使用的煎炸油，易生成热聚合物，产生有毒物质或致癌物质，有害人体健康。

3. 天然存在的有害物质 油脂中天然存在的有害物质有棉酚、芥子油苷、芥酸和反式脂肪酸。一次性大量食用或长期少量食用含有较高游离棉酚的棉籽油可引起亚急性或慢性中毒，主要对生殖系统、神经系统，以及心、肝、肾等实质性脏器功能产生严重损害。芥子油苷普遍存在于十字花科植物中，以油菜籽中含量较多。芥酸可促使脂肪在多种动物心肌中聚积，导致心肌的单核细胞浸润和纤维化、心肌坏死，并损害肝、肾等器官。此外，芥酸还可导致动物生长发育障碍和生殖功能下降。含反式脂肪酸较高的食物主要有涂抹奶油的蛋糕、饼干、炸薯条、冰淇淋等，人造奶油中反式脂肪酸含量高达 164mg/g。反式脂肪酸对人体健康的影响主要体现在其与血脂异常、癌症、2 型糖尿病的发生有着较为密切的关系。

（二）油料及坚果的卫生管理

1. 防止油脂酸败 保证油脂纯度、防止油脂自动氧化、正确应用抗氧化剂。

2. 防止油脂污染 要重视对原料的预处理，对油料作物种子要清除各种杂质和破碎粒屑等，以防止油脂被污染，保证其卫生与安全。用碱炼法和吸附法去除油料农作物中的有毒有害物质；保证油料农作物生长环境的无污染无毒害；生产过程中避免机油污染及使用不含或少含 a-苯并芘的机油；避免油脂高温反复加热。

（盛爱萍　吴　琳）

第四节　蔬菜、水果的营养

【问题与思考】

1. 蔬菜、水果的营养特点如何？
2. 为什么蔬菜与水果不能互相替代？
3. 蔬菜、水果的保藏方法主要有哪几种？
4. 蔬菜、水果采摘后会发生什么作用？

新鲜蔬菜和水果是平衡膳食的重要组成部分。《中国居民膳食指南（2022）》推荐，要多吃蔬果，坚持餐餐有蔬菜，天天有水果。不同蔬菜的营养价值相差很大，只有选择多种多样的蔬菜，合理搭配，才能做到食物多样，享受健康膳食。蔬菜水果是维生素、矿物质、膳食纤维和植物化学物的重要来源，对提高膳食微量营养素和植物化学物的摄入量起到关键作用。循证医学研究发现，保证每天丰富的蔬菜水果摄入，可维持机体健康、改善肥胖、有效降低心血管疾病和肺癌的发病风险，对预防食管癌、胃癌、结肠癌等主要消化道癌症具有积极作用。

一、蔬菜及其制品的营养特点

《中国居民膳食指南（2022）》推荐成人每天摄入蔬菜不少于 300g，其中新鲜深色蔬菜应占 1/2。新鲜蔬菜的一般含水量为 65%～95%，维生素 C、β-胡萝卜素、叶酸、钾是蔬菜最具代表的营养素，除此之外，蔬菜还含有维生素 B_1、维生素 B_2、维生素 E、镁、钙、铁等各种各样的微量营养素和植物化学物（多酚类、萜类等），且能量低，一般都低于 125kJ（30kcal）/100g。

蔬菜按其可食部位和结构不同，分为根茎类、叶菜类、瓜茄类、鲜豆类、花芽类和菌藻类；还可以根据颜色的不同，分为深色蔬菜和浅色蔬菜。每类蔬菜各有其营养特点。嫩茎、叶、花菜类蔬菜（如油菜、菠菜、西蓝花）富含 β-胡萝卜素、维生素 C、维生素 B_2、矿物质；在蔬菜代谢旺盛的叶、花、茎内，维生素 C 含量丰富，与叶绿素分布平行。

一般深色蔬菜的 β-胡萝卜素、维生素 B_2 和维生素 C 含量均较高，而且含有更多的植物化学物。植物性食物中胡萝卜素可转化为维生素 A，受光合作用影响，叶类蔬菜的维生素含量一般高于根茎部和瓜菜类。

十字花科蔬菜（如甘蓝、菜花、卷心菜等）富含植物化学物如异硫氰酸钾；葱蒜类（如洋葱、大蒜、韭菜等）含有丰富的含硫化合物和一定量的类黄酮、皂苷类化合物；食用菌类食物（如香菇、木耳、紫菜等）含有蛋白质、多糖、维生素 D 的前体物质麦角固醇等；藻类（如紫菜、海带）富含碘。

蔬菜中有丰富的纤维素、半纤维素、果胶等膳食纤维，其含量一般在 2%左右。由于采摘季节、加工方法、食用部位及品种不同，蔬菜中的膳食纤维含量也各有不同。

二、水果的营养特点

水果是大部分可以直接食用、多汁且大多数有甜味的植物果实的统称。《中国居民膳食指南（2022）》推荐成人每天摄入水果 200～350g。多数新鲜水果含水量为 85%～90%，水果还是维生素 C、钾、镁和膳食纤维（纤维素、半纤维素和果胶）的良好来源。

水果种类很多，根据果实的形态和特性大致可分为五类：浆果类，如葡萄、草莓等；瓜果类，如西瓜、哈密瓜等；柑橘类，如柳橙、柚子等；核果（内果皮形成硬核，包有一枚种子）类，如桃、李、枣等；仁果（内有籽）类，如苹果、梨等。此外，也可按照地区分类，如热带水果。

不同种类水果的营养成分也各有不同。红色和黄色水果（如芒果、柑橘、木瓜、山楂、沙棘、杏、刺梨）的 β-胡萝卜素含量较高；枣类（鲜枣、酸枣）、柑橘类（橘、柑、橙、柚）和浆果类（猕猴桃、沙棘、黑加仑、草莓、刺梨）维生素 C 含量较高；香蕉、枣、红果、龙眼等钾含量较高。成熟水果所含的营养成分一般比未成熟的水果高。

一般来说，水果中碳水化合物含量较蔬菜高，在 5%～30%，主要以双糖或单糖形式存在，如苹果和梨以果糖为主，葡萄、草莓以葡萄糖和果糖为主。水果中的有机酸如果酸、枸橼酸、苹果酸、酒石酸等含量比蔬菜丰富，能刺激人体消化腺分泌，增进食欲，有利于食物的消化，同时有机酸对维生素 C 的稳定性有保护作用。一些水果含有丰富的膳食纤维，尤其含较多的果胶，这种可溶性膳食纤维有增加肠道蠕动的作用。此外，水果中还含有黄酮类物质、芳香物质、香豆素、D-柠檬萜（存在于果皮的油中）等植物化合物，它们具有特殊的生物活性，有益于机体健康。常见深色蔬果种类见表 5-6。

表 5-6 常见深色蔬果种类

蔬果种类	举例
深绿色蔬果	菠菜、油菜、芹菜叶、蕹菜、莴笋叶、韭菜、西兰花、茼蒿、萝卜缨、芥菜、豆瓣菜、猕猴桃等
橙黄色蔬果	番茄、胡萝卜、南瓜、柑橘、柚子、柿子、芒果、哈密瓜、彩椒、香蕉、红辣椒等
红紫黑色蔬果	红或紫苋菜、紫甘蓝、干红枣、樱桃、西瓜、桑葚等

三、食物营养价值的影响因素

食物的营养除受到食物种类的影响外，在很大程度上还受到食物的加工、烹调以及储藏的影响。食物经过烹调、加工可以改善其感官性状，增加风味，去除或破坏食物中的一些抗营养因子，提高其消化吸收率，延长保质期，但同时也可使部分营养素受到破坏和损失，从而降低其营养价值。因此需采用合理的加工、烹调、储藏方法，最大限度地保存食物中的营养素，以提高食物的营养价值。

1. 蔬菜、水果类加工 蔬菜、水果的深加工首先需要清洗和整理，如摘去老叶及去皮等，该环节可造成不同程度的营养素丢失。蔬菜水果经加工可制成罐头食品、果脯、菜干等，加工过程中受损的主要是维生素和矿物质，特别是维生素C。

2. 蔬菜烹调 在烹调中应注意水溶性维生素及矿物质的损失和破坏，特别是维生素C。烹调对蔬菜中维生素的影响与烹调过程中的洗涤方式、切碎程度、用水量、pH、加热温度及时间有关。使用合理的加工烹调方法，即先洗后切、急火快炒、现做现吃是降低蔬菜中维生素损失的有效措施。

3. 蔬菜、水果保藏对营养价值的影响 蔬菜、水果在采收后会发生三种作用：①水果中的酶参与的呼吸作用，尤其是有氧存在下加速水果中的碳水化合物、有机酸、糖苷、鞣质等有机物分解，从而降低蔬菜、水果的风味和营养价值；②蔬菜的春化作用，即蔬菜打破休眠从而发芽或抽薹变化，如马铃薯发芽、洋葱大蒜的抽薹等，会大量消耗蔬菜体内的养分，使其营养价值降低；③水果的后熟作用，这是水果脱离果树后的成熟过程，大多数水果经采摘后可以直接食用，但有些水果在刚采摘时不能直接食用，需要经过后熟过程才能食用。水果经过后熟作用会进一步增加其芳香和风味，使水果变软、变甜适合食用，对提高水果质量有重要意义。

蔬菜、水果常用的保藏方法有以下几种。

（1）低温保藏法：以不使蔬菜、水果受冻为原则，根据其不同特性进行保藏。如热带或亚热带水果对低温耐受性差，绿色香蕉（未完全成熟）应储藏在12℃以上条件下，柑橘在2~7℃条件下保藏，而秋苹果可在-1~1℃条件下保藏。近年来，速冻蔬菜在市场上越来越多，大多数蔬菜在冷冻前进行漂烫预处理，在漂烫过程中会造成维生素和矿物质的丢失，在预冻、冷藏及解冻过程中，水溶性维生素将进一步受到损失。

（2）气调保藏法：是指改良环境气体成分的冷藏方法，利用一定浓度的二氧化碳（或其他气体如氮气）使蔬菜、水果呼吸变慢，延缓其后熟过程，以达到保鲜的目的，是目前国际上公认的最有效的果蔬储藏保鲜方法之一。

（3）辐照保藏法：是利用高能电子束辐照食品以达到抑制生长（如蘑菇）、防止发芽（如马铃薯、洋葱）、杀虫（如干果）、杀菌、便于长期保藏的目的。大剂量照射可使食物的营养成分尤其是维生素C造成一定损失。但在低剂量下再结合低温、低氧条件，能够较好地保存食物的外观和营养素。

四、蔬菜、水果的主要卫生问题

蔬菜和水果的生产基地主要集中在城镇郊区，栽培过程中容易受到工业废水、生活污水、农药等有毒有害物质污染。

1. 细菌及寄生虫污染 蔬菜、水果在栽培过程中因施用人畜粪便和用生活污水灌溉，被肠道致病菌和寄生虫卵污染的情况较为严重。另外，在运输、储藏或销售过程中若卫生管理不当，也可受到肠道致病菌的污染。表皮破损严重的水果，大肠埃希菌检出率高。水生植物，如红菱、茭白、荸荠等有可能携带姜片虫囊蚴，生吃可导致姜片虫病。

2. 有害化学物质的污染

（1）农药污染：蔬菜和水果最严重的污染问题是农药残留。近年来，由于蔬菜、水果中残留剧毒、高毒农药而引发的食品安全事件时有发生。

（2）工业废水污染：工业废水中含有许多有害物质，如镉、铅、汞、酚等。蔬菜水果中铅含量超标较明显；对于有些地区，镉是蔬菜、水果的主要污染物，主要由未经处理的工业废水灌溉所致。不同的蔬菜对有害金属的富集能力差别较大，一般规律是叶菜>根茎>瓜类>茄果类>豆类。

（3）其他污染：蔬菜、水果在生长时遇到干旱或收获后不恰当地存放、储藏和腌制，以及土壤长期过量施用氮肥，使其硝酸盐和亚硝酸盐含量增加。

五、蔬菜、水果的卫生管理

1. 防止肠道致病菌及寄生虫卵的污染　具体措施有：①人畜粪便应经无害化处理后再施用，采用沼气池发酵比较适宜，不仅可杀灭致病菌和寄生虫卵，还可提高肥效、增加能源途径；②生活污水必须先经沉淀去除寄生虫卵、杀灭致病菌后方可用于灌溉；③水果和蔬菜在生食前应清洗干净或消毒；④蔬菜水果在运输、销售时应剔除烂根残叶、腐败变质及破损部分，推行清洗干净后小包装上市。

2. 施用农药的卫生要求　蔬菜的特点是生长期短，植株的大部分或全部均可食用而且无明显成熟期，有的蔬菜自幼苗期即可食用，一部分水果食用前也无法去皮。因此，应严格控制蔬菜水果中的农药残留。

控制农药残留的具体措施：①应严格遵守并执行有关农药安全使用规定，高毒农药不准用于蔬菜、水果，如甲胺磷、对硫磷等；②选用高效低毒低残留农药，并根据农药的毒性和残效期来确定对作物使用的次数、剂量和安全间隔期；③制定和执行农药在蔬菜和水果中最大残留量限量标准，应严格依据《食品安全国家标准　食品中农药最大残留限量》（GB 2763—2021）的规定，如百草枯在香蕉、苹果、柑橘中的最大残留限量分别是 0.02mg/kg、0.05mg/kg 和 0.2mg/kg，在蔬菜中的最大残留限量为 0.05mg/kg；而百菌清在鲜食用菌的最大残留量为 5mg/kg，在苹果、柑橘中的最大残留量为 1mg/kg；④慎重使用激素类农药。此外，过量施用含氮化肥会使蔬菜遭受硝酸盐污染，对茄果类蔬菜在收获前 15～20 天，应少用或停用含氮化肥，且不应使用硝基氮化肥进行叶面喷洒。

3. 工业废水灌溉的卫生要求　工业废水应经过无害化处理，水质符合《城市污水再生利用 农田灌溉用水水质》（GB 20922—2007）的标准后方可灌溉菜地；应尽量采用地下灌溉方式，避免污水与瓜果蔬菜直接接触，并在收获前 3～4 周停止使用工业废水灌溉。根据《食品安全国家标准 食品中污染物限量》（GB 2762—2017）的要求监测污染物的残留。

4. 储藏的卫生要求　蔬菜、水果水分含量高，组织嫩脆，易损伤和腐败变质，保持蔬菜水果新鲜度的关键是合理储藏。储藏条件应根据蔬菜、水果的种类和品种特点而定。一般保存蔬菜、水果的适宜温度是 10℃左右，此温度既能抑制微生物生长繁殖，又能防止蔬菜、水果间隙结冰，避免在冰融时因水分溢出而造成蔬菜水果的腐败。蔬菜水果大量上市时可用冷藏或速冻的方法锁鲜。保鲜剂可延长蔬菜水果的储藏期限并提高保藏效果，但也会造成污染，应合理使用。

（盛爱萍　吴　琳）

第五节　肉类、鱼类的营养

【问题与思考】

1. 简述畜肉的营养特点主要有哪些。

2. 结合老年人群生理特点，谈谈日常选用畜禽肉应注意哪些问题。

3. 简述鱼类食品的营养特点，以及深海海产品对老年健康的意义。

畜、禽、水产品、蛋、乳类属于动物性食物，富含优质蛋白、脂肪、矿物质和维生素，是人们平衡膳食的重要组成部分。

一、肉类营养价值

（一）畜肉的营养价值

畜肉是指猪、牛、羊、马、狗等牲畜的肌肉、内脏及其制品，主要提供优质蛋白、脂肪、矿物质和维生素。营养素的分布因动物的种类、肥瘦程度及部位不同而差异较大。肥瘦不同的肉中蛋白质和脂肪比例变化较大；动物内脏脂肪较少，蛋白质、矿物质、维生素及胆固醇含量较高。

1. 蛋白质 畜肉蛋白质含量为 10%～20%，大部分存在于肌肉组织中。动物种类、肥瘦程度及部位不同蛋白质含量差异较大。如牛肉蛋白质为 20%，猪肉平均约为 13.2%，而猪五花肉为 7.7%，猪里脊肉为 20.2%。

畜肉蛋白质的氨基酸模式接近人体，易被人体消化、吸收和利用，营养价值高，属于优质蛋白。根据肌肉组织中存在部位不同，畜肉蛋白质可分为肌浆中的蛋白质（占 20%～30%）、肌原纤维中的蛋白质（占 40%～60%）和间质蛋白（占 10%～20%）。存在于结缔组织中的间质蛋白主要是胶原蛋白和弹性蛋白，由于缺乏色氨酸、甲硫氨酸和酪氨酸等必需氨基酸，其蛋白质利用率较低，营养价值也低。

畜肉中含有能溶于水的含氮浸出物，包括肌凝蛋白原、肌酸、肌酐、肌肽、嘌呤、尿素和游离氨基酸等非蛋白质含氮浸出物，以及糖类和有机酸等无氮浸出物，使肉汤具有鲜味。成年动物浸出物含量高于幼年动物。

2. 脂肪 不同的动物种类、肥瘦程度及部位，其脂肪含量差异较大。一般情况下，猪肉脂肪含量较高，而牛羊、兔肉较低。猪里脊肉脂肪含量为 7.9%，而猪肥肉可高达 90%；瘦牛肉脂肪含量为 2.3%，而牛五花肉为 5.4%。动物内脏中脑组织脂肪含量较高，而肝、心的脂肪含量相对较少。

畜肉脂肪以饱和脂肪酸为主，其主要成分是甘油三酯，另有少量卵磷脂、胆固醇和游离脂肪酸。胆固醇主要存在于动物内脏中，如猪脑胆固醇含量为 2571mg/100g，猪肝为 288mg/100g，牛脑为 2447mg/100g，牛肝为 297mg/100g。

3. 碳水化合物 畜肉中碳水化合物主要以糖原形式存在于肌肉和肝脏中，含量极少，一般为 1%～3%。屠宰前动物过度疲劳，糖原含量会下降；屠宰后肉畜长时间放置，糖原也会在酶的作用下分解而降低。

4. 矿物质 畜肉矿物质含量为 0.8%～1.2%，内脏中含量高于瘦肉，瘦肉高于肥肉。畜肉和动物血中铁含量丰富，主要以血红素铁形式存在，其吸收不受食物其他因素的影响，生物利用率高，是人体膳食铁的良好来源。牛肾和猪肾中硒含量较高，是其他一般食物的数十倍。此外，畜肉还含有较多的磷、硫、钾、钠、铜等。

5. 维生素 畜肉可提供多种维生素，其中以 B 族维生素和维生素 A 为主。内脏的维生素含量高于肌肉，其中肝脏含量最为丰富，特别富含维生素 A 和维生素 B_2。维生素 A 的含量以牛肝和羊肝最高，维生素 B_2 含量则以猪肝最丰富。

（二）禽肉的营养价值

禽肉主要包括鸡、鸭、鹅、鸽等的肌肉、内脏及其制品。禽肉的营养价值与畜肉相似。蛋白质含量约 20%，氨基酸模式接近人体，也属于优质蛋白。与畜肉不同之处在于禽肉脂肪含量相对较少，而且熔点较低（23～40℃），并含有 20% 的亚油酸，易于消化吸收；而且禽肉的质地比畜肉细嫩 且含氮浸出物多，所以，禽肉炖汤的味道比畜肉更加鲜美。

二、水产品的营养价值

水产品包括鱼类、甲壳类和软体类。鱼类可分为淡水鱼和海水鱼，海水鱼又分为深海鱼和浅海鱼。

1. 蛋白质 一般鱼类蛋白质含量为 15%～25%，含有人体各种必需氨基酸，尤其富含亮氨酸和赖氨酸，属于优质蛋白。鱼类肌肉组织中肌纤维短，间质蛋白少，水分含量多，组织柔软、细嫩，相对畜禽肉更易消化。存在于鱼类结缔组织和软骨中的蛋白质主要为黏蛋白和胶原蛋白，是鱼汤冷却后形成凝胶的主要物质。此外，鱼类还含有丰富的其他含氮物质，如游离氨基酸、肽、胺类、嘌呤类等，是鱼汤的呈味物质。对虾、河蟹等甲壳类动物蛋白质含量一般约为 17%，章鱼等软体动物的蛋白质含量约为 15%，其酪氨酸和色氨酸含量比鱼肉高。

2. 脂肪 鱼类脂肪含量低，一般为 1%～10%，主要分布在皮下和内脏周围，肌肉组织中含量很少。不同种类的鱼，其脂肪含量差异较大。鳕鱼脂肪含量为 0.5%，而鲲鱼可高达 12.8%。鱼类脂肪以不饱和脂肪酸为主（约占 80%），熔点低，常温下呈液体，消化吸收率为 95%。深海鱼类脂肪含有长链多不饱和脂肪酸，如 EPA 和 DHA，具有降低血脂、保护心血管及抗肿瘤等作用。鱼类胆固醇含量一般为 100mg/100g，但鱼子中含量较高，如鲳鱼子胆固醇含量为 1070mg/100g。河虾、蟹等脂肪含量一般约为 2%，软体动物脂肪含量为 1%。

3. 碳水化合物 鱼类碳水化合物的含量较低，约为 1.5%，主要以糖原形式存在。有些鱼不含碳水化合物，如青鱼、草鱼、银鱼、鳜鱼、鲈鱼等。其他水产品中海蜇、牡蛎、红螺、毛蛤蜊等碳水化合物含量较高，约为 7%。

4. 矿物质 鱼类矿物质含量为 1%～2%，其中磷的含量占总灰分的 40%，钙、钠、氯、钾、镁含量丰富。鱼类钙含量比畜、禽肉高，是钙的良好来源。海水鱼类一般含碘丰富。此外，鱼类也含有较丰富的锌、铁、硒。软体动物中矿物质含量一般为 1.0%～1.5%，其中钙、钾、铁、锌、硒等含量丰富。生蚝中锌含量可高达 71.2mg/100g，螺蛳、海蜇、海参和牡蛎中含硒均丰富。石螺中钙含量高达 2458mg/100g，红螺为 539mg/100g，白米虾为 403mg/100g，虾类锌含量也较高。

5. 维生素 鱼类是维生素 A 和维生素 D 的重要来源，也是维生素 B_2 的良好来源，其维生素 E、维生素 B_1 和烟酸含量也较高，但几乎不含有维生素 C。软体动物维生素的含量与鱼类相似，但维生素 B_1 含量相对较低。贝类食物中维生素 E 含量较丰富。

（余 清）

第六节 乳类及乳制品的营养

【问题与思考】

1. 为什么说"一杯奶强壮一个民族"？

2. 什么是液态乳？液态乳的种类有哪些？

乳（milk）营养丰富，含有人体所必需的营养成分，组成比例适宜，而且是容易消化吸收的天然食品。乳类能满足初生幼仔迅速生长发育的全部需要，是婴幼儿的主要食物，也是老人、孕妇、乳母、患者以及体弱者的良好营养品。乳制品（dairy products）是以乳为原料经浓缩、发酵等工艺制成的产品，如乳粉、酸乳及炼乳等。乳及乳制品是优质蛋白、钙、磷和 B 族维生素的良好来源。我国文献记载：牛乳最宜老人、平补血脉、益心长肌肉，令人身体康强、润泽、面目光悦志不衰，故为人子者，常须供之，以为常食（《寿亲养老新书》，陈直）。

一、乳类的营养价值

乳类包括牛乳、羊乳、驴乳和驼乳，其中人们食用最多的是牛乳。鲜乳主要是由水、蛋白质、乳糖、矿物质、维生素等组成的一种混合乳胶体，其中水分含量占86%～90%，因此，其营养素含量与其他食物比较相对较低。鲜乳占比一般为1.025～1.037，其大小与乳中固体物质含量有关，乳的各种成分除脂肪含量变动相对较大外，其他成分基本上稳定，故比重可作为评定鲜乳质量的简易指标。

（一）乳的营养素种类和特点

1. 蛋白质 乳的蛋白质消化吸收率为87%～89%，其必需氨基酸含量及构成比例与鸡蛋相近，利用率高，属优质蛋白。牛乳蛋白质含量为2.8%～3.3%，主要由酪蛋白（79.6%）、乳清蛋白（11.5%）和乳球蛋白（3.3%）组成。酪蛋白属于结合蛋白，与钙、磷等结合，形成酪蛋白胶粒，以胶体悬浮液的状态存在于牛乳中。乳清蛋白可分为热稳定和热不稳定乳清蛋白两部分，加热时发生凝固并沉淀的属于不稳定乳清蛋白。乳球蛋白与机体免疫有关。牛乳、羊乳、驴乳、驼乳与人乳的营养成分比较见表5-7，人乳较牛乳蛋白质含量低，且酪蛋白比例低于牛乳，以乳清蛋白为主。

表5-7 牛乳、羊乳、驴乳、驼乳与人乳的营养成分比较（每100g）

营养成分	人乳（成熟乳）	牛乳（全脂）	羊乳	驴乳	驼乳
水分/g	87.6	87.4	88.9	90.9	84.8
蛋白质/g	1.3	3.6	1.5	0.5	3.9
脂肪/g	3.4	3.7	3.5	1.2	4.6
碳水化合物/g	7.4	4.6	5.4	7.0	6.0
热能/kJ	272	276	247	172	339
钙/mg	30	136	82	75	81
磷/mg	13	96	98	34	75
铁/mg	0.1	0.9	0.5	0.1	0.1
锌/mg	0.24	0.26	0.29	0.21	0.50
视黄醇/μg	11	68	84	未检出	96
硫胺素/mg	0.01	0.02	0.04	0.00	0.00
维生素 B_2/mg	0.05	0.13	0.12	0.01	0.02
维生素 E/mg	0.35	0.12	0.19	0.00	0.07

资料来源：杨月欣. 2019. 中国食物成分表(第六版). 北京：北京大学医学出版社: 92-93.

2. 脂类 乳脂肪含量一般为3.0%～5.0%，主要为甘油三酯，另有少量磷脂和固醇。乳脂肪以微粒分散在乳浆中，呈高度乳化状态，吸收率高达97%。乳脂肪中脂肪酸组成复杂，油酸、亚油酸和亚麻酸分别占30%、5.3%和2.1%，短链脂肪酸（如丁酸、己酸、辛酸）含量也较高，这是乳脂肪风味良好且易于消化的原因。

3. 碳水化合物 乳中碳水化合物主要为乳糖，含量为3.4%～7.4%。人乳中乳糖含量最高，其次为驴乳，驼乳与羊乳居中，牛乳最少。乳糖有调节胃酸、促进胃肠蠕动和促进消化液分泌的作用，还能促进钙的吸收、促进肠道乳酸杆菌（*Lactobacillus*）和双歧杆菌（*Bifidobacterium*）繁殖，对肠道健康具有重要意义。

人和动物在出生时，体内均含有比较多的乳糖酶（lactase），可将乳糖分解为葡萄糖和半乳糖，从而被人体吸收。随着年龄的增长，此酶含量逐渐减少，特别是一部分人成年后不吃或很少饮用乳类，体内的乳糖酶很少甚至缺乏。这部分人在偶然饮用牛奶后，由于乳糖不被分解，而产生腹痛、腹泻等症状，称为乳糖不耐受（lactose intolerance）。因此，如果在牛乳加工过程中经过适当处理，预先将乳糖分解，就可以预防乳糖不耐受的发生。

4. 矿物质　乳中矿物质含量丰富，富含钙、磷、钾、镁、钠、硫、锌、锰等，铁含量低。牛乳中钙含量约 104 mg/100 ml，且吸收率高，是钙的良好来源。

5. 维生素　牛乳中维生素含量与饲养方式、季节和乳类加工贮存的方法等有关，放牧期牛乳中维生素 A、维生素 D、胡萝卜素和维生素 C 含量较冬春季在棚内饲养明显增多。牛乳中维生素 D 含量较低，但夏季日照多时，其含量有一定的增加。牛乳是 B 族维生素的良好来源，特别是维生素 B_2。

（二）乳中其他成分

1. 嗅味物质　乳味温和，稍有甜味，具有特有的乳香味，其特征香味是由低分子化合物如丙酮、乙醛、二甲硫、短链脂肪酸和内酯形成的。

2. 酶类　牛乳中含多种酶类，主要是氧化还原酶、转移酶和水解酶。水解酶包括淀粉酶、蛋白酶和脂肪酶等，可促进营养物质的消化。牛乳还含有具有抗菌作用的成分，如溶菌酶和过氧化物酶。牛乳中的转移酶主要有 γ-谷氨酰转移酶和黄素单核苷酸腺苷转移酶。

3. 有机酸　乳中有机酸主要是柠檬酸及微量乳酸、丙酮酸及马尿酸等。乳中柠檬酸的含量约为 0.18%，除以酪蛋白胶粒的形式存在外，还存在离子态及分子态的柠檬酸盐，主要是柠檬酸钙。乳类腐败变质时，乳酸的含量会增高。

4. 生理活性物质　乳中生理活性物质较为重要的有生物活性肽、乳铁蛋白（lactoferrin）、免疫球蛋白、激素和生长因子等。生物活性物质是乳蛋白质在消化过程中经蛋白酶水解产生的，包括镇静安神肽、抗高血压肽、免疫调节肽和抗菌肽等。牛乳中乳铁蛋白的含量为 $20\sim200\mu g/ml$，具有调节铁代谢、促生长和抗氧化等作用，经蛋白酶水解形成的肽片段具有一定的免疫调节作用。

5. 细胞成分　乳类含有红细胞和上皮细胞等，属于来自乳牛的体细胞。牛乳的体细胞数是衡量牛乳卫生品质的指标之一，体细胞数越低，生鲜乳质量越高；体细胞数越高，对生鲜乳质量影响越大，并对下游其他乳制品如酸乳、干酪等的产量、质量、风味等产生较大的不利影响。

二、常见乳制品的营养价值

（一）液态乳

按照杀菌程度，液态乳可划分为巴氏杀菌乳（pasteurized milk）和超高温灭菌乳（sterilized milk）。巴氏杀菌乳是采用巴氏杀菌法，在 $72\sim85\,℃$ 的温度下杀灭乳中可能导致疾病变质的病原微生物或不需要的发酵微生物，除维生素 B_2 和维生素 C 有部分损失外，其他营养物质得到完好保留，但细菌芽孢未失活，需要在 $0\sim4\,℃$ 下运输和保存。超高温灭菌乳则是经过超高温（$135\,℃$ 以上）在数秒内瞬时灭菌，完全破坏其中可生长的微生物和芽孢，因此不需冷藏，常温下保质期 6 个月以上，但一些不耐热的营养成分如维生素的损失大于巴氏杀菌乳。调制乳是以不低于 80% 的生乳或复原乳为主要原料，添加其他原料、食品添加剂或营养强化剂，采用适当的杀菌或灭菌等工艺制成的液体产品。这三种形式的产品是目前我国市场上流通的主要液态乳，除维生素 B_1 和维生素 C 有损失外，营养价值与新鲜生牛乳差别不大，但调制乳因其是否进行营养化而差异较大。

（二）发酵乳

发酵乳（fermented milk）是指以生乳或乳粉为原料，经杀菌、发酵后制成的 pH 降低的产品。其中以生乳或乳粉为原料，经杀菌、接种嗜热链球菌和保加利亚乳杆菌（德氏乳杆菌保加利亚亚种）发酵制成的产品称为酸乳（yoghurt），经过乳酸菌发酵后，乳糖变为乳酸，蛋白质凝固、游离氨基酸和肽增加，脂肪不同程度水解，形成独特风味，营养价值更高，如蛋白质的生物价提高，乳酸杆菌还可以产生维生素 B_1、维生素 B_2、维生素 B_{12}、烟酸和叶酸。酸乳更容易清化吸收，还可刺激胃酸分泌。发酵乳中的益生菌可抑制肠道腐败菌的生长繁殖，防止腐败胺类产生，对维护人体的健康有重要作用，尤其对乳糖不耐受的人更适合。

风味发酵乳（flavored fermented milk）是指以 80% 以上生乳或乳粉为原料，添加其他原料经杀菌、发酵后 pH 降低，发酵前或后添加或不添加食品添加剂、营养强化剂、果蔬、谷物等制成的产品。其中以 80% 以上生乳或乳粉为原料，添加其他原料，经杀菌、接种嗜热链球菌和保加利亚乳杆菌（德氏乳杆菌保加利亚亚种）发酵前或后添加或不添加食品添加剂、营养强化剂、果蔬、谷物等制成的产品称为风味酸乳（flavored yoghurt）。

（三）炼乳

炼乳（condensed milk）是一种浓缩乳，有三种不同类型。

1. 淡炼乳（evaporated milk）　以生乳和（或）乳制品为原料，添加或不添加食品添加剂和营养强化剂，经加工制成的黏稠状产品。

2. 加糖炼乳（sweetened condensed milk）　以生乳和（或）乳制品、食糖为原料，添加或不添加食品添加剂和营养强化剂，经加工制成的黏稠状产品。成品中蔗糖含量为 40%～45%，渗透压增大。利用其渗透压的作用抑制微生物的繁殖，因此成品保质期较长。

3. 调制炼乳（formulated condensed milk）　以生乳和（或）乳制品为主料，添加或不添加食糖、食品添加剂和营养强化剂，添加辅料，经加工制成的黏稠状产品，也有加糖调制炼乳和淡调制炼乳之分。

淡炼乳经高温灭菌后，维生素受到一定的破坏，因此常用维生素加以强化，按适当的比例冲稀后，其营养价值基本与鲜乳相同。

（四）乳粉

乳粉（milk powder）指以生乳为原料，加工制成的粉状产品。以生乳或其加工制品为主要原料，添加其他原料，添加或不添加食品添加剂和营养强化剂，经加工制成的乳固体含量不低于 70% 的粉状产品称为调制乳粉（modified milk powder），目前市场上的产品多为调制乳粉。

根据鲜乳是否脱脂，分为全脂乳粉（whole milk powder）和脱脂乳粉（skimmed milk powder）。全脂乳粉加工将鲜乳消毒后除去 70%～80% 的水分，采用喷雾干燥法，将乳喷成雾状微粒而成，一般全脂乳粉的营养素含量约为鲜乳的 8 倍。脱脂乳粉脂肪含量仅为 1.3%，损失较多的脂溶性维生素，其他营养成分变化不大，适合于腹泻的婴儿及要求低脂膳食的患者食用。

目前市场上的产品多为调制乳粉，调制乳粉一般以牛乳为基础，根据不同人群的营养需要特点，对牛乳的营养组成成分加以适当调整和改善调制而成，如改变牛乳中乳蛋白的含量和酪蛋白与乳清蛋白的比例，弥补乳糖的不足，以适当比例强化维生素 A、维生素 D、维生素 B_1、维生素 B_2、维生素 C、叶酸和铁、铜、锌及锰等矿物质等。除婴幼儿配方乳粉外，乳粉还有孕妇乳粉、儿童乳粉、中老年乳粉等。

（五）奶油

奶油有三种类型，主要用于佐餐和面包、糕点等的制作。

1. 稀奶油（cream）　以乳为原料，分离出的含脂肪的部分，添加或不添加其他原料、食品添加剂和营养强化剂，经加工制成的脂肪含量在 10.0%～80.0% 的产品。

2. 奶油（黄油）（butter）　以乳和（或）稀奶油（经发酵或不发酵）为原料，添加或不添加其他原料、食品添加剂和营养强化剂，经加工制成的脂肪含量不小于 80.0% 的产品。

3. 无水奶油（无水黄油）（anhydrous milk fat）　以乳和（或）奶油或稀奶油（经发酵或不发酵）为原料，添加或不添加食品添加剂和营养强化剂，经加工制成的脂肪含量不小于 99.8% 的产品。

（六）干酪（cheese）

根据联合国粮农组织和世界卫生组织对干酪的定义，干酪是以牛奶、稀奶油、部分脱脂乳、酪乳或这些产品的混合物为原料，经凝乳并分离乳清而制得的新鲜或发酵成熟的乳制品，又称奶酪。全世界共有干酪 2000 多种，就品种而言，干酪又可分为硬干酪、半硬干酪、软质干酪等，因而，干酪的营养素含量和比例也有很大差异。

干酪的营养价值很高，是人类食物中蛋白质、脂肪、钙、磷的良好来源，同时含有丰富的维生素，这与干酪在制造过程中将原料乳中的各种营养素浓缩 10 倍以上有关。此外，干酪中的蛋白质经过发酵后形成的一些蛋白质的分解产物，如氨基酸、蛋白胨等容易被人体消化吸收，因而，干酪的蛋白质消化率可高达 96%～98%。

三、乳类及乳制品卫生安全

（一）乳及乳制品存在的卫生安全问题

乳类虽然营养价值高，但在原料生产、加工储藏、流通等各个环节存在诸多卫生安全问题，影响乳类的品质和人体健康。

1. 原料乳的污染　母体患病、乳房及其周围被污染或有炎症，抗生素或其他药物的不合理使用造成乳汁药物残留；饲草饲料发霉变质或农药残留超标；地表、褥草等环境卫生污染等未经卫生处理的鲜奶可能被伤寒沙门菌、副伤寒沙门菌、痢疾志贺菌和溶血性链球菌等污染。

2. 乳制品加工贮存过程中的污染　加工设备的清洗与消毒不过关，使用违禁添加剂包装材料释放有害成分；贮存环境的温度湿度控制不当容易造成腐败变质，营养物质被分解产生恶臭和有害产物。乳制品存放冰箱过久易造成单核细胞增生李斯特菌污染。

3. 人为掺假、掺杂　如掺入水、米汤、豆浆、碱、含氮化合物等，不但起不到乳的作用，某些物质甚至具有毒副作用，危害人体健康。

（二）乳及乳制品的卫生安全管理

为了提高乳及乳制品的卫生安全，相关部门应完善有关法律法规，规范乳类生产销售等各个环节的卫生管理。

1）乳品厂应有健全配套的卫生设施，奶牛定期预防接种和检疫，乳品加工人员保持良好的个人卫生，遵守有关卫生制度和操作规范，乳品经卫生质量检验合格后方能出厂。

2）乳品的贮运应保持低温，容器要清洗消毒并由专用冷藏设备和车辆运送。

3）对各类病畜乳，必须按照相关标准分别进行卫生处理。

4）乳制品的加工应符合相应的卫生标准，如合理使用添加剂、不得掺杂、酸乳的菌种应纯良无毒、包装严密完整等。

5）提高消费者食品营养和卫生知识水平，及时发现和举报影响食品卫生安全的不良行为。

【思考题与实践应用】

1. 简述各种乳制品的主要营养价值。

2. 何谓"乳糖不耐受"？消除此症状常采取的措施有哪些？

（周　丽）

第七节 蛋类及蛋制品的营养

【问题与思考】

1. 各种蛋类有哪些营养价值?
2. 如何指导老年人食用蛋类?

禽蛋类是人们食用的主要蛋类,常见的有鸡蛋、鸭蛋、鹅蛋、鸽蛋、鹌鹑蛋以及其他禽类的蛋。蛋类经过加工可形成各种蛋制品。

蛋类及蛋制品营养丰富,其中蛋白质的组成和必需氨基酸的含量接近人体必需氨基酸的比例,几乎能被全部吸收利用,是食物中最理想的优质蛋白之一。

一、蛋类结构及营养分布

虽然各种蛋类的大小不同,但其结构均基本由蛋壳、蛋清、蛋黄三部分组成。

1. 蛋壳 蛋壳占 11%~13%,主要成分为碳酸钙。

2. 蛋清 蛋清占可食 2/3,其中非水营养素占 12%~15%,蛋白质占 11.6%,超过 40 种,主要有卵清蛋白、卵黏蛋白、卵类黏蛋白等糖蛋白,占蛋清蛋白的 80%。

3. 蛋黄 蛋黄占可食部 1/3,其中非水营养素约 50%,蛋白质含量高于蛋清,约 15.2%,主要是与脂类结合的脂蛋白。蛋类脂肪 98% 集中在蛋黄里,而每 100g 蛋黄约含脂肪 28.2g。钙、磷和铁等无机盐多集中在蛋黄里。还含有较多的维生素 A、维生素 D、维生素 B_1 和维生素 B_2。

蛋类各部分的主要营养素含量见表 5-8。

表 5-8 蛋类各部分的主要营养素含量(每 100g)

营养成分	全蛋	蛋清	蛋黄
水分/g	75.20	84.40	51.50
蛋白质/g	13.10	11.60	15.20
脂类/g	8.60	0.10	28.20
碳水化合物/g	2.40	3.10	3.40
钙/mg	56.00	9.00	112.00
铁/mg	1.60	1.60	6.50
锌/mg	0.89	0.02	3.79
硒/g	13.96	6.97	27.01
维生素 A/μgRAE	255.00	—	438.00
硫胺素/mg	0.09	0.04	0.33
维生素 B_2/mg	0.20	0.31	0.29
烟酸/mg	0.20	0.20	0.10
胆固醇/mg	648.00	—	1510.00

二、蛋类的营养成分及特点

1. 蛋白质 蛋类蛋白质含量一般为 13.3%,其中蛋清中含量约 11.6%,蛋黄中约 15.2%。蛋清中主要是卵清蛋白、卵黏蛋白以及少量的卵球蛋白。蛋黄中的蛋白质大部分与脂类结合形成脂蛋白,包括低密度脂蛋白、高密度脂蛋白、卵黄球蛋白以及卵黄高磷蛋白等。

蛋类的蛋白质含有人体所需的各种氨基酸，氨基酸的模式与人体组织蛋白的模式基本相似，几乎能被人体全部吸收利用，是天然食品中最理想的优质蛋白之一。

2. 脂类 蛋类的脂类主要存在于蛋黄中，蛋黄中的脂质占 28.2%，其中甘油三酯所占的比重最大，占蛋黄中脂肪的 62%～65%；其次是磷脂，占 30%～33%，包括卵磷脂、脑磷脂和神经磷脂，其中卵磷脂和脑磷脂对人体维持脑和神经组织的发育具有重要意义；与一般的食物相比，蛋黄中胆固醇含量较高，每 100g 蛋黄中含胆固醇达 1510mg。然而蛋黄中由于卵磷脂的存在，可将胆固醇乳化成微粒悬浮于血液中而不沉积于血管壁上，避免了由于胆固醇的沉积造成血管堵塞。

3. 碳水化合物 蛋类碳水化合物含量不高，约占 2.8%。

4. 维生素与矿物质 蛋类的维生素和矿物质种类多而且含量丰富并主要集中于蛋黄中。蛋黄维生素中以维生素 A、维生素 E、维生素 B_2、维生素 B_6 以及泛酸为主；矿物质以磷最为丰富，钙次之，还含有铁、硫、钾、钠、镁等，铁元素含量也较高，但由于卵黄高磷蛋白对铁吸收产生干扰，其吸收率只有 3%，生物利用率较低。蛋清中的维生素主要是水溶性的 B 族维生素，尤其维生素 B_2 含量丰富。

三、蛋类的抗营养因子

生蛋清中含有抗生物素和抗胰蛋白酶，前者妨碍生物素的吸收，后者抑制胰蛋白酶的活力，蛋煮熟时即被破坏。

四、蛋类的营养价值

鸡蛋蛋白质组成和必需氨基酸比例最为接近人体氨基酸比例，因此鸡蛋也被作为参考蛋白质。卵磷脂和脑磷脂对人体维持脑和神经组织的发育具有重要意义。鸡蛋提供丰富的相对种类齐全的维生素以及包括钙、铁、锌、硒等多种矿物质。鸭蛋的营养价值与鸡蛋相似，但胆固醇含量相对更高，各种矿物质的总量方面要优于鸡蛋，维生素 B_2 在鸭蛋中含量较高。

鹌鹑蛋的营养成分与鸡蛋很相似，且鹌鹑蛋中各类营养元素的分子较小，相比鸡蛋中的各种营养元素更易被人体所吸收利用。通常来说，1 个鹌鹑蛋重 10～15g，4～5 个相当于 1 个中等大小鸡蛋。

蛋类的营养价值虽然很高，但应该食用有度。过量摄食会加重肾脏的负担。另外，过量摄入蛋类，脂肪摄入也会相应增加，增加患慢性病的风险。

五、蛋制品的营养价值

（一）皮蛋

皮蛋又称松花蛋，使用混合的烧碱、泥土和糠壳敷在蛋壳表面经过一定时间而制成。皮蛋的蛋白质在碱性环境凝固过程中也使蛋中的 B 族维生素受到破坏，皮蛋的其他营养成分与鲜蛋接近。

（二）咸蛋

咸蛋又称盐蛋，是将蛋浸泡在饱和盐水中或用混合食盐黏土裹在蛋壳表面腌制 1 个月左右而制成的。在腌渍过程中，食盐渗入鸡蛋中使蛋中水分含量下降，氯化钠浓度升高。由于盐的作用，蛋黄中的蛋白质发生凝固变性并与脂类成分分离，蛋黄中的脂肪聚集而出现出油现象。咸蛋的营养成分与鲜蛋相似，易于消化吸收，且味道鲜美，具有独特风味。

（三）冰蛋和蛋粉

冰蛋是在鲜蛋经搅打均匀后在低温下冻结形成的。蛋粉是将均匀的蛋液经真空喷雾、急速脱水干燥后制成的。冰蛋和蛋粉能保持蛋中的绝大部分营养成分，在制作过程中，蛋粉中的维生素 A 会略有破坏。冰蛋和蛋粉只宜用于食品工业生产中，不适于直接食用。

六、禽蛋的卫生及管理

制作蛋制品应用鲜蛋，鲜蛋需要在低温下保藏，其原因是抑制微生物的生长。鲜蛋内的微生物或来自卵巢、生殖腔，或来自不洁产蛋场所运输、销售环节。微生物可通过蛋壳进入蛋内生长繁殖，导致腐败变质。

【思考题与实践应用】

请简述蛋类的主要营养价值。

（李昌秀　周筱艳）

第六章 老年人的营养支持

【学习目标】

1. **掌握** 老年人营养支持途径与方法；营养筛查与评估方法；老年患者肠内、肠外营养常见并发症及预防措施。

2. **熟悉** 老年人营养筛查与评估量表；肠内、肠外营养供给途径、输注方式及优缺点。

3. **了解** 营养评估中的生化指标；肠内、肠外营养制剂类型；肠内营养适应证与禁忌证。

第一节 概 述

老龄化现象在世界各地普遍存在。中国的老龄化现象呈现规模大、增速快的特征。随着医疗技术的不断发展，提高老年人的生活质量充满了希望。干细胞、器官再生和移植、克隆治疗和基因疗法都将有利于老年人的健康。此外，由于癌症和脑卒中这两大主要死亡原因的药物治疗得到了改进，营养支持的使用范围将更加广泛。

一、营养筛查与评估

老年人营养支持的第一步是对老年人尤其是老年患者进行营养筛查与评估。外国医学机构统计，25%就诊或住院的患者没有接受过相应的营养筛查、评估和支持，这一比例在中国可能更高。老年人由于自身身体机能的衰老，更容易发生营养不良的情况，而老年人的营养问题常常被忽视，这会增加老年人的疾病发生率或使其原有疾病恶化。因此对老年人进行科学合理的营养筛查与评估，并采取相应的预防措施显得更为重要。

营养筛查是具有相关资质的医务人员运用合适的营养筛查方法对筛查对象的营养状况进行初步的判断。目前，根据不同筛查对象的特点以及临床不同学科的特征，已经开发出了多种营养筛查工具。其中针对老年人以及老年患者使用较为普遍的有 NRS 2002，微型营养评定简表和营养不良通用筛查工具等。营养筛查的结果用于判定筛查对象是否存在营养不良以及严重程度。对于筛查结果为存在营养健康风险的对象，需要对这些人群进行进一步的营养评估。

中华医学会肠外肠内营养学分会老年营养支持学组在 2013 年颁布的《老年患者肠外肠内营养支持中国专家共识》基础上提出了《中国老年患者肠外肠内营养应用指南（2020）》（简称《老年营养指南》），该指南推荐：对老年患者应定期进行营养筛查与评估；推荐老年患者使用的营养筛查工具主要为微型营养评定简表（mini-nutritional assessment short-form，MNA-SF）；住院患者可采用 NRS 2002；有营养不良相关高危因素的老年患者应进行全面营养评估，并依此制订营养干预计划。

一个营养筛查方法应当有以下 5 个特征。

1）在任何机构都能完成。

2）容易达到早期干预目标。

3）包括收集危险因素的相关资料和解释干预/治疗的资料。

4）决定需要的营养评定。

5）符合成本–效益。

一个筛查工具的有效性在于识别高风险的个体，使他们从筛查中受益。在进行营养筛查之后，就能根据结果进行适当的营养监测和干预。常用筛查工具的比较见表 6-1。

表 6-1 常用筛查工具的比较

工具	目标人群	适用环境	优点	缺点
营养不良通用筛查工具（malnutrition universal screening tool，MUST）	≥18 岁	医院社区	简单快速，适用性高	无法获得准确体重的患者不能使用。有效性有待验证
NRS 2002	18～90 岁	医院	具有循证医学依据	住院 1 天以上，次日 8 时前未行手术，神志清者
MNA-SF	≥65 岁	医院社区	简单快速，无创，多考虑慢性病及相关因素，考虑到了体重不详患者的评估	主观性较强

营养评估通常发生在营养筛查之后，评估的对象也主要是在营养筛查中存在营养不良风险或营养不良的人群。营养评估的依据主要是营养筛查中获得的资料以及评估对象的疾病史、体格检查、实验室检查等。营养评估的因素有很多不仅包括食物的摄入模式、评估对象的身体状况，心理和社会等影响营养健康因素也需要考虑。评估人员需要对不同因素进行分类，并判断不同类别中是否有危险因素存在，以确定评估对象的危险水平。

营养评估中常用生化指标的风险数值：①血清白蛋白＜3.5g/dL（＜35g/L）；②总淋巴细胞数＜1.5×10^9/L；③血清转铁蛋白＜140mg/dL（＜1.4g/L）；④总铁结合力＜250μg/dL（＜2.5g/L）；⑤血清胆固醇＜150μg/dL（＜3.9μmol/L）。

营养评估中我国常用的标准体重的计算方法有以下两种。①Broca 改良公式：标准体重（kg）=身高（cm）–105。②平田公式：男性，标准体重（kg）=[身高（cm）–100]×0.9；女性，标准体重（kg）=[身高（cm）–100]×0.9–2.5。评价标准：实际体重在标准体重±10%属正常范围。低于标准体重 10%～20%为消瘦，低于标准体重 20%以上为明显消瘦。在进行营养筛查与评估之后，可根据相应的结果，制订个体化的干预计划，并选择合适的方式进行营养支持。

二、营养支持

营养支持的目的是使机体健康和营养状况达到最佳状态,其主要途径是为机体提供所需的营养素，而这些营养素仅仅通过基本饮食是不能完全满足的。营养支持分为肠外营养和肠内营养。肠内营养支持经口（口服）或管饲（肠内）供给食物。肠外营养支持通过中央静脉（腔静脉）或周围静脉（手或前臂静脉）供给营养物质。

老年人营养支持的适应证有很多。其中至关重要的是，采用限制最少的营养支持方式，使老年人的功能状态尽快达到营养支持可实现的最高水平。例如，如果老年人可以经口摄食，应率先考虑口服补充营养素而不是考虑放置喂养管。因此需要根据患者的具体情况来确定合适的营养支持方式。在评估营养素摄入量时，除医疗状况外，许多社会经济因素对社区老年人营养不良的发展也起着举足轻重的作用。社区老年人中，社会支持水平较低者、对生活满意度下降者、抑郁症患者都常被认为具有营养不良风险。紧急医护及社区机构中工作的营养师，与社会工作者和健康管理者一同携手，在防止社区获得性营养不良中发挥着重要作用。一些城市和农村机构通过食物存储库给能走动的老年人提供热或冷冻的膳食。

心肺疾病、抑郁、焦虑、癌症、帕金森病与阿尔茨海默病可导致老年人体重减轻或营养不良，这在需要长期护理的老年人中更是常见。上述老年人和患其他并发症的老年人发生严重营养不良占需要长期护理老年人中的 18%，轻到中度营养不良占 27.5%。社区和长期护理机构中存在的高营养不良患病率，加上不断增加的老年人口，会使各种类型营养支持的需求进一步加大。

肠内营养中，口服是提供营养支持的首选手段。当经口进食不足造成宏量营养素或微量营养素缺乏时，应考虑口服营养补充，尤其是对于那些体重丢失或摄食不足达到 5～7 天的患者。老年人营养支持确定原则，见图 6-1。

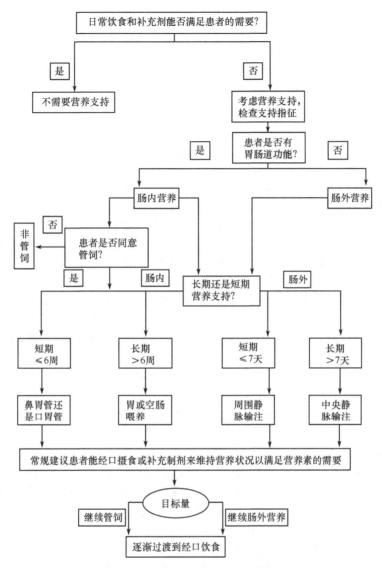

图 6-1 老年人营养支持确定原则

《老年营养指南》推荐：①老年人存在营养不良或营养风险时，在饮食基础上进行口服营养补充可改善营养状况，但不影响饮食摄入量。②口服营养补充可减少老年人髋部骨折和骨科手术患者的营养风险和手术后并发症。③蛋白质含量高的经口营养补充剂，可减少老年患者发生压力性损伤的风险。④口服营养补充改善老年痴呆患者营养状况的效果优于营养教育。对早期和中度痴呆的老年患者，可考虑口服营养补充，以保证足够的能量和营养素供给，促进体重增加和防止营养不良的发生和发展。

当今可得到各种口味、种类繁多的口服补充剂。下面表格列出了各类型口服补充剂的用途和禁忌证，见表 6-2。

表 6-2 各种口服补充剂的比较

类型	作用特点	用途和禁忌证
标准型	增加体重及合成内脏储存蛋白质；膳食替代	特殊疾病需要；随膳食适量口服摄入

续表

类型	作用特点	用途和禁忌证
高蛋白型	创伤愈合；合成内脏储存蛋白质	需要限制蛋白质摄入的情况
高热量型	医疗机构的药物治疗；增加体重；增加能量摄入但比标准型能量摄入少	特殊疾病需要；随膳食适量口服摄入
肾病型	增加体重；改善内脏蛋白质储存；供给维生素、矿物质及较少的液体，以满足慢性肾脏病的需要	无肾脏疾病
组件型	合成内脏储存蛋白质；促进伤口愈合；增加蛋白质但不增加体重	增加能量需要（采用标准型或高热量型补充剂）
糖尿病型	控制血糖，增加体重	无糖尿病

在医疗保健机构，口服补充剂通常用来增加膳食能量和蛋白质摄入量。许多口服补充剂易于在药店和超市买到，也可送货到家以适应居家养老或护理机构老年人的需要。特定疾病的口服补充剂，也列在表 6-2 中，可用于糖尿病、慢性肾脏病和小肠紊乱的患者的营养补充。

提供口服补充剂时，人体对其可接受性是要考虑的一个重要方面。采用口服补充剂之前，应了解患者喜欢和不喜欢的食物、食物过敏史和耐受性、正常的食物摄入量、其实际体重在理想体重的百分比以及饮食结构的变化。一旦开始供给补充剂，必须随访以确保患者食用补充剂。老年患者对口服补充剂的可接受性差与其不良结局相关。髋部骨折患者食用补充剂的量和体重减轻呈负相关，这可能与对口服补充剂接受性差有关。

应定期评估接受口服营养补充剂者的营养状况。单纯通过膳食能保持内脏和体蛋白储存的个体无须口服补充剂。

肥胖者应有选择地采用合适的口服补充剂；与热量密集型补充剂相比较，这些患者更宜供给蛋白质组件型制剂。而且老年肥胖人群，尤其是患有慢性疾病者，与体重正常的人一样易对饮食失去兴趣。评估老年肥胖人群对高热量补充剂需求时，重要的是评估食物摄入水平，以及能量需要量与实际摄入量的比值。

对于需采用鼻饲进行肠内营养支持的患者，置管时应注意置管方式尽量简单、方便，尽量减少对患者的创伤，尽量舒适以有利于长期带管。《老年营养指南》推荐：①管饲对虚弱的非疾病终末期老年患者是有益的，可改善其营养状态。②鼻胃管适用于较短时间（2～3 周）接受肠内营养的老年患者；管饲时，头部抬高 30°～45°角可减少吸入性肺炎的发生。③对于接受腹部手术且术后需要较长时间肠内营养的老年患者，建议术中留置空肠造口管。当施行了近端胃肠道的吻合后，通过放置在吻合口远端的空肠营养管进行肠内营养。④对于需要长期营养支持的老年患者，较留置鼻胃管更推荐使用内镜下胃造口。老年患者肠内营养应用＞4 周，推荐放置内镜下胃造口。老年患者管饲可在内镜下胃造口留置 3h 后开始。⑤对于高吸入性肺炎风险的患者，应选择经各种途径（如鼻空肠管、空肠造口术或内镜下肠造口）的空肠置管技术。

当肠内营养支持不能满足患者总热量的 60% 或有肠内营养支持禁忌和不耐受时，应选用肠外营养支持。《老年营养指南》推荐：①一般建议每天非蛋白质能量供给为 83.6～125.4kJ/kg，蛋白质供给为 1.0～1.5g/kg。②肠外营养处方建议糖脂双能源，脂肪比例可适当增加（不超过非蛋白质热卡的 50%）。③药理剂量的鱼油脂肪乳适用于外科术后患者，可改善临床结局。④对于危重症患者，应将鱼油脂肪乳作为肠外营养处方的一部分加以考虑，注重微量营养素的补充。⑤老年患者肠外营养制剂同成人制剂使用相同：对危重症或有特殊代谢需求的老年患者，建议根据个体化的肠外营养处方配制全合一制剂；对病情稳定特别是实施家庭肠外营养的老年患者，可考虑用工业化多腔袋制剂，减少血流感染风险。⑥小于 1 周的肠外营养首选外周静脉输注；经外周静脉穿刺的中心静脉导管（peripherally inserted central venous catheter，PICC）是较长时间肠外营养输注途径。

中华医学会老年医学分会、中国老年医学中心联盟对老年患者营养支持的实施方案建议：对于肠内营养支持联合肠外营养支持的患者，肠内营养如达到目标量的 80%，即可停用肠外营养；对于口服营养补充联合管饲的患者，经口摄入量达到目标量的 50%，可逐渐减少管饲喂养量，达 80%，即可停管饲；对于饮食联合口服营养补充者，口服营养补充减量至 200kcal/d 后，BMI≥20kg/m^2 或体重增加 1～2kg/月，可以停止口服营养补充。

在营养支持的实施过程中还应注意和监测与营养相关的并发症，如代谢性并发症（糖代谢异常、水电解质失衡、肝功能异常、脂代谢异常等）、感染性并发症（吸入性肺炎、导管相关性血流感染）、胃肠道并发症（腹胀、腹泻、恶心呕吐、便秘、误吸等）、机械性并发症（导管堵塞、导管移位、血胸、气胸、血管神经损伤、空气栓塞等）。

（柯将琼　王爱霞）

第二节　营养筛查与评估

一、营 养 筛 查

营养筛查（nutritional screening）或者营养风险筛查（nutritional risk screening）是指医务人员应用营养筛查技术或工具，判断患者是否存在营养风险的过程。膳食摄入的模式反映了个体食物和饮料消费的习惯，可用于评估营养风险。营养筛查应当由具有相关执业资质，并经过相关培训的医务人员完成。首诊医师是营养筛查的第一责任人。医疗机构及其医务人员应当根据实际情况，对住院患者以及消化内科、肿瘤科等重点科室门诊患者开展营养筛查，重点筛查对象包括老年患者、手术患者、恶性肿瘤患者、入住重症监护病房患者、近一周正常饮食摄入不足者以及其他可能发生营养不良的患者。住院患者的首次营养筛查应当在患者入院后 24h 内，结合入院问诊、体格检查等进行。医疗机构及其医务人员可根据患者病情变化，进行再次营养筛查。经筛查确定存在营养风险的，应当及时申请营养评估。营养评估应当综合考虑患者一般情况、膳食调查、人体测量、人体组成测定、代谢检测、生化检验、临床检查等内容。

营养筛查是营养支持的第一步。有效营养筛查的一个主要目标是帮助居家和社区机构的老人，预防和早期发现由疾病并发症和生活独立性下降引起的营养相关并发症。

目前常用的营养筛查工具包括 NRS 2002、主观全面评定（subjective global assessment，SGA）、患者参与的主观全面评定（patient-generated subjective global assessment，PG-SGA）、MNA、MUST、全球营养领导层倡议营养不良诊断标准共识（the global leadership initiative on malnutrition，GLIM）等。其中，NRS 2002，MNA 和 MUST 在老年患者中应用较为普遍。

（一）NRS 2002

NRS 2002 是在 2002 年，欧洲肠外肠内营养学会以 Kondrup 为首的专家组在随机对照临床研究的基础上，发展的一个有客观依据的营养风险筛查工具。NRS 2002 同时考虑到营养状态的改变和疾病的严重程度，是推荐的筛查工具。并且，NRS 2002 基于 10 篇文献（9 篇随机对照研究、1 篇观察研究）制定，以 12 篇随机对照研究为基准，在 128 篇随机对照研究中进行了回顾验证，具有循证医学的基础，是临床上仅有的能提供营养风险与患者临床结局相关循证医学证据的营养风险筛查工具，具体内容见表 6-3。

NRS 2002 适用于 18～90 岁住院患者（包括肿瘤患者），住院超过 24h，不推荐用于未成年人。NRS 2002 量表包括 3 部分，即营养状态受损评分、疾病严重程度评分和年龄评分。前两部分包括了 1～3 分 3 个评分等级，根据评分标准取最高分。最终得分为 3 项的总和，最高为 7 分。如果评分≥3 分，即认为有营养风险。

表 6-3 NRS 2002

评分类别	评分	内容
A. 营养状态受损评分（取最高分）	1 分（任一项）	近 3 个月体重下降＞5%
		近 1 周内进食量减少＞25%
	2 分（任一项）	近 2 个月体重下降＞5%
		近 1 周内进食量减少＞50%
	3 分（任一项）	近 1 个月体重下降＞5%
		近 1 周内进食量减少＞75%
		BMI＜18.5kg/m^2 及一般情况差
B. 疾病严重程度评分（取最高分）	1 分（任一项）	一般恶性肿瘤、髋部骨折、长期血液透析、糖尿病、慢性疾病（如肝硬化、慢性阻塞性肺病）
	2 分（任一项）	血液恶性肿瘤、重症肺炎、腹部大型手术、脑卒中
	3 分（任一项）	重症颅脑损伤、骨髓移植、重症监护、急性生理学和慢性健康状况评价 II（APACHE II）＞10 分
C. 年龄评分	1 分	年龄≥70 岁

注：营养风险筛查评分为 A+B+C；如果患者的评分≥3 分，则提示患者存在营养风险。

NRS 2002 疾病严重程度评分中提及的疾病种类仅有 12 类，无法涵盖所有疾病。推荐"营养支持小组"的护师（士）、营养师、药师与组内临床医师合作，按患者疾病严重程度结合其对营养素，尤其是蛋白质的需求情况，由小组的临床医师和其他成员研讨"挂靠"已经存在的疾病严重程度评分。也可以根据 2003 年 Kondrup 文章 NRS 2002 表格说明部分分析：1 分，由于慢性疾病的并发症入院，非卧床，蛋白质需求轻度增加，但可通过强化膳食或口服营养补充满足；2 分，由于疾病如大手术或感染入院，患者卧床，蛋白质需求增加，但仍可通过人工营养满足；3 分，接受呼吸机支持、血管活性药物等治疗的重症患者，蛋白质需求明显增加，且无法通过人工营养满足，但营养支持可以减缓蛋白质分解及氮消耗。

（二）MNA

MNA 是另一种评估营养风险有用的工具。MNA 被认为是门诊和长期居住在护理机构老年人营养筛查的"金标准"。MNA 记录表的目的是用快速、经济和无创性方法评估年老体弱人的营养风险。MNA 对临床有用，是因为它是一个有效的工具，可用来衡量营养状况和营养不良筛查，早期发现营养不良风险，并促进老年人营养干预的随访。它还可以由营养师、护士和医生以及许多健康护理专业人员在社区内和临床上运用。社区患者在进入护理机构前，常常使用 MNA。MNA 也可用于住院及长期护理机构的筛查和评估，以及监测随着时间变化的营养状况。

MNA 由体格测量、生活方式、药物、灵活性、膳食及健康和营养的自我感受等 18 个问题组成。MNA 分数越高，个体营养状况越好，而中等分数（17 分≤总分＜24 分）提示需要多学科老年医学干预以缓解危险及预防营养不良。小于 17 分，表示存在蛋白质-能量营养不良，需要进一步评估来量化营养不良的严重程度并进行适当的营养干预，见表 6-4。

表 6-4 MNA 记录表

营养筛检	分数	营养筛检	分数
1. 近 3 个月内是否由于食欲下降、消化问题、咀嚼或吞咽困难而摄食减少？ 0=食欲完全丧失 1=食欲中等度下降 2=食欲正常		2. 近 3 个月内体重下降情况。 0=大于 3kg 1=1～3kg 2=无体重下降 3=不知道	

续表

营养筛检	分数	一般评估	分数
3. 活动能力如何?		0.0=0 个或 1 个"是"	
0=需卧床或长期坐着		0.5=2 个"是"	
1=能不依赖床或椅子,但不能外出		1.0=3 个"是"	
2=能独立外出		12. 是否每日食用两份或两份以上蔬菜或水果?	
4. 既往 3 个月内有无重大心理变化或急性疾病?		0=否	
0=有		1=是	
1=无		13. 每日饮水量(水、果汁、咖啡、茶、奶等)。	
5. 神经心理问题如何?		0.0=小于 3 杯	
0=严重智力减退或抑郁		0.5=3~5 杯	
1=轻度智力减退		1.0=大于 5 杯	
2=无问题		14. 进食能力。	
6. 体重指数 BMI(kg/m²):体重(kg)/身高(m)²。		0=无法独立进食	
0=小于 19		1=独立进食稍有困难	
1=19~21		2=完全独立进食	
2=21~23		15. 自我评定营养状况。	
3=大于或等于 23		0=营养不良	
筛检分数(小计满分 13):		1=不能确定	
>12 表示正常(无营养不良危险性),无需以下评价		2=营养良好	
<11 提示可能营养不良,请继续以下评价		16. 与同龄人相比,你如何评价自己的健康状况?	
一般评估 / 分数		0.0=不太好	
7. 是否独立生活(无护理或不住院)?		0.5=不知道	
0=否		1.0=好	
1=是		2.0=较好	
8. 每日应用处方药是否超过三种?		17. 中臂围(cm)。	
0=是		0.0=小于 21	
1=否		0.5=21~22	
9. 是否有褥疮或皮肤溃疡?		1.0=大于等于 22	
0=是		18. 腓肠肌围(cm)。	
1=否		0=小于 31	
10. 每日可以吃几餐完整的餐食?		1=大于等于 31	
0=1 餐		一般评估分数(小计满分 16 分):	
1=2 餐		营养筛检分数(小计满分 13 分):	
2=3 餐		MNA 总分(量表总分 29 分):	
11. 蛋白质摄入情况:		MNA 分级标准:	
每日是否至少一份奶制品?A)是 B)否		总分≥24 分表示营养状况良好	
每周是否二次或以上蛋类?A)是 B)否		17 分≤总分<24 分为存在营养不良的危险	
每日是否食肉、鱼或家禽?A)是 B)否		总分<17 分明确为营养不良	

MNA-SF 也已经被开发出,可用于筛查老年急性患者营养不良和营养不良风险。MNA-SF 评分阳性表明需要完成 MNA 完整表格。在明确营养风险上,MNA 和 MNA-SF 都是敏感、有效和准确的。

MNA 对确定以下情况是有用的：①社区老年人营养不良的患病率和风险；②门诊和家庭护理老人中营养不良的患病率；③住院和专门机构老年人中营养不良患病率和营养不良风险。使用 MNA 评估老年人营养状况最主要的优势，是无须进行任何生化检查，MNA 也可用于区分营养充足、营养不良风险及营养不良的老年人。MNA 也是干预后重新评估和监测营养状况的有用工具。营养状况的变化与 MNA 评分变化有关，因此一旦确定有营养不良风险或营养不良，MNA 则可用于指导营养干预。

（三）其他营养筛查方法

1. SGA SGA 最初被开发用于胃肠道手术患者，SGA 包括体重和膳食改变，消化道异常和机体功能等问题。体格检查评估皮下脂肪丢失、肌肉丢失和水肿表现。体格检查结果和评估用于个体的主观分级：营养良好（SGAA 级）、轻/中度营养不良（SGAB 级）及重度营养不良（SGAC 级）。虽然 SGA 没有特别针对老年人，但它可评估老年人营养相关并发症和死亡风险。

2. NRI 营养风险指数（nutritional risk index，NRI）关注食物摄入的机制，规定饮食限制、影响食物摄入的条件及饮食习惯的显著改变。NRI 由 16 个问题组成，可在许多机构由培训过的人员实施。分数越高，提示营养状况不良的风险越高，总体健康越差，医疗服务的使用也越多。NRI 对明确老年人需要营养干预和进一步深入的营养评估是有帮助的。

二、营养评估

营养评估（nutritional assessment）通过药物史、营养史和病史，以及体格检查、人体测量和实验室检查确定营养状况。营养评估的主要目的是解释和扩展从营养筛查过程得到的资料。在评估之后，要实施和评价营养护理计划。

一旦老年人被确认存在营养风险，那么就要用全面营养评估进一步了解老年人的人体测量，包括生物学、临床、膳食、社会心理、经济、功能、精神健康和口腔健康状况。选择营养指标评估营养状况取决于以下几个因素，包括用于评估总有效时间、评估者的类型、身边支持评估的财力资源。营养评估过程需要考虑许多危险因素和类别，包括食物和营养素摄入模式、心理和社会因素、身体状况和疾病，异常的实验室指标和药物。每个类别应作为指导，帮助专业人员来确定是否有危险因素的病史或证据，以确定患者的危险水平。危险因素的严重程度取决于被评估者的年龄和身体条件。

营养评估包括确定个人和人群的健康状况。通过 MNA 可为老年人提供适当的医学营养治疗。MNA 分为两个步骤：①评估营养状况；②实施个体化干预计划。营养评估的四个主要内容包括人体测量、生化检测、临床评估、膳食评估。

（一）人体测量

人体测量用于估计各种人体成分，如肌肉、脂肪。这些方法在检测蛋白质–能量营养不良中尤其重要。人体测量常可由经过培训的人员运用相对廉价和无创的检查获得。最常用于评估营养状况的人体测量是体重、身高，以及各种围度和皮褶厚度。由于老年人群中存在差异，简单地与以年龄为基础的参考值比较可导致营养状况的分类错误。在老年人群中有指导作用的数据有限，因此缺乏适当的评估标准。另外，老年人常有的身体缺陷可能限制其获得足够的和可重复的资料。所以人体测量最好与临床、实验室、膳食、心理和功能资料结合使用。

（二）生化检测

营养筛查与评估强调体格测量和膳食资料，但是用生化检测评估营养状况、营养干预及预测医疗结局是必不可少的。营养状况的生化检测用于确定近期特殊营养素摄入水平，估计体液及组织中营养素储备，获得营养充足和缺乏的功能性数据及确定营养风险，在发生营养缺乏时，生化指标的改变发生在临床症状出现之前。生化评估用于确诊或排除基于临床、膳食体格测量、血液动力评估的营养诊断。

适用于营养评估的常用生化检测项目如下。

1. 白蛋白　白蛋白是由肝脏产生的主要内脏蛋白。它的合成依赖于充足的蛋白质和能量供给。血清白蛋白是蛋白质–能量营养不良的一个可靠标志物，并与内脏蛋白质水平最一致。白蛋白的半衰期是 12～20 天，因此它不是早期营养不良的指标。当评估营养干预时，需要注意白蛋白对营养治疗的反应大约要两周时间。

2. 血清转铁蛋白　血清转铁蛋白是另外一种评估蛋白质营养状况时使用的内脏蛋白质。血清转铁蛋白是一种铁转运蛋白，是蛋白质营养状况的敏感指标。由于它的半衰期是 8～10 天，比白蛋白更灵敏，因此血清转铁蛋白能更快地反映蛋白质状态变化。

3. 前白蛋白　前白蛋白（prealbumin，PA）是亚临床营养不良有用的指标，同时有助于老年患者的长期管理和监测。PA 由肝脏合成，作用是作为甲状腺素的载体。PA 转换率很快，半衰期仅有 2～3 天。

4. 总淋巴细胞计数　总淋巴细胞计数（total lymphocyte count，TLC）低是免疫降低的指征，常常与营养不良相关。营养不良降低 TLC 及损害淋巴细胞对抗原反应，TLC 值 $<1.5\times10^9$/L，提示蛋白质丢失。

5. 胆固醇　血清胆固醇升高与心血管疾病风险增加有关。总胆固醇水平 ≥6.2mmol/L（240mg/dl）及低密度脂蛋白胆固醇 ≥4.1mmol/L（160mg/dl）提示心血管疾病高风险。总胆固醇水平低于 4.1mmol/L（160 mg/dl）是蛋白质–能量营养不良的一个指标。

6. 铁的状况（贫血）　根据持续缺乏时间及考虑潜在的混杂因素，血液学改变的程度可用于营养不足的诊断，很难确定贫血是与衰老还是与营养因素相关，为了诊断营养性贫血，必须有完整的血液计数。支持性的证据常从其他生化检查、膳食评估及从老年人对营养治疗反应中得到。

7. 叶酸水平　虽然叶酸缺乏有很多原因，但是膳食摄入减少是老年人中最常见的原因。吸收不良、药物和酒精也可造成叶酸水平降低。叶酸水平用于评估溶血性疾病和巨幼红细胞贫血。血清和红细胞中叶酸是最常使用的检测叶酸水平的生化指标。

8. 维生素 B_{12}　血清维生素是用于诊断老年人恶性贫血和巨幼红细胞贫血的指标。维生素 B_{12} 水平低反映摄入少、胃酸缺乏、内因子缺少，以上所有这些在老年人中恶性贫血和巨幼红细胞贫血的常见原因。

（三）临床评估

必需营养素慢性摄入不足可造成营养不良。当长期存在一种或多种营养素摄入不足时，会引起身体体征。临床评估的目标是显示个体当前健康状况的信息。临床评估包括病史，体格检查（确定营养疾病的症状和体征），功能状态评估（尤其需关注食物获取、制备和消费能力）以及口腔健康的评价。临床评估也应仔细评估头发、皮肤、指甲肌肉组织、眼睛、黏膜和其他身体器官，重要的是确定观察到的临床症状是否为正常生理老化的一部分，或是否与营养不足有关。

老年人营养问题的常见临床症状：表现萎靡、水肿、苍白、淤紫、全身无力和疲劳、淡漠和震颤、皮肤损害、皮肤干燥鳞屑、口腔和嘴唇干燥及溃疡。

老年人其他与营养缺乏相关的临床表现是液体失衡，水分过多引起的水肿比脱水的急性临床问题可能更少。脱水被认为是营养不良一种形式，由液体摄入不足造成，在老年人中常见，有潜在的危险。

医生应密切关注老年人的口腔问题。良好的口腔健康是消化食物所必需的。因此口腔情况评估是老年人营养状况评估的重要方面，老年人因为不良的口腔健康常常导致进食困难，其口腔问题包括：没有牙齿（影响 14%～48%）；没有治疗，如牙洞和牙冠（30% 的牙齿）及牙周疾病。老年人中体重降低的病因之一是不良的口腔健康。

对于患有慢性疾病的老年人长期使用药物的情况，无论是非处方药还是处方药，都可能显著影响其营养状况。处方药有益于治疗慢性疾病，但它们也可能导致食欲减退或代谢改变。食欲缺乏、恶心、肠道功能改变、味觉改变和药物营养素相互作用仅仅是药物潜在副作用中的一部分。

并且，老年人酗酒比想象的要更普遍。这一情况常很难被检测，因为它会被其他健康问题所掩盖和混淆。慢性酒精摄取使得食物摄入及维生素和矿物质摄入减少，因为酒精摄入常代替高营养价值食物和饮料的摄入，作为衰老一部分的人体成分和代谢差异，增加了药物摄入和心理问题的风险。如果必要的话，应对酒精摄入进行评估和实施干预及治疗。

此外还需要对老年人的身体残疾和功能状态，认知和心理功能（精神状态），社会、心理和经济因素等影响老年人营养状况的因素进行评估。

（四）膳食评估

膳食评估是对食物消费和食物消费行为的综合性评估。膳食评估的目的是确定食物消耗和与营养状况相关的进餐模式。一份膳食评估常用于确定膳食中宏量营养素和微量营养素的摄入是否充足，并为受评估者提供膳食咨询和营养干预，同时了解膳食行为与健康的关系。

老年人膳食评估的目的是了解过去和现在食物摄入行为及其对健康状况的影响。因为很多原因，很难客观评估老年人的膳食摄入。当确定老年人膳食评估的最佳方法时，需要考虑到他们患有的身体和精神疾病。在膳食评估中获得的信息可能不完全和不能反映日常饮食摄入，所以需要谨慎地解释收集的数据。目前临床主要根据患者或家属的记忆与描述推算患者饮食量的减少量。在实际实行过程中，从糖尿病患者的膳食调查及指导中得到借鉴，可以考虑应用"餐盘法"（plate method），达到半定量的效果，相对客观地推算饮食量的变化。

（柯将琼　王爱霞）

第三节　肠内营养支持

【问题与思考】

1. 老年患者肠内营养干预方式有哪些？口服营养补充有哪些优点？
2. 肠内营养常见并发症有哪些？最常见的并发症是什么？如何预防该并发症的发生？

肠内营养（enteral nutrition，EN）是将一些只需化学性消化或不需消化就能吸收的营养液通过口服或管饲途径注入患者的胃肠道内，为患者提供所需要的营养素。EN 具有以下优点：①可改善和维持肠道黏膜细胞结构与功能的完整性，保持胃肠道固有菌群的正常生长，降低细菌移位的发生率；②刺激消化液和胃肠道激素的分泌，促进胆囊收缩、胃肠蠕动，减少肝胆并发症的发生；③与肠外营养相比，EN 可以提高患者免疫力，减弱全身炎症及分解代谢反应，降低肠通透性及高血糖发生率；④在同样热量和氮水平的治疗下，应用 EN 患者体重的增长和氮潴留减少均优于应用肠外营养者；⑤技术操作与监测简单，并发症少，费用低。因此，凡具有肠道功能者应首选肠内营养。

一、肠内营养适应证与禁忌证

（一）适应证

1）营养不良患者的术前、术后支持治疗。
2）严重的创伤、烧伤等高分解代谢。
3）肿瘤导致的营养不良。

4）胃肠道消化吸收功能不良。

5）老年营养不良、畏食症。

6）意识障碍或者昏迷无法经口摄食。

7）咀嚼能力受限或者吞咽障碍。

8）粪胆酸排泄失常或慢性腹泻患者。

（二）禁忌证

1）胃或肠切除术后早期。

2）处于严重应激状态、麻痹性或完全性肠梗阻。

3）急性重症胰腺炎急性期。

4）活动性上消化道出血。

5）严重的腹腔内感染。

6）顽固性呕吐、严重急性期腹泻。

7）高流量肠瘘。

8）休克患者。

二、营养目标量

（一）能量

老年患者的能量需求测定有多种方式，静息能量消耗目前被认为是人体能量消耗测定的金标准。鉴于老年人静息能量消耗存在较大的个体化差异，静息能量消耗应采用间接能量测定仪进行实时的测定，而不单纯使用公式进行估算或预测。不同体重指数患者的静息能量消耗并不相同：体重指数低于 $21kg/m^2$ 的患者平均静息能量消耗为 21.4kcal/（kg·d），而体重指数高于 $21kg/m^2$ 的患者平均静息能量消耗为 18.4kcal/（kg·d）。国内外多个指南认为，一般老年患者可将 20～30kcal/（kg·d）作为目标量，该范围的目标能量摄入能够改善患者的长期预后，降低病死率。

（二）蛋白质

为寻求老年人最佳的蛋白质摄入量，建议在安全和耐受允许的情况下，至少每日摄入 1.0～1.2g/kg 的蛋白质；锻炼或活动情况正常的老年人建议摄入更多的蛋白质（≥1.2g/kg）；患有急性或慢性疾病的老年人则需要增加到每日摄入 1.2～1.5g/kg 的蛋白质；有严重肾脏疾病[GFR<30ml/（min·1.73m²)]且未接受透析的患者需要限制蛋白质的摄入。由于乳清蛋白的吸收速率约为酪蛋白的 2 倍，含乳清蛋白的 EN 制剂比只含酪蛋白的 EN 制剂更容易满足老年人的蛋白质需求。

（三）碳水化合物

中国居民老年膳食指南认为，摄入碳水化合物量应该占总能量的50%～65%，但不宜摄入过多，因为随着年龄的增长，人体的糖耐量降低，胰岛素分泌减少，对血糖的调节作用减弱，容易发生高血糖。

（四）脂肪

老年人摄入总脂肪量应该占总能量的 20%～30%，一般老年患者长期应用优化脂肪酸配方的 EN 制剂，如含较高中链脂肪酸、ω-3 脂肪酸的制剂有助于改善脂代谢。部分肠道吸收不良、严重胰腺外分泌不足或严重高脂血症患者，则可以考虑选择低脂肪比例的 EN 制剂（脂肪供能<5%），对于危重症和肿瘤患者，适当提高脂肪供能比有利于改善患者营养状况。

（五）膳食纤维

膳食纤维可改善老年患者的肠道功能，减少腹泻和便秘的发生；《中国居民膳食指南（2022）》推荐的膳食纤维摄入量为 25g/d。

（六）谷氨酰胺

EN 配方中添加谷氨酰胺，可改善危重症和大手术后老年患者营养代谢状况，维护肠屏障功能和免疫功能，减少肠道菌群异位和感染等严重并发症。但有研究显示，对于存在多器官功能衰竭或血流动力学不稳定需要升压药物支持的休克患者，过高剂量的谷氨酰胺[＞0.5g/（kg·d）]反而可能增加老年患者的病死率。由于老年人群的肾脏功能随着年龄的增长而出现衰退，谷氨酰胺的补充（剂量）必须考虑到其耐受能力。

三、肠内营养制剂分类

肠内营养制剂一般分为三大类：氨基酸型、短肽型，整蛋白型，组件式肠内营养制剂。

（一）氨基酸型、短肽型肠内营养制剂

这类制剂的基质为单体物质，包括氨基酸或短肽、葡萄糖、脂肪、矿物质和维生素的混合物。无须消化即可直接或接近直接吸收，适用于胃肠功能不全的患者。这类制剂又可进一步分为氨基酸单体制剂和短肽类制剂。

1. 氨基酸单体制剂 氮源为左旋氨基酸，主要特点是无须消化即可直接吸收，成分明确，无残渣。缺点是口感较差，浓度过高或输注速度过快易导致腹泻，刺激肠功能代偿的作用较弱。适用于肠功能严重障碍、不能耐受整蛋白型肠内营养制剂和短肽类制剂的患者。

2. 短肽类制剂 氮源为乳清蛋白水解后形成的短肽，主要特点是稍加消化即可完全吸收，无残渣。缺点是口感较差，浓度过高易引起腹泻，部分患者用后腹胀。用于消化吸收功能有一定损害或障碍的患者，如胰腺炎、炎性肠道疾病、肠瘘及短肠综合征、化学性及放射性肠炎、胆囊纤维化、艾滋病、大面积烧伤、严重创伤、脓毒血症、大手术后的恢复期及营养不良患者的术前准备或肠道准备等。

（二）整蛋白型肠内营养制剂

以整蛋白或蛋白游离物为氮源，渗透压接近等渗。主要特点是蛋白质结构完整、低渣、口感较好、渗透压较低、刺激肠功能代偿的作用较强。

1. 平衡型 适用于消化吸收功能正常或接近正常的患者，如各种危重患者、烧伤、创伤、意识障碍、昏迷、营养不良患者的围手术期、肿瘤患者、有消化功能但不能正常进食的患者等。按照是否含有特定营养素成分，分为含或不含膳食纤维型制剂、含或不含中链甘油三酯型制剂。

2. 疾病特异型

（1）糖尿病专用型：碳水化合物含量低，用支链淀粉、果糖和膳食纤维等物质代替直链淀粉和糊精，以减慢葡萄糖的释放和吸收速度。添加脂肪可以减少葡萄糖的用量，并减慢胃肠道排空速度。部分产品使用单不饱和脂肪酸代替部分多不饱和脂肪酸，以改善高脂血症。

（2）肿瘤专用型：碳水化合物含量比较低，30%～50%；脂肪含量比较高，并添加 ω-3 脂肪酸；添加抗氧化营养素。

（3）肺病专用型：提供充足的能量和蛋白质，碳水化合物含量较低，脂肪含量高。

（4）肝病专用型：支链氨基酸（亮氨酸、异亮氨酸和缬氨酸）的浓度较高，占总氨基酸量的35%～40%；而芳香氨基酸（色氨酸、酪氨酸和苯丙氨酸）的浓度较低。支链氨基酸可经肌肉代谢，浓度增加而不会增加肝脏负担，且可与芳香族氨基酸竞争性进入血脑屏障，有助于防治肝性脑病和

提供营养支持。

（5）肾病专用型：含有足够的能量、必需氨基酸、组氨酸、少量脂肪和电解质，适用于肾衰竭患者。

（6）免疫加强型：含有精氨酸、RNA 和 ω-3 脂肪酸等物质，能从不同方面提高机体的免疫功能，可降低手术和创伤后感染的发病率。

（三）组件式肠内营养制剂

该制剂包括氨基酸组件、短肽组件、整蛋白组件、糖类组件、长链甘油三酯组件、中长链甘油三酯组件、维生素组件等。

四、肠内营养供给途径

（一）口服

口服营养补充（oral nutritional supplement，ONS）是存在营养风险或营养不足、常规饮食不能满足机体需求（少于目标量的 60%）的老年患者首选的营养干预方式。口服营养补充具有简单、方便、价格较低的特点，特别是能满足老年患者口服进食的心理愿望。对于多数情况下，建议使用全营养制剂进行口服营养补充，包括 EN 制剂或特殊医学用途配方食品。口服营养补充既可以在饮食中代替部分食物，也可作为加餐以增加营养摄入，而每日提供 400～600kcal、餐间分次口服被认为是口服营养补充标准的营养干预疗法。近年研究发现，老年患者应用口服营养补充后，生活质量显著提高，并发症减少，包括卫生经济学等获益明显。影响口服营养补充总体评价的相关因素依次为口感、香味、外观、饮后口感、风味强度、口腔包裹感、甜度、厚度等，其中主要是口感。虽然国外已开发出蔬菜、水果、巧克力、草莓、咖啡等十余种味道的口服营养补充制剂，但其与天然饮食比较，口感的差距仍然很大。

（二）管饲

管饲 EN 可保证老年患者的能量和营养素的供给，改善其营养状态。不同途径的选择原则包括以下几个方面内容：满足 EN 需要；置管方式尽量简单、方便；尽量减少对患者的损害；舒适和有利于长期带管。鼻胃管是最常使用的 EN 途径，对于仅需要 2～3 周的 EN，首选经鼻胃管饲。对于接受腹部大手术需要进行 EN 的患者，建议在术中放置空肠喂养管或鼻胃管。对于接受近端胃肠道吻合术的患者，空肠喂养管留置在吻合口远端能减少对胃肠吻合口的影响，有利于进行早期 EN。研究证实，在营养素获取量、营养状态改善、导管移位和重置等方面，经皮内镜下胃造口优于鼻胃管；少数研究观察到放置胃造口的患者生存质量提高，但死亡率并无差异，但胃造口喂养患者吸入性肺炎的发生率低于鼻胃管。因此，如果患者需要超过 4 周的 EN 治疗，在没有禁忌证和征得患者或家属意愿的前提下，应考虑经胃造口给予 EN；熟练的内镜操作技术可减少胃造口并发症的发生。

五、肠内营养输注方法

临床上常用的肠内营养输注方法有分次推注、间歇输注、持续输注 3 种，输注常见的动力来源分别是人工推注、重力滴注与输注泵。

（一）分次推注

适用于喂养管尖端位于胃内和胃肠功能良好者。将配好的肠内营养液用注射器分次缓慢注入，每次 100～300ml，在 10～20min 完成，每次间隔 2～3h，每日 6～8 次。应用此方式，患者有较多时间自由活动，但易引起胃肠道反应，如腹胀、腹泻、恶心等。

（二）间歇输注

间歇输注将营养液置于吊瓶内，经输注管与喂养管相连，借助重力缓慢滴注。每次 250～500ml，在 2～3h 完成，两次间隔 2～3h，每日 4～6 次。多数患者可耐受。

（三）持续输注

持续输注在 12～24h 持续滴注。临床上推荐采用肠内营养输注泵连续输注，可保持恒定速度，便于监控管理，尤其适用于病情危重、胃肠道功能和耐受性较差、经十二指肠或空肠造瘘管管饲的患者。输注时应循序渐进，开始时采用低浓度、低剂量、低速度的方式，后逐渐增加。①经胃管给予：开始即可用全浓度，速度为 40～60ml/h，每日给予 500～1000ml，3～4 日逐渐增加速度至 100ml/h，达到 2000ml 总需要量。②经肠管给予：先用 1/4～1/2 全浓度（即等渗液），速度宜慢（25～50ml/h），从 500～1000ml/d 开始，逐日增加速度、浓度，5～7 日达到患者能耐受的总需要量。输注时保持营养液温度接近体温，室温较低时可使用恒温加热器。

六、EN 常见并发症与预防

（一）胃肠道并发症

恶心、呕吐、腹泻、便秘、胃潴留是 EN 最常见的胃肠道并发症。应根据患者情况制订合适的营养支持计划，选择合适的营养液、合理控制输注总量、输注速度、营养液温度及浓度，遵循由少到多、逐渐增量的原则，可有效减少患者胃肠道并发症的发生率。

（二）感染并发症

感染并发症常见于吸入性肺炎、营养液污染、输注管道污染。吸入性肺炎是 EN 最严重的并发症，主要由胃排空不良导致胃内容物反流引起误吸而致。吸入性肺炎以预防为主，相应措施如下。①选择管径适宜的喂养管：管径越粗，对食管下端括约肌的扩张作用越大，发生胃内容物反流的机会也就越大。②妥善固定喂养管：经鼻置管者妥善固定于鼻翼及面颊部；置造口管者采用缝线固定于腹壁。③输注前确定喂养管尖端位置是否恰当：首次借助 X 线检查确定管端位置；每次输注前，观察管道在体外的标记有无变化，判断管道是否移位。④鼻饲时抬高床头 30°～45°，鼻饲后 30min 内禁止翻身拍背有助于预防误吸。⑤评估胃内残留量：经胃进行肠内营养时，每次输注营养液前及连续输注过程中评估胃内残留量，如果胃内残留量较大（>250ml），应考虑调整 EN 方式，如改变置管位置、降低喂养频率、换用喂养途径或停用 EN。⑥加强观察：若患者突然出现呛咳、呼吸急促或咳出类似营养液的痰液时，疑有误吸可能。一旦误吸应立即停止输注，抽吸胃内容物，防止再次吸入。鼓励患者咳嗽，清除气管内液体或颗粒，必要时进行气管镜检查。给予抗生素治疗，以防止肺部感染。对于营养液和输注管道污染的预防方法主要有：操作人员在配液及输注过程中要有无菌观念，进行无菌操作，开封后的营养液在 24h 内用完，每日更换输注管或专用泵管。

（三）代谢并发症

水、电解质及糖代谢紊乱。水、电解质代谢紊乱与摄入营养液的量、溶质及腹泻有关，糖代谢与营养液中含葡萄糖的浓度有关。因此，预防方法为：①根据患者是否有糖尿病来选择合适的制剂，满足营养需求的量；②注意监测血糖或尿糖，从而及时发现高血糖和高渗性非酮性昏迷；③记录液体出入量，监测电解质变化，防止水、电解质及糖代谢紊乱；④定期监测肝、肾功能，进行人体测量和氮平衡实验，动态评价肠内营养支持效果和安全性，必要时调整营养支持方案。

（四）管道堵塞的预防

患者翻身、床上活动时防止压迫、折叠、扭曲、拉扯喂养管。每次输注前后、连续输注过程中每间隔 4～6h、注药前后，均以温开水 30ml 冲洗管道，防止营养液残留堵塞管腔。喂养管通常只用于营养液的输注，如需注入药物，务必参考药物说明书，药物经研碎、溶解后再注入，避免与营养液混合而凝结成块附着在管壁或堵塞管腔。一旦发生堵管，立即用温开水反复脉冲式冲管并回抽，必要时更换喂养管。

（五）置管相关并发症的预防

为预防因喂养管导致的鼻腔、咽喉及食管黏膜压力性损伤，应选择管径大小适宜、柔软的导管，置管时动作要轻柔，妥善固定管道，用油膏涂拭鼻腔黏膜起到润滑作用，每日检查受压皮肤，必要时使用减压贴。

（六）心理精神并发症

患者易出现焦虑，应经常与患者沟通，了解患者的需求，告知 EN 的重要性及治疗目的，条件允许的情况下，在营养液中加入患者喜欢的口味。联合家属对患者进行情感支持，鼓励患者，给患者战胜疾病的信心。

【思考题与实践应用】

1. 老年患者首选的营养干预方式是哪种？
2. 肠内营养常见并发症有哪些？最常见的并发症是什么？如何预防该并发症的发生？

（王爱霞　木冬妹）

第四节　肠外营养支持

【问题与思考】

1. 临床上为患者输注肠外营养时，选择静脉输注时需要综合评估哪些因素？
2. 某女，68 岁，身高 155cm，体重 45kg。因胃出血收住入院，入院后禁食，胃肠减压，行肠外营养治疗，该患者预计肠外营养治疗时间为 2 周。提问：该患者肠外营养途径方式应选用哪种？如何预防静脉导管的堵管？万一静脉导管发生堵管，该如何处理？

肠外营养（parenteral nutrition，PN）是指通过中心静脉或周围静脉置管途径，输入包括葡萄糖、氨基酸、脂肪乳剂、电解质、微量元素、水溶性及脂溶性维生素等静脉营养液的一种方法。患者在不能或不能完全充分由胃肠道摄取营养的情况下，可通过输注 PN 使自身蛋白质、能量、电解质、维生素的补充仍能达到临床需要。PN 适应证：胃肠道梗阻、难治性呕吐和腹泻、胃肠道消化与吸收功能障碍（包括肠缺血、炎性肠病、短肠综合征、高排量性肠瘘、严重放射性肠炎等）、重度胰腺炎、腹膜炎、腹腔间室综合征、胃肠道出血、肿瘤恶病质、高度应激或严重分解代谢等。PN 禁忌证：胃肠道功能正常、急症手术术前、临终患者等。

PN 分为完全肠外营养和补充性肠外营养。补充性肠外营养是指 EN 不足时，部分能量和蛋白质需求由 PN 来补充的混合营养支持治疗方式。当 EN 的能量供给少于目标量的 60%时，这会直接影响老年患者营养状况和器官功能，继而导致并发症增加。此种情况下，补充性肠外营养突显其较快提高能量和蛋白质供给的优点，进而促进机体的蛋白质合成代谢，维持组织细胞器官功能，以期达到改善临床结局的目标。

一、肠外营养制剂

（一）碳水化合物制剂

碳水化合物制剂是最简单、有效的 PN 制剂，可提供机体代谢所需能量的 50%～60%，葡萄糖是 PN 最常选用的能量制剂，临床上有 5%、10%、25%、50% 等规格的注射液，70% 注射液专供肾功能衰竭患者使用。临床常用制剂还有果糖、麦芽糖及糖醇类（如山梨醇和木糖醇）。每日葡萄糖用量不宜超过 400g。

（二）氨基酸制剂

氨基酸构成 PN 配方中的氮源，用于合成人体的蛋白质，每天提供的氨基酸量为 1～1.5g/kg，占总能量的 15%～20%。复方氨基酸溶液主要分为平衡型与非平衡型，临床选择须以应用目的、病情、年龄等因素为依据。平衡型复方氨基酸溶液中所含必需与非必需氨基酸的比例符合人体基本代谢所需，生物利用度高，适用于多数营养不良患者。非平衡型复方氨基酸溶液的配方系针对某一疾病的代谢特点而设计，兼有营养支持和治疗的作用，目前主要针对肝病、肾病、创伤等疾病。

（三）脂肪乳剂

脂肪乳剂是一种重要的能源物质，所供能量占总能量的 25%～50%。欧洲老年肠外营养指南认为，高血糖伴有心脏及肾功能损害的患者，需要使用脂肪含量更高的 PN 配方，其比例可达到总能量的 50%。临床常用的脂肪乳剂有长链脂肪乳、中/长链脂肪乳、结构脂肪乳、ω-3 鱼油脂肪乳、多种油脂肪乳等。长链甘油三酯能提供人体的必需脂肪酸和能量，但其氧化代谢速度较慢。中链甘油三酯具有快速提供能量、较少影响脂蛋白代谢和单核-吞噬细胞系统功能、减轻因肉毒碱缺乏导致的脂肪代谢异常、改善免疫功能、刺激胰岛 B 细胞释放胰岛素、减少炎性介质产生、维持细胞膜磷脂构成、避免免疫及吞噬细胞功能抑制等优点。

（四）维生素制剂

维生素可分为水溶性和脂溶性两大类，前者包括 B 族维生素、维生素 C 和生物素等，后者包括维生素 A、维生素 D、维生素 E、维生素 K。水溶性维生素在体内无储备，长期 PN 时常规提供多种维生素可预防其缺乏。脂溶性维生素在体内有一定的储备，短期禁食者不缺乏。老年患者常因合并高血压、糖尿病等疾病导致维生素消耗量增加，或者合并用药导致维生素的吸收减少，应补充常规剂量的多种维生素，危重症患者建议按 2 倍剂量补充。

（五）微量元素

微量元素是指占人体总重量 0.01% 以下或日需要量在 100 mg 以下的元素，其具有重要的和特殊的生理功能。对临床具有实际意义的微量元素包括锌、铜、铁、硒、铬、锰等，这些元素均参与酶的合成、三大营养物质的代谢、上皮生长、创伤愈合等生理过程。国内指南建议，多种微量元素制剂中锰的补充量为 $55\mu g/d$，铜的补充量为 $0.3～0.5mg/d$，铬的补充量为 $0.14～0.87\mu g/d$。

（六）电解质

电解质是维持人体水、电解质和酸碱平衡，保持人体内环境的稳定，维护各种酶的活性和神经、肌肉的应激性以及营养代谢正常的一类重要物质。临床多应用单一性制剂，如 0.9% NaCl 溶液、10% NaCl 溶液、KCl 溶液、$MgSO_4$ 溶液、$NaHCO_3$ 溶液等。

（七）全营养混合液

利用工业化多腔袋，将含有葡萄糖、氨基酸和脂肪乳剂等营养素分组封装于由 2 个或 3 个腔组成的非聚氯乙烯软袋中，中间有隔膜，互不接触，使用时只要稍加挤压，即可推开隔膜而混合成"全合一"营养液，即全营养混合液。全营养混合液有多种规格，具有处方合理、质量标准严格、即开即用等特点，可减少处方和配制差错，减少配制时间和人力成本，降低血流感染发生率，满足多数患者对 PN 的需求，也适用于老年居家患者的 PN 支持。

二、肠外营养输注途径

肠外营养输注可经周围静脉或中心静脉 2 种途径给予，临床上选择 PN 输注途径时，须综合考虑营养液渗透压、预计输注时间、既往静脉置管史、拟定穿刺部位的血管条件、患者疾病及凝血功能等因素。

（一）经周围静脉输注

经周围静脉输注具有以下优点：①能够较快建立静脉通道，进行营养液输注；②静脉通路的建立不需要经过特殊培训的操作人员，病房护士即可完成；③输注及穿刺部位护理方便，所需费用较中心静脉途径低；④避免了中心静脉途径所致的导管相关性血流感染、气胸等并发症。但周围静脉管径小、管壁薄、血流缓慢等特征导致机体无法耐受高渗透压及大剂量的液体输注，适用于：①短期内 PN；②能量和氮量不高的补充性肠外营养；③无法行中心静脉途径。一般认为，经周围静脉输注的渗透压不宜超过 900mOsm/L，同时氨基酸浓度不宜超过 3%，葡萄糖浓度不宜超过 10%。静脉输注速度宜慢，将滴速控制在 50~60 滴/min；不宜超过 10 天连续输注。

（二）经中心静脉输注

PN 超过 10 天和（或）输注高渗透压（≥900mOsm/L）液体的患者，推荐经中心静脉输注，置管路径包括经皮穿刺的中心静脉导管、经外周静脉穿刺的中心静脉导管、静脉输液港 3 种形式。

1. 经皮穿刺的中心静脉导管　经皮穿刺的中心静脉导管是指经皮直接穿刺中心静脉的方法，常用部位包括锁骨下静脉、颈内静脉和股静脉。其优点包括：①可以输注高渗透压和非血管相容性药物；②避免多次静脉穿刺的痛苦和不适；③保护外周静脉；④可进行中心静脉压的监测。锁骨下静脉是中心静脉导管的首选部位，因导管皮肤出口位置固定，容易护理且感染并发症较少，导管尖端接近上腔静脉，血栓形成的风险较低。长期卧床患者亦可选择股静脉穿刺，但临床证据表明，其血栓形成和感染风险明显增高。

2. 经外周静脉穿刺的中心静脉导管　经外周静脉穿刺的中心静脉导管（peripherally inserted central catheter，PICC），穿刺静脉首选贵要静脉，导管尖端位置位于上腔静脉。与中心静脉导管途径相比，PICC 具有置管成功率高、留置时间长，导管脱落、局部感染、误入动脉等并发症发生率低等优势。中华医学会肠外肠内营养学分会中国老年患者营养专家共识中推荐较长时间（>7 天）PN 支持的老年患者首选 PICC 途径。

3. 静脉输液港　静脉输液港又称植入式中心静脉导管系统，是一种可以完全植入体内的闭合静脉输液系统。其优点有：①增加患者日常生活自由度，不需换药，可以沐浴，显著提高其生活质量；②可用于老年居家患者的 PN 支持。

三、肠外营养并发症的预防与处理

（一）导管相关并发症的预防与处理

1. 静脉炎　置管穿刺部位疼痛、红肿或可触及条索状静脉炎等症状。预防与处理措施：①选择合适的穿刺部位，选择合适的导管，根据渗透压选择输注方式等。②发生静脉炎后，如果是外周静脉应拔除导管；如果是 PICC 可暂时保留导管，抬高患肢，制动避免受压，根据需要提供止痛、消炎等药物干预，同时观察局部及全身情况的变化。

2. 导管堵塞　由于老年患者本身的血液黏稠度高，血液回流时容易发生导管堵塞；静脉营养液的脂肪乳剂性质不稳定，pH 值低于 5 或者高于 6.6 容易造成脂肪乳微粒的聚集及沉淀；此外，导管堵塞与不同药物之间的配伍有关。预防与处理措施：①在配制静脉营养液时，须严格执行药物配伍禁忌和配制顺序；②含脂肪乳剂的静脉营养液输注须使用 1.2～5.0μm 终端过滤器；③输注静脉营养液后、输入有配伍禁忌药物时，用 20ml 生理盐水冲管；④输液完毕后及时用肝素盐水脉冲式正压封管；⑤长时间不间断输入静脉营养液时，每间隔 6～8h 给予冲管；⑥若导管堵塞，先抽回血，若遇阻力不见回血，可采用尿激酶溶栓治疗，将 5000U/ml 尿激酶通过三通管负压溶栓，使尿激酶与血栓充分接触，如此反复数次，使血凝块溶解。

3. 感染　接受 PN 支持的老年患者往往已有明显的基础疾病和伴发疾病，而缺乏肠内营养可造成肠道免疫功能下降和菌群移位，这些都是感染的高危因素。致病菌可经皮肤穿刺点、导管和输液系统的衔接处、输注污染的溶液进入体内，可引起严重的脓毒症、脓毒症休克、导管相关血流感染等危及生命的并发症。预防与处理措施：①操作人员在穿刺导管、药液准备、给药和导管护理时严格遵守无菌操作规范；②中心静脉导管穿刺的首选部位是锁骨下静脉；③长期静脉营养建议选用硅胶、聚亚氨酯材料的导管；④如果穿刺部位有出血、渗出或敷料松脱，须及时更换敷料；⑤一般不主张预防性使用抗生素；⑥有感染时，需立即拔除导管，并送导管尖端，和经导管抽出的血样做细菌培养。

（二）代谢相关并发症的预防与处理

1. 血糖代谢紊乱　其中以高血糖较常见，主要是老年患者对糖利用率下降，或葡萄糖溶液输注速度过快、超出其氧化速度所致。严重的高血糖可导致高渗性非酮性昏迷，甚至威胁生命。低血糖是由外源性胰岛素用量过大或突然停止输注高浓度葡萄糖溶液所致。预防与处理措施：应避免输注中的计划外中断，24h 连续输注营养液控制血糖的效果要明显优于间断输注。高血糖患者 PN 配方中，应特别注意非蛋白质热能是否由糖和脂肪共同提供，从而减少糖异生和糖原消耗，血糖控制目标值为 6.1～8.3mmol/L，应防止血糖波动过大。

2. 氨基酸代谢紊乱　严重肝、肾功能损害患者在接受 PN 时，摄入过量的氨基酸可能会产生肾前性氮质血症。因此，氨基酸的浓度和摄入量应根据患者的病情和耐受性而定；特别对于容易产生氨基酸不耐受的患者，应改用特殊配方的氨基酸制剂，以预防相关并发症的发生。

3. 脂肪超载综合征　脂肪超载综合征是由于脂肪乳剂输注速度和（或）剂量超过机体脂肪廓清能力，主要表现为高甘油三酯血症，常见于危重疾病、尿毒症、糖尿病、肝肾功能损害患者。预防与处理措施：控制脂肪乳剂每日输注总量，日使用量应控制在 0.7～1.3g/kg，输注速度应控制在 1.2～1.7mg/（kg·min）。对长期应用脂肪乳剂、输注量较大或脂肪廓清能力受损的患者，应定期做血清浊度试验和监测血脂水平，以了解机体对脂肪的利用和廓清能力。若血浆呈现乳（白色）状混浊，应延迟或暂停输注脂肪乳剂。一旦出现脂肪超载综合征的症候，应立即停用脂肪乳剂，同时加强血脂的监测，根据病情给予针对性的支持治疗。

4. 维生素、微量元素缺乏　严重营养不良、烧伤、外科手术及败血症或严重创伤，呕吐、腹泻、消化道瘘、创伤、引流、烧伤和急性呼吸窘迫综合征等病理情况，均会导致营养需求增加，其中维生素（维生素 A、维生素 B_1、维生素 D、维生素 E 等）、钙、磷、微量元素（锌、铜、锰、硒、铁等）等营养素的缺乏最为常见。另外，工业化多腔袋不包括维生素和部分微量元素，长期使用容易导致维生素和微量元素的缺乏。因此，老年患者须按照日常维生素需要量进行常规补充，定期监测并根据检测结果调整静脉营养液配方的维生素、微量元素用量。

（三）肝胆系统并发症

PN 引起肝功能改变的因素很多，其中葡萄糖的超负荷是其独立危险因素，临床表现为血胆红素浓度升高及转氨酶升高。为减少这种并发症，PN 应采用双能源，以脂肪乳剂替代部分能源，减少葡萄糖用量。且研究表明，相比于长链脂肪乳剂，中长链脂肪乳剂、橄榄油脂肪乳剂和鱼油的混合制剂可明显减少肝功能不全的发生率，应用精氨酸可以减少 PN 引起的肝脏脂质沉积。长期全肠外营养可因消化道缺少食物刺激、胆囊收缩素等肠激素分泌减少，胆囊中容易形成胆泥，进而促进结石形成。长期全肠外营养治疗患者应定期腹部超声检查监测胆囊疾病。预防措施建议尽早应用肠内营养。

（四）代谢性骨病

多见于长期接受 PN 的患者，主要表现为骨量减少、骨质疏松、骨软化、继发性甲状旁腺功能亢进等。预防与处理措施：首先应保证肠外营养液中钙、磷、镁的含量充足，并根据血及尿中钙、磷、镁的水平进行调节。PN 初始，血钙、磷、镁的水平应每周监测 1 次；3 个月后，至少每月监测 1 次；维生素 D 水平每 6 个月监测 1 次；骨密度每年监测 1 次。

（五）肠萎缩和肠屏障功能障碍

长期 PN 由于肠道缺乏营养素和食物机械性刺激作用，机体出现肠上皮绒毛萎缩、变稀，皱褶变平，肠壁变薄，使肠道屏障的结构受损，功能减退。补充含谷氨酰胺、短不饱和脂肪酸制剂可减轻肠上皮萎缩，改善肠道免疫功能。尽可能早期经肠道提供少量肠内营养可起到预防作用。

【思考题与实践应用】

1. 临床上为患者输注肠外营养时，选择静脉输注时需要综合评估哪些因素？
2. 老年患者输注肠外营养时，为预防导管相关性血流感染，该做好哪些措施？

（王爱霞　木冬妹）

第七章　老年人常见病的营养与饮食管理

【学习目标】

1. 掌握　老年人高血压、高脂血症、冠状动脉粥样硬化性心脏病等心血管疾病，胃炎、消化性溃疡、胰腺炎等消化系统疾病，慢性阻塞性肺病、急性呼吸窘迫综合征等呼吸系统疾病，阿尔茨海默病、脑卒中等神经精神系统疾病，糖尿病、甲状腺功能异常等内分泌代谢性疾病，肿瘤，以及慢性肾脏病等泌尿系统疾病的营养治疗措施与饮食管理。

2. 熟悉　高血压、高脂血症、冠状动脉粥样硬化性心脏病等心血管疾病，胃炎、消化性溃疡、胰腺炎等消化系统疾病，慢性阻塞性肺病、急性呼吸窘迫综合征等呼吸系统疾病，阿尔茨海默病、脑卒中等神经精神系统疾病，糖尿病、甲状腺功能异常等内分泌代谢性疾病，肿瘤，以及慢性肾脏病等泌尿系统疾病的营养代谢特点；晚期肿瘤患者饮食营养管理要求、吞咽障碍食品的调整原则和饮食管理，以及慢性肾脏病患者营养评估方法。

3. 了解　高血压的运动和心理指导；高血压患者自我管理；慢性阻塞性肺病、急性呼吸窘迫综合征、阿尔茨海默病、脑卒中、糖尿病患者临床表现；肿瘤患者营养不良及代谢变化特点；老年慢性肾脏病营养不良的病理生理机制。

第一节　心血管疾病的营养与饮食管理

【问题与思考】

1. 限制盐摄入的要点有哪些？

2. 某男，67 岁，有高脂血症、高血压病史共 8 年，因持续性胸痛 5h 拟"急性心肌梗死"收住入院。平时喜食动物性食物，嗜烟酒。身高 172cm，体重 85kg。应如何安排该患者住院期间的膳食？

常见的与膳食营养相关的心血管疾病有高血压、高脂血症、冠状动脉粥样硬化性心脏病等疾病。这是一组以血压升高及动脉粥样硬化为病理基础的心血管疾病。心脑血管疾病是我国居民的第一位死亡原因，而高血压是心脑血管疾病发生和死亡的首要危险因素。

一、高血压的营养与饮食管理

（一）营养代谢特点

1. 盐　钠的摄入量与血压水平和高血压患病率均呈正相关。多个荟萃分析显示，减少盐摄入量可降低血压，预防高血压发生。目前，《中国居民膳食指南（2022）》推荐量为每人每日食盐摄入量小于 5.0g。膳食纤维可以降低钠盐吸收，增加钠离子排出，抑制血压上升，建议日常饮食摄入充足的蔬菜和水果预防高血压。

2. 脂肪　脂肪是产能营养素中能量转换系数最高的，每克 9kcal。长期高脂肪饮食，如喜好烧烤和煎炸食物，会因摄入过多能量而增加超重和肥胖的患病风险。增加不饱和脂肪酸（如大豆油、橄榄油、茶油等植物油以及鱼油）和减少饱和脂肪酸（如猪油、黄油等）的摄入有利于降低血压。

3. 能量　长期摄入高热量饮食，使得过多的能量转变为脂肪贮存体内，导致超重和肥胖。超重和肥胖会增加高血压与心脑血管疾病的患病风险，尤其是中心性肥胖，即成年男性腰围大于等于

90cm，女性腰围大于等于85cm。肥胖者发生高血压的风险是BMI正常者的3倍。BMI平均每增加10kg/m²，男性收缩压增高17mmHg，女性收缩压增高14mmHg。

4. 酒精　过量饮酒会引起外周小动脉收缩，增加发生血压升高的风险，应避免过量饮酒。限制饮酒与血压下降显著相关，酒精摄入量平均减少67%，收缩压下降约3.3mmHg，舒张压下降约2mmHg。目前，《中国居民膳食指南（2022）》指出：任何形式的酒精对人体健康都无益处，饮酒应限量；饮酒时不劝酒、不酗酒；成年人如饮酒，一天饮用的酒精量建议不超过15g。

（二）其他影响血压因素

1. 吸烟与血压　吸烟可导致血压升高、心率加快，吸烟者的收缩压和舒张压均明显高于不吸烟者，有高血压家族史、肥胖、血脂异常的吸烟者，其高血压的患病风险更高。

吸"二手烟"也可导致血压升高及高血压患病率增加，"二手烟"对女性的影响尤为明显。我国人群调查研究显示，丈夫吸烟的女性患高血压的风险是丈夫不吸烟者女性的1.28倍。

戒烟可显著降低高血压患者心脑血管疾病进展的风险，使冠心病患者的远期死亡率降低36%，戒烟并控制血压可使人群缺血性心脏病的发病风险降低2/3。

2. 运动与血压　积极规律的运动可以降低高血压的患病风险，增强体质和健康水平。大量证据证明，高血压患者可从适量运动中获益，有效减缓心脑血管疾病的进展。进行规律的（每周3天或以上）、每次持续一段时间的（30～45min 或以上）中等强度的运动可以使收缩压下降 5～17mmHg，舒张压下降 2～10mmHg。

3. 精神心理因素与血压　高血压发病与长期精神紧张、焦虑、高负荷压力等因素显著相关。在应激状态下，心率、血压、体温、肌肉紧张度、代谢水平等均可能发生显著变化。长期或慢性、反复出现、不可预期的应激因素往往是导致高血压的重要因素，对持续存在应激的人群，应加强对其应激水平及心身健康状况的评估与筛查工作。

焦虑、抑郁可增加高血压患病风险，高血压患者更容易出现焦虑、抑郁症状。焦虑和抑郁症状会直接降低约34%的高血压非药物治疗（如生活方式干预）效果，增加约7%的高血压药物治疗不依从性，对于重度焦虑的高血压患者，不依从性风险升高1.56倍。

（三）营养治疗措施

1. 能量摄入量推荐　按照标准体重计算每日摄入的总能量。对于超重和肥胖者，除增加身体活动外，应根据情况减少每日能量摄入，一般每天减少300～500kcal。每克碳水化合物和每克蛋白质的产热量均为4kcal，每克脂肪的产热量为9kcal。能量摄入量推荐表见表7-1。

表 7-1　能量摄入量推荐表（kcal/kg 标准体重）

体型	卧床	低强度身体活动水平	中等强度身体活动水平	高强度身体活动水平
消瘦（BMI＜18.5kg/m²）	25～35	35	40	45～55
正常（18.5kg/m²≤BMI＜24.0kg/m²）	20～25	30	35	40
超重和肥胖（BMI≥24.0kg/m²）	15	20～25	30	35

注：男性标准体重（kg）=[身高（cm）–100]×0.9，女性标准体重（kg）=[身高（cm）–100]×0.9-2.5，BMI 为体重指数。

低强度身体活动水平（PAL：1.40），基本坐姿工作；中等强度身体活动水平（PAL：1.70），基本直立工作；高强度身体活动水平（PAL：2.00），负重体力工作；每周增加1h的中等强度身体活动，PAL 增加0.025；每周增加1h的高强度身体活动，PAL 增加0.05。

2. 限制盐摄入　对于盐的摄入，世界卫生组织建议：高危人群≤5g/d，高血压患者 1.5～3g/d。限盐方式主要有：减少烹饪时盐的使用量，提倡科学烹饪，如清蒸、凉拌、煮等，少用或不用味精、酱油、豆瓣酱、腐乳等含钠高的调味品和腌熏食品。

3. 限制脂肪摄入　每日烹调油控制在 20～30g，不食用煎炸食品，控制含饱和脂肪和胆固醇含量高的畜肉及其制品的摄入，适当增加不饱和脂肪酸（如大豆油、橄榄油、茶油等植物油以及鱼油）的摄入。

4. 限制饮酒 成年人如饮酒，一天饮用的乙醇量不超过 15g。15g 乙醇量相当于啤酒 450ml、葡萄酒（12%计）150ml、白酒（40%计）50ml、高度白酒（52%计）30ml。

5. 适量碳水化合物摄入 碳水化合物以米、面和杂粮为主，选用主食时适当增加全谷物和杂豆类食物。全谷物指全麦粉、小米、玉米、燕麦、荞麦等。杂豆指大豆以外的红豆、绿豆、芸豆、花豆等。每天的主食中应有 1/4～1/3 为全谷物和杂豆类食物。精制糖的摄入量每天不超过 50g，最好控制在 25g 以下。少喝或不喝含糖饮料，减少食用添加大量精制糖的甜点。

6. 充足的维生素、矿物质和膳食纤维摄入 多吃蔬菜和水果，每餐食物中，蔬菜重量应该约占到 1/2，其中深色蔬菜占蔬菜总量的 1/2。马铃薯、藕、山药等蔬菜的碳水化合物含量高，能量也较高，食用时应注意相减少主食量。水果的营养成分和蔬菜有差异，二者不能相互替代。首选新鲜应季水果，控制含糖量高的水果摄入。

7. 适量蛋白质摄入 食用适量的鱼、禽、蛋和瘦肉。动物性食物富含优质蛋白，适量摄入对维持血压平稳有着重要作用。平均每天摄入总量在 120～200g，分散在每日各餐中食用。优先选择鱼，少吃肥肉、烟熏和腌制肉制品。食用鸡蛋时不应丢弃蛋黄。对于合并血脂异常或已被确诊为冠心病或脑血管疾病的患者，每周食用 1～2 个蛋黄。

8. 科学饮水 成年人每天饮水量推荐不低于 1.5L，并根据生理状况、环境温湿度、运动以及摄入食物状况进行调整。提倡饮用白开水或淡茶水，鼓励每天多次少量饮水。

（四）高血压的其他指导

1. 运动指导 高血压患者常伴有多种健康危险因素或者慢性疾病，有一定的运动风险，运动干预方案的制定原则需要重点强调安全性、有效性，即选择适合当前健康水平和健康目标的体育活动类型，通过循序渐进的运动获得健康收益。

（1）个体评估：高血压患者在运动前需进行医学检查，必要时进行临床运动测试。对于未控制的 3 级高血压患者[即安静状态下收缩压≥180mmHg 和（或）舒张压≥110mmHg]，必须由临床医生进行评估并服用降压药物之后，才可以开始训练计划。

（2）干预方法：高血压患者的运动干预，需要重点强调运动安全和运动监控。须特别注意的情况如下。

1）高血压患者不需要进行较大强度（≥60%心率储备）的有氧运动，中等强度的有氧运动（40%～60%心率储备）就能取得最佳风险收益比。

2）降压药，如 β-受体阻滞剂、钙通道阻滞剂以及血管扩张剂，会引起运动后的血压突然下降，需要延长整理活动时间并密切观察身体状况。

3）运动方案时效与调整，运动 3 周后可以增加运动时间和强度，或评估是否继续运动或者是调整下一阶段的训练。

4）跟踪和复诊，运动初期及运动一段时间后，随访患者运动后的情况，复诊患者血压情况。

根据患者病情和治疗方法选择合适的运动干预推荐方案，运动中注意预防运动风险，避免急性心肌梗死、低血糖等风险的发生，强调运动前热身及运动后放松的重要性，运动方案依据患者运动情况及时调整，从运动中获得最大收益。

2. 心理指导 心内科医生与精神科医生共同会诊患者，确诊患者在患高血压的同时，是否伴有焦虑和抑郁症状，共同制定适合患者的治疗方案，实现躯体疾病与精神疾病的"同诊共治"。常规给予高血压患者"心理平衡处方"，必要时结合抗焦虑、抗抑郁药物治疗。

（1）高血压患者心理平衡处方

1）正视现实生活，正确对待自己和别人，大度为怀。处理好家庭和工作间的关系。

2）避免负性情绪，保持乐观和积极向上的态度。

3）寻找适合自己的心理调适方法，旅行、运动、找朋友倾诉、养宠物等都是排遣压力的方法。

4）增强心理压力的承受力，培养应对心理压力的能力。

5）心理咨询是减轻精神压力的科学方法，必要时进行心理咨询。

6）避免和干预心理危机（一种严重的病态心理，一旦发生必须及时就医）。

（2）放松深呼吸训练：保持站姿或坐姿，注意力集中在腹部肚脐下方，用鼻孔慢慢吸气，想象空气从口腔沿着气管逐渐抵达腹部，腹部随着吸气不断增加、慢慢地鼓起来，吸足气后稍微停顿2～3s，呼气时，想象空气逐渐从口腔或鼻腔缓慢、平稳流出而非突然呼出。反复重复上述步骤，每次 3～5min。坚持每天练习 3～5 次，开始可以每次练习 1～2min，逐渐增加至 3～5min。熟练后也可以增加到 10～15min，每天早、晚各 1 次。

3. 戒烟指导　根据烟草依赖评估量表进行烟草依赖程度的评估，根据评估结果制订相应计划并实施。对于高血压患者，建议增加戒烟干预的次数和干预的持续时间，关注患者的体重变化，指导其控制体重。

4. 中医药在血压管理中的应用　中医根据患者的临床症候以及年龄、性别、病程 并发症、地域等多因素来综合诊治。中医药治疗高血压可配合降压药使用，在减少降压药用量、增强疗效与血压稳定性等方面有效果。中医治疗高血压的方法多样化，有中药治疗、针灸疗法、运动疗法、气功疗法、心理疗法、音乐疗法、饮食疗法等，其中中药治疗是基础，其他疗法为辅助。

（五）高血压患者自我管理

个人是践行健康的第一责任人。须积极引导个人定期监测健康状况，做好血压检测。有条件的地区，建议在社区卫生服务中心、医疗机构候诊区、人群聚集的机场、高铁站、企业事业单位、大专院校等放置无人值守血压测量仪器，增加居民的机会性血压测量。

1. 患者自我管理小组　提倡高血压患者自我管理，交流经验。在专业人员的指导下，认识高血压的危害，学会自测血压，学习如何调整饮食，戒烟限酒，适当运动，保持心情愉快等保健知识，增强防治高血压的主动性及降压药物治疗的依从性,提高与医生沟通的能力和紧急情况下寻求医疗帮助的能力，提高高血压的管理效果。

2. 家庭血压测量　家庭血压测量是血压自我管理的核心内容，建议有条件的患者使用经过国际标准认证的合格的上臂式自动血压计自测血压。

二、高脂血症的营养与饮食管理

（一）营养代谢特点

1. 脂肪　脂肪在体内可储存能量、保护器官和绝缘防寒等。当摄入过多的脂肪时，在体内易合成过多的甘油三酯和胆固醇而发生高甘油三酯血症和高胆固醇血症。其代谢特点主要是脂代谢紊乱，体内的甘油三酯、胆固醇、磷脂和脂肪酸的代谢长期异常存在将会促使人体内的器官，如心脏、肝脏等发生器质性病变。

2. 反式脂肪酸　反式脂肪酸可增加血浆胆固醇、升高低密度脂蛋白和脂蛋白 a、降低高密度脂蛋白，其作用比饱和脂肪酸强，是心血管疾病的危险因素。氢化植物油是反式脂肪酸最主要的食物来源。

3. 能量　多数超重或肥胖的患者，可通过控制每日摄入的能量，减少高能量、高碳水化合物和高脂肪食品的摄入，同时增加一定的运动量，以促进体脂的分解，力争达到或接近理想体重，这样有助于调整血脂和脂蛋白异常。

4. 膳食纤维　膳食纤维能促进肠道蠕动，缩短肠内食物通过肠道的时间，增加胆固醇及其他代谢产物的排出，发挥降低血胆固醇水平的作用。

（二）营养治疗措施

1. 严格控制饱和脂肪和胆固醇摄入　限制肥肉、动物脑、禽类皮、蟹黄、鱼子、鱿鱼等高脂肪高胆固醇食物的摄入。每天脂肪摄入量控制在总能量的 25% 以下。

2. 减少反式脂肪酸摄入　摄入的反式脂肪酸不超过总能量的 1%，少吃酥皮糕点、含植脂末的奶茶、含人造奶油的蛋糕等富含反式脂肪酸的食物。

3. 增加膳食纤维摄入　蔬菜和水果是膳食纤维的重要食物来源，膳食中多吃蔬果。

三、冠状动脉粥样硬化性心脏病的营养与饮食管理

（一）营养代谢特点

1. 能量　超重和肥胖是罹患冠心病的重要危险因素，冠心病患者应减少能量摄入，从而达到控制体重的目的。

2. 脂肪和胆固醇　高脂肪、高胆固醇膳食对血清脂质和脂蛋白的代谢有重要影响，过多饱和脂肪酸的摄入可致血液中胆固醇、低密度脂蛋白升高，进而使其进入动脉内膜下间隙，形成斑块，促进动脉粥样硬化。而不饱和脂肪酸能增加胆酸合成，促进胆固醇分解，降低血中胆固醇水平。因此，限制饱和脂肪酸和胆固醇摄入、增加不饱和脂肪酸摄入有益于冠心病的预防和治疗。

3. 碳水化合物　膳食中碳水化合物摄入过多，在体内最终将转变为脂肪，而 90% 以上的脂肪以甘油三酯的形式存在。甘油三酯升高，可伴有高密度脂蛋白降低，这些因素均可增加患冠心病的风险。老年人群胰岛功能对超负荷碳水化合物摄入的血糖调节能力较差，有可能会导致糖耐量降低或引发糖尿病，从而增加冠心病发生的风险。

4. 膳食纤维　可溶性膳食纤维能吸附胆固醇，阻碍胆固醇吸收，促进胆酸的排泄，减少胆固醇的合成，进而降低血胆固醇水平，有降低冠心病的患病率及风险的作用。

5. 蛋白质　动物蛋白摄入过多时，摄入的动物性油脂和胆固醇也随之增加，导致血浆胆固醇水平升高。若以大豆这样的植物蛋白替代，则血浆胆固醇水平下降，这与大豆蛋白中氨基酸种类及比例等因素有关。

（二）营养治疗措施

1. 控制总热量，维持体重在正常范围　一般冠心病患者宜以低于标准体重 5% 供能，超重者或肥胖者应以标准体重供能。

2. 控制脂肪与胆固醇摄入　每日饮食中总脂肪量应占总能量的 20%～25%，胆固醇摄入量控制在 300mg。如脂代谢异常者，胆固醇日摄入量应在 200mg 以下。烹调时应尽量不用动物油，宜选用植物油，如花生油、大豆油和菜籽油等。宜选用低饱和脂肪、低胆固醇食物，如禽肉、鱼肉、大豆及其制品等，少用或不用动物脑和内脏。

3. 保证蛋白质摄入　适当增加植物蛋白，尤其是大豆蛋白的摄入比例，其有助于降低胆固醇水平。摄入蛋白质的适宜比例为蛋白质占总能量的 12% 左右，其中优质蛋白占 40%～50%，优质蛋白中动物蛋白和植物蛋白各占一半。

4. 适量碳水化合物摄入　以米、面、杂粮等含淀粉的多糖食物为主，控制单糖和双糖的摄入，少吃或不吃高糖食品及其制品。

5. 适当增加膳食纤维　选择富含膳食纤维的食物，如燕麦、豆类、蔬菜类等，使血浆胆固醇水平降低 5%～18%，但要注意，过量膳食纤维摄入会影响某些矿物质和微量元素的吸收。

6. 充足的维生素和矿物质供给　蔬菜和水果是维生素、矿物质、膳食纤维和果胶的丰富来源。碘、维生素 C、维生素 E，以及维生素 B_2、泛酸、烟酸等 B 族维生素均能降低胆固醇水平，防治动脉硬化和冠心病。膳食中钙、镁、钾、铜等也具有各自不同的生理作用，对防治冠心病有益。

7. 合理的膳食制度和习惯 少量多次，避免吃得过饱、过多，不吃过于油腻和过咸的食物；忌吸烟、酗酒、饮浓茶，忌用辛辣调味品。

【思考题与实践应用】

某高脂血症、高血压患者，急性心肌梗死发作住院。应如何安排该患者住院期间的膳食？

（吴建芬 吴美玲）

第二节 消化系统疾病的营养与饮食管理

【问题与思考】

1. 慢性胃炎的营养治疗措施有哪些？

2. 女性，70岁，在家无明显诱因突发头晕伴饮水呛咳，进食困难，声音嘶哑，伴左侧上肢少许麻木，无头痛，无恶心呕吐，无意识障碍，无大小便失禁等。遂由家属送医院就诊，拟"脑梗"收住入院，经半个月治疗，吞咽困难未见明显好转。起病以来，患者精神欠佳，吞咽困难，饮水呛咳，鼻饲饮食，近期体重下降9.0 kg。该如何做好患者的饮食管理？

合理饮食对消化系统疾病可以起到预防和辅助治疗的作用，根据患者的营养状况，结合疾病的部位、性质以及严重程度采取相应的营养支持方案。

一、胃炎的营养与饮食管理

（一）营养代谢特点

1. 能量和产能营养素 急性胃炎患者因为不同原因导致胃黏膜损伤，出现胃肠道不适的表现，包括出血、充血、厌食和呕吐等。严重者在短期内禁食导致能量的缺乏，也影响对三大产能营养素的吸收和代谢。患者会出现体重减轻、体重下降的表现。慢性胃炎的患者因为自身疾病的特点，在饮食方面要严格要求，以此来减少和控制胃肠道症状的发生，在患者的饮食结构中要以易于消化和吸收、不增加胃肠道负担为前提，所以要限制三大产能营养素的摄入。

2. 矿物质 急性胃炎患者因为恶心、呕吐、腹泻症状会丢失一部分矿物质，同时因为饮食的限制又不能及时、恰当地补充矿物质导致患者出现矿物质缺乏或代谢紊乱，引起电解质失衡。其中以低钾血症和低钠血症比较常见；患者如果伴有出血的症状，也会导致铁元素的缺乏。慢性胃炎的患者因矿物质的吸收和代谢障碍导致矿物质缺乏，包括铁、钙、锌、碘、钠、钾等的缺乏。

3. 维生素 患者容易出现多种维生素的缺乏，比如水溶性维生素（包括B族维生素和维生素C）的缺乏较为常见，因为患者的吸收能力也受到影响，所以脂溶性维生素（如维生素A、维生素E、维生素D）也容易缺乏。

4. 水 急性胃炎患者的主要症状包括恶心和呕吐，会导致水分的大量丢失，因此要及时补充水分、保持水和电解质的平衡，以免发生水和电解质的代谢紊乱。

（二）营养治疗措施

1. 急性胃炎的营养治疗措施

（1）合理补充能量：在急性胃炎初期，安排少量多餐的流质食物不仅可以补充一定的能量，还可以中和胃酸，调整胃部功能，减轻胃黏膜负担。最初可选用清流质饮食，待症状改善后酌情选用奶类、蛋汤与红枣汤等。待病情进一步缓解与好转后可改用半流质饮食，其量从少到多，其质从稀到稠。待临床症状消失进入康复期，可进食软食，如软饭、面条、米线等。暂时不能提供富含膳食纤维的食物，如番薯和玉米等。

（2）重视微量营养素：在补充能量时，选用米汤、牛奶、豆奶、蛋汤与果汁均可补充部分的微量营养素，如维生素 B、维生素 B$_2$、维生素 C、钙、铁及蛋白质等，要注意每天选多种类、多品种、多颜色的食物。注意食物的温度，保持约 30℃ 为好，不宜过热或过冷，这样有利于胃黏膜修复。

（3）补足饮水量：由于消化道症状患者体内丢失了部分水，而且摄入水量又不够，患者可能会出现血容量不足，故在发病后应多喝温开水，从少量约 50ml 开始，以每隔 2h 补充 100ml 或 150ml 左右。根据患者的情况也可以在开水中加适量盐或糖，但切忌喝咖啡或含碳酸饮料，避免增加胃酸分泌。

2. 慢性胃炎的营养治疗措施

（1）合理补充能量和三大产能营养素：因为长期的胃黏膜炎症性病变，会影响到患者对能量和三大产能营养素的消化和吸收，所以，在营养治疗中要注意合理地供给能量和三大产能营养素。对于体重下降的患者，可以适当增加能量的供给比例。三大产能营养素中：碳水化合物的供给占每日总能量的 60%～70%，分 3～5 餐供给，以清淡、易消化、不增加胃肠道负担的食物为主，如淀粉类食物；蛋白质以动物肉类、蛋类、大豆蛋白等优质蛋白为主，这样不但有利于胃黏膜的修复，还不会额外增加胃肠道的负担，脂肪的摄入应以含不饱和脂肪酸的脂肪为主。

（2）三餐规律，养成良好的进食习惯：日常饮食避免过饱或过饥，养成定时、定量用餐的好习惯。进食速度不宜过快，细嚼慢咽，每日安排 3 次主餐，还可以适当安排 2～3 次加餐，但以不增加胃肠道负担为前提。

（3）合理补充矿物质和维生素：注重维生素和矿物质的合理摄入，提高胃黏膜的修复能力，避免发生电解质紊乱。

二、消化性溃疡的营养与饮食管理

（一）营养代谢特点

1. 能量 消化性溃疡属于慢性疾病，患者因上腹部不适或疼痛影响进食，导致每日的进食量减少。患者的能量代谢可能长期处于负平衡状态，多数患者出现体重不足或消瘦的情况，部分患者有不同程度的营养不良和免疫功能低下问题。

2. 蛋白质 患者由于有消化道症状，平时少吃或不吃动物性食物，存在优质蛋白的摄入量偏少的情况，容易发生低白蛋白血症，同时由于含铁和维生素 C 的食物摄入不足，部分患者合并有贫血，一旦患者消化性溃疡并发消化道出血，贫血会出现更早，贫血的程度更严重。

3. 脂肪 患者对脂肪的消化能力偏弱且平时摄入不少，容易出现必需脂肪酸和脂溶性维生素的缺乏。但不宜过多地摄入脂肪而抑制胃肠蠕动和胃排空，使食物不易进入十二指肠，导致胃酸分泌增加并加剧胆汁反流，引起胃胀痛。

4. 维生素和矿物质 患者因有消化道症状，平时摄入的膳食种类和数量往往存在不足，导致维生素和矿物质缺乏。

（二）营养治疗措施

1. 重视产能营养素的摄入 根据患者的不同体型，合理计算患者每日应摄入的热能总量并科学安排三大产能营养素的摄入比例。在食物的选择方面，尽量选择清淡易于消化吸收的食物，如馒头、米饭、粥、面条等，少量多餐，每日安排 3～6 餐，以摄入足量的能量。另外，注意保护胃黏膜，避免一切机械性和化学刺激性的食物。

2. 合理补充维生素和矿物质 有贫血症状者，也可以适当增加含铁食物的摄入量，如牛奶及其制品、深色蔬菜、海鲜、动物内脏、木耳、黑芝麻等食物。

3. 养成良好的饮食习惯 纠正不良的饮食习惯，三餐有规律，少食多餐，按时进食，每餐定量。细嚼慢咽，每餐不要吃得过多，可以增加进餐次数，以免造成空腹引起的胃部疼痛，有利于溃疡面的愈合。纠正暴饮暴食的习惯，因为暴饮暴食可以刺激胃酸分泌的增加，会加重上腹部不适和疼痛。食物的加工方法可选择蒸、煮、汆、烩、炖、焖等烹调方式，各种食物均应切细煮软。避免炸、油煎食物，避免生、冷、硬的食物，避免腌制的食物、生鱼片、醉虾、各种螺贝类等。

三、胰腺炎的营养与饮食管理

（一）营养代谢特点

1. 能量和三大产能营养素 急性胰腺炎患者因病情需要，暂时禁止摄入各类食物，从而减少了三大产能营养素的摄入，但体内重要器官的代谢需要足量的能量和宏量营养素，导致体内糖代谢发生紊乱，糖异生增强，糖原利用障碍；胰腺功能减低，导致脂肪的吸收、代谢障碍，酮体和游离的脂肪酸增加；血浆中的总蛋白和白蛋白含量下降，身体出现负氮平衡。

2. 维生素和矿物质 因禁食和应急状态的异常消耗，维生素和矿物质均存在摄入不足和消耗增加的情况，尤其是脂溶性维生素的减少更加明显，会导致维生素和矿物质缺乏。

（二）营养治疗措施

1. 能量和三大产能营养素的供给 急性胰腺炎初期，禁食是必要而有效的基础治疗手段，通过静脉营养的方式给予营养支持，供给适当的能量，一般每天 2000～2500kcal，过多的能量摄入会增加胰腺的负担，不利于胰腺功能的恢复。待病情缓解并稳定后，从流质食物开始，逐渐过渡到半流质食物、软食、普通食物，及时监测患者的血糖变化，根据血糖的变化决定食物的性状，蛋白质供给以优质蛋白为主，包括海产品、动物肉类、蛋类、乳类食物，适量的蛋白质供应有利于受损伤组织的修复，但蛋白质的供给要适量，不要增加消化系统的负担。

2. 维生素和矿物质的补充 急性胰腺炎患者可以通过静脉营养的方式补充足量的维生素，尤其是补充 B 族维生素和维生素 C 来促进机体功能的恢复。根据患者电解质和酸碱平衡紊乱的类型，补充钾、钙、钠等，合理补充矿物质。

四、吞咽障碍的营养与饮食管理

（一）吞咽功能筛查和评估

饮水试验可以筛查患者有无吞咽障碍，且安全快捷。

患者取坐位，先用茶匙试验喝水，试喝两三口，如无问题，嘱患者像平常一样喝下 30 ml 温水，观察和记录饮水时间和呛咳情况。饮水试验表见表 7-2。

表 7-2 饮水试验表

分级	表现	判断
1 级	能 1 次并在 5 s 内饮完，无呛咳、停顿	正常
2 级	1 次饮完，但超过 5s，或分 2 次饮完，但无呛咳、停顿	可疑
3 级	能 1 次饮完，但有呛咳	
4 级	分 2 次以上饮完，且有呛咳	异常
5 级	频繁呛咳，不能全部饮完	

（二）吞咽障碍的膳食营养管理目标

1）对吞咽障碍人群/患者进行营养和吞咽功能的筛查评估，为制订合理的营养支持计划提供依据。

2）通过食物质构调整，降低吞咽障碍人群/患者经口进食的难度，防治营养不良，预防误吸、脱水，延缓吞咽功能的退化。

3）在安全摄食的前提下，兼顾吞咽障碍人群/患者食物喜好，使吞咽障碍人群/患者食之有味、享受食物的乐趣，从而提高其生活质量。

4）以吞咽障碍人群/患者为中心，组建由医护人员、家属/照护者和吞咽障碍人群/患者共同参与管理小组，为吞咽障碍人群/患者提供充足的营养，减少管饲依赖，较早实现经口进食，改善临床结局。

（三）能量和蛋白质的供给目标及方式

1）保证充足的能量和蛋白质供给。能量供给为 25～35kcal/（kg·d），蛋白质供给为 1.0～2.0g/kg，如伴有慢性肾脏病：1～2 期[GFR≥60mL/（min·1.73m^2）]为 0.8～1.0g/kg，3～5 期[GFR<60mL/（min·1.73m^2）]为 0.6～0.8g/kg。当机体处于应激、创伤或感染状态时，可增加蛋白质摄入量。其他营养素的摄入量应达到《中国居民膳食营养素参考摄入量（2023 版）》的要求。

2）当膳食摄入不足时，可以适当添加营养组件，如蛋白质、碳水化合物、脂肪、膳食纤维及微量营养素等。

3）营养途径首选食物质构调整和营养教育，当每日经口饮食不能满足 80%能量需求目标时，应增加经质构调整的口服营养补充，口服营养补充应在两餐间使用，摄入量为 400～600kcal/d，这样既可以达到营养补充的目的，又不影响进餐；当每日经口（包括口服营养补充）摄入不足目标能量的 60%，或因意识障碍不能经口进食的患者，应给予管饲肠内营养；肠内营养是老年患者首选的营养支持途径，但当肠道不耐受、因各种原因不能进行肠内营养（消化道大出血、严重消化吸收障碍、严重应激状态等）或不能达到目标量的 60%时，应及时选用肠外营养。

4）对于吞咽障碍患者也需要尽量保持营养的相对平衡，根据《中国居民膳食指南（2022）》及中国居民平衡膳食宝塔（2022），吞咽障碍患者的膳食应大致包括五类食物：第一类为谷薯类，包括谷类（含全谷类）、薯类与杂豆，主要含有较多的碳水化合物，也含有蛋白质、少量脂肪、矿物质和 B 族维生素；第二类是蔬菜和水果类，主要提供膳食纤维、矿物质、维生素 C 和胡萝卜素；第三类是动物性食物，包括畜、禽、鱼、蛋、奶，主要含蛋白质的食物，也含有脂肪、矿物质、维生素 A 和 B 族维生素等；第四类是大豆类和坚果类，含有优质蛋白、脂肪、膳食纤维；第五类是烹调油和盐，其中植物油还可提供维生素 E 和必需脂肪酸。

5）每日不同能量水平各大类食物的推荐摄入量见表 7-3。

表 7-3　每日不同能量水平各大类食物的推荐摄入量

能量水平	1200kcal	1400kcal	1600kcal	1800kcal	2000kcal	2200kcal
谷类/g	175	200	225	250	300	300
蔬菜类/g	300	300	350	400	450	500
水果类/g	200	200	200	200	300	300
畜禽鱼虾蛋类/g	85	100	125	125	150	200
乳制品/g	300	300	300	300	300	300
大豆类/g	20	30	30	30	40	40
烹调油/g	15	20	20	25	25	25
食盐/g	5	5	5	5	5	5

（四）吞咽障碍食品的食品质构调整原则

有吞咽障碍的老年人，要调整食品质构，要求流体食品黏度适当、固态食品不易松散、密度均匀顺滑，从而减少进食引起呛咳误吸的风险。

1）稀的增稠：在液体中加入质构调整剂，增加液体的黏度，降低其在口咽部和食管中流动的速度。

2）硬的变软：将较硬的食物搅拌粉碎，应有内聚性，易于形成食团，并有变形能力，使其顺滑地通过口腔和咽部。

3）避免异相夹杂：避免把固体和液体混合在一起，以及避免容易液固分相的食物摄入。

糊状饮食时，采用柔软、颗粒细腻的泥状食物，性状与布丁、慕斯相似，如面糊、蔬菜泥、水果泥、肉泥等，无须咀嚼。

半流质饮食时，采用无刺激性的半固体食物，各种食物皆应切细、软碎，少粗纤维，易咀嚼，易吞咽。

食物性状的选择应根据吞咽功能评估的结果确定，因地制宜地选择适当的食物并进行合理配制。

（五）吞咽障碍患者的饮食管理

1. 体位　吞咽障碍患者进食的体位因人而异。最好定时定量，能坐起就不要躺着，能在餐桌边就不要躺床上进食。

1）坐位进餐是最安全的进餐方式。坐位进餐时，双脚面平稳接触地面，双膝关节屈曲 90°，躯干挺直，前方放一适宜餐桌，双上肢自然放于桌面，食物放于桌上，让老年人能看到食物，以增加食欲。

2）床上半卧位，取躯干至少 30° 的仰卧位，头部前屈，如有偏瘫，应在偏瘫侧肩部以枕垫起，喂食者位于患者肩侧。此外，也可以采用患者颈部前屈的姿势喂食。

2. 餐具　鼓励吞咽障碍的老年人能够应用合适的餐具自行进食，因此应选用适宜的、得心应手的餐具，有利于其顺利完成进食。

（1）匙羹：一般采用边缘敦厚、匙柄较长，容量为 5～10ml 的匙子为宜，便于准确放置食物及控制每勺的食物量，不会损伤口腔黏膜。老年人握力较差时，应选用面小、难以粘上食物、柄长或柄粗、边缘钝的匙羹，便于稳定握持餐具。

（2）碗：选用广口平底瓷碗或边缘倾斜的盘子，必要时可在碗底加防滑垫，预防舀食物时碰翻碗具。

（3）杯：可选用杯口不接触鼻部的杯子，防止普通杯子摄食时误吸的危险。

3. 食物在口中的位置　喂食时应把食物放在口腔最能感觉食物的位置，最适宜促进食物在口腔中保持和输送。把食物最好放在健侧舌后或健侧颊部，这样有利于食物吞咽。

4. 进食量　掌握每次摄入适合吞咽的量。①稀流质 1～4ml；②浓稠流质 3～5ml；③果酱或布丁 5～7ml；④软食团 2ml。每次摄食量过多，使食物从口中漏出或引起咽残留导致误吸；每次摄食量过少，则会因刺激强度不够，难以诱发吞咽反射。

5. 进食速度　为减少误咽的危险，应采用合适的进食速度，前一口吞咽完成后再进食下一口，避免 2 次食物重叠入口的现象。某些咽期启动延迟或咽缩肌无力者，常常需要 2～3 次吞咽才能将食团咽下，因此食团过大、速度过快，食物容易滞留于咽部并发生误吸。

6. 进餐前后清洁口腔、排痰　吞咽障碍患者口腔及咽感觉、反射差，环咽肌功能障碍患者唾液无法进入食管，通常容易流进呼吸道；进餐后残留在口腔及咽的食物容易随呼吸进入呼吸道，导致进食后潜在性肺部感染。因此，进食前后口腔及咽的清洁对于吞咽障碍患者防止肺部感染是一项很重要的措施。老年人可以用液体浸泡的棉球作口腔清洁或漱口。

7. 进餐环境　进餐的环境要安静、宽松，减少进餐者的分心，进餐时不要大声说话，以保持轻松、愉悦的心情进餐，促进食欲，减少呛咳，增加进餐的安全性。

8. 喂食过程中应注意的问题

1）在意识清醒状态下进食，神志不清、疲倦或不合作时切勿喂食。

2）坐位或半坐卧位进食，进餐时应把食物放在口中最能感受食物的位置。

3）采用适宜的一口量进食；控制进食速度，前一口吞咽完成后再进食下一口，避免2次食物重叠入口的现象。

4）有义齿的患者，应戴上义齿进食。

5）有认知障碍的，可适当给予其口令提示。

6）若出现呛咳，应停止进食。

7）保持口腔清洁。

8）餐后保持坐位或半坐卧位30min以上。

9）其他，偏瘫患者鼓励用健侧进食，避免残留物致误吸；痰多者，进食前应排痰；口腔感觉差者，把食物送入口时，可适当增加汤匙下压舌部的力量，有助于刺激感觉；耐力差者应少食多餐；进食药物应用增稠剂调制成合适吞咽的性状等。

【思考题与实践应用】

脑梗患者，吞咽困难，饮水呛咳，鼻饲饮食，住院期间如何做好该患者饮食管理？

（吴建芬　吴美玲）

第三节　呼吸系统疾病的营养与饮食管理

【问题与思考】

1. 为什么慢性阻塞性肺病患者容易出现营养不良？

2. 稳定期慢性阻塞性肺病患者日常饮食怎么吃才能保证其均衡营养？

在呼吸系统疾病的治疗中，营养支持治疗是重要的组成部分。营养不良在呼吸系统疾病患者中广泛存在，由呼吸功能障碍所致的进食障碍、消化吸收障碍等因素致患者易出现营养不良。老年人身体功能处于减退阶段，老年呼吸系统疾病患者受营养不良的影响尤为明显，老年呼吸系统疾病患者均存在营养不良风险。而营养不良、矿物质缺乏等因素致呼吸肌萎缩，呼吸肌力减弱，肺通气能力改变，进一步引起肺功能减弱。把握老年呼吸系统疾病患者营养代谢特点，正确合理地运用营养支持将有助于肺部疾病患者的病情缓解、肺功能恢复，从而改善预后，提高治愈好转率、降低死亡率。

一、慢性阻塞性肺病患者的营养与饮食管理

慢性阻塞性肺病（chronic obstructive pulmonary disease，COPD），是以气流受限为特征，且气流受限不能完全逆转。气流受限常常渐进发展并伴有气道对毒性颗粒或气体有异常的炎症反应。COPD主要包括慢性支气管炎和肺气肿两种疾病；支气管哮喘发展到晚期，因为支气管壁结构重构而出现不完全可逆的气流受限，也属于COPD。COPD患者常合并营养不良，营养不良发生率为19%～74%，老年患者发生率更高。有1/4以上COPD稳定期患者，体重低于理想体重，表现为营养不良型，即以营养不良为主，若急性期可有高代谢状态。

（一）COPD患者营养代谢特点

1. 能量需求增加　COPD患者由于气道阻力增加，肺顺应性下降，呼吸肌做功和氧耗量增加，机体静息能量消耗（resting energy expenditure，REE）增加，咳嗽、咳痰、发热等使得活动时能量消耗也增加，能量需求较高。如患者处于感染发热或机械通气等高代谢状态，能量需求将更高。

2. 营养物质摄取、消化、吸收和利用障碍　进食行为加重患者呼吸负荷，加重患者气短症状，造成厌食、营养摄入减少。茶碱及广谱抗生素等药物对胃黏膜的刺激也影响患者食欲和胃肠功能，进而影响其正常进食。另外，COPD 患者长期缺氧，高碳酸血症和心功能不全，胃肠道瘀血使胃肠道正常菌群失调，影响食物的消化、吸收和利用，易引起多种营养素缺乏病。

3. 蛋白质合成抑制　内分泌改变、糖皮质激素、β 受体兴奋剂的应用，使得蛋白质的合成与降解平衡被破坏，导致蛋白质丢失，特别是肌肉蛋白。

4. 分解代谢加强　感染、细菌毒素、炎性介质、缺氧、焦虑等综合因素会引起机体代谢及内分泌紊乱，使机体处于严重的应激和高分解状态，能量消耗和尿氮排出量显著增加。另外，COPD 患者的大量排痰也是氮丢失的一个途径，有作者观察到机械通气患者排痰中氮含量最多者达 0.7g/d，相当于蛋白质 4.3g/d。

5. 营养不良对 COPD 患者的影响

1）肺脏抗氧化防御功能下降：微量元素铜、铁、硒分别是体内抗氧化剂超氧化物歧化酶、过氧化氢酶和谷胱甘肽过氧化物酶的辅助因子，若缺乏会使肺脏对氧化剂的损伤敏感性增加。维生素 C、维生素 E 对自由基有高度抑制作用，若缺乏也会削弱肺内抗氧化防御系统功能。

2）呼吸肌耐力和收缩力下降：营养不良时，膈肌重量减轻，呼吸肌的收缩需不断消耗营养底物，因此呼吸肌肌力明显受营养状态的影响，而影响呼吸肌耐力的主要因素是呼吸肌能量的供需平衡，当呼吸肌的能量消耗超过能量供应时，其耐力将随之下降。

3）呼吸肌群的储备能力下降，减少了维持正常通气的动力；降低了呼吸中枢对缺氧的反应。

4）预后较差，病死率高，平均寿命缩短。

（二）COPD 患者饮食管理

1. 充足能量，改变能量负平衡　患者往往合并蛋白质–能量营养不良，需给予患者充足的能量以减少其他组织的分解代谢，降低其他营养素的需求量。COPD 患者个体间能量需求差异极大，宜采用间接能量测定仪来确定个体化能量需求。也可使用哈里斯–本尼迪克特公式（Harris-Benedict formula）计算出 BEE，乘以相应的应激系数。

（1）每日 BEE 和 REE 的计算

1）每日 BEE 的计算（哈里斯–本尼迪克特公式）：

$$男性：BEE（kJ/d）=(66+13.7×W+5×H-6.8×A)×4.18 \qquad (7-1)$$
$$女性：BEE（kJ/d）=(665+9.6×W+1.7×H-4.7×A)×4.18 \qquad (7-2)$$

式中，W 为体重（kg）；H 为身高（cm）；A 为年龄（岁）；1cal=4.184J。

2）REE 的计算（费洛迪公式）：

$$REE=(3.94×氧消耗量+1.106×二氧化碳生成量-2.17×尿氮)×1440 \qquad (7-3)$$

在应用此法时需要仪器设备测量氧消耗量、二氧化碳生成量，此法在临床应用时有一定局限性。

（2）引入应激系数计算 REE：REE=BEE×应激系数：稳定期 COPD 患者应激系数为 1.0～1.1，急性期 COPD 患者应激系数为 1.25～1.3，若合并呼吸衰竭、应用机械时 COPD 患者应激系数为 1.5～1.6。

（3）每日热量总需求约为 REE：肌肉活动（包括机械通气时呼吸肌被动运动、下床、行走、烦躁等）所需热量增加 10%～25%；体温每升高 1℃，增加 5%～10%。

（4）芬兰的研究者用代谢测量仪测量实际热量消耗（measured energy expenditure，MEE），此法为间接测量方法，REE 由代谢测量仪应用费洛迪公式直接测算出来，操作简单且结果精确。

2. 高脂肪低碳水化合物　COPD 患者存在通气功能障碍，CO_2 不能有效排出，存在低氧血症或低氧血症合并二氧化碳潴留的潜在危险。为减轻患者的呼吸负荷、降低呼吸商、缓解高碳酸血症，应采用高脂肪低碳水化合物饮食。营养物质在转化为能量的过程中生成的 CO_2 与消耗的 O_2 之比为呼吸商，脂肪的呼吸商最低，COPD 患者应适当调整糖与脂肪的配比，减少葡萄糖的应用以减少二氧化碳的生成，当然，每日最低供给（150g/d）是必需的，否则会出现糖异生，消耗蛋白质，燃烧脂肪。稳定期脂肪供能比为 20%～30%，应激状态下可增加至 40%～50%，增加其中不饱和脂肪酸的比例，对支气管及呼吸性细支气管平滑肌的收缩功能有利。

3. 适量蛋白质 肺部疾病患者对蛋白质的需求量与其他病患无明显差别，供能比为 15%～20%。蛋白质的氧热价最低，过量摄入蛋白质，会加重低氧血症和高碳酸血症，从而增加每分通气量及氧耗量。中等应激状态时，蛋白质的需要量为 1.0～1.5g/（kg·d）；高度应激状态时，蛋白质的需要量为 1.6～2.0g/（kg·d）。

4. 合理补充维生素 COPD 患者容易出现各种维生素、矿物质及微量元素的缺乏，如维生素 C、维生素 E、钾、钙、镁、磷等，部分参与机体抗氧化防御系统，缺乏时将造成氧自由基对机体的损伤或影响各种物质的能量代谢，进一步加重呼吸困难。

5. 合理补充水分 补充足够的水分纠正脱水，促进痰液稀释使之易于咳出。但是急性期患者或伴有感染时，常存在体液潴留，应注意限制液体摄入量以防加重肺水肿。对合并肺动脉高压、肺心病和心衰的患者，更应严格限制水的摄入量，防止进一步加重心肺负荷。

6. COPD 患者营养支持的途径 在胃肠功能正常的情况下，肠内营养对 COPD 患者具有更高优势，全胃肠营养组较全胃肠外营养组获得更佳的正氮平衡。宜少量多餐，选择软烂的饮食，易于患者消化吸收。在实施肠内营养支持时考虑到胃肠的耐受性，需要肠外营养支持协同治疗，待胃肠功能恢复后，应用肠内营养逐渐取代肠外营养。

二、急性呼吸窘迫综合征患者的营养与饮食管理

根据常规的营养学分类法，可将呼吸系统疾病患者的代谢状况大致分为营养不良型和高代谢型。前者存在营养不良而无高代谢状态，多见于慢性阻塞性肺病患者；后者早期呈高代谢状态而不合并营养不良，多见于急性呼吸窘迫综合征（acute respiratory distress syndrome，ARDS）患者。ARDS是指由各种肺内及肺外致病因素所导致的急性弥漫性肺损伤和进而发展的急性呼吸衰竭，是临床常见危重症。多数 ARDS 患者暂时营养状况尚可，而实际处于极度的高代谢状态，存在严重营养缺乏，若忽略对 ARDS 患者的营养支持，将导致预后恶化。

（一）ARDS 患者营养代谢特点

ARDS 等应激情况下物质基础的缺乏造成小肠黏膜数量减少，肠道营养不足，这样肠道所需的营养则有赖于机体其他组织供给，从而加重机体高分解代谢。

1. 能量消耗增加 ARDS 患者存在明显的全身炎性反应，伴随体内各种应激激素和多种炎性介质及细胞因子的释放，机体处于高代谢状态，能量消耗明显增加。

2. 糖类代谢异常 应激期，ARDS 患者交感神经-肾上腺髓质兴奋，激素分泌失常，糖异生作用增加，组织对血糖的利用受到抑制，血糖生成速度增加，血糖升高；且应激时产生了大量的糖皮质激素及生长激素，对胰岛素存在一定的拮抗作用，患者可出现一定程度的胰岛素抵抗及葡萄糖利用障碍情况。

3. 蛋白质代谢紊乱 高分解代谢使蛋白质热能增加，尿素氮排出增加，出现负氮平衡，同时肌肉蛋白合成减少，骨骼肌及内脏蛋白迅速消耗，肌肉蛋白消耗增多，呼吸肌功能受损，出现呼吸肌无力。氨基酸谱发生改变，精氨酸、谷氨酰胺血浆浓度降低，支链氨基酸浓度下降，支链氨基酸/芳香族氨基酸比例失调。

4. 脂肪代谢 脂肪氧化动员分解增加，血中游离脂肪酸水平增加，成为供能的主要物质。

（二）ARDS 患者营养支持

营养支持是 ARDS 患者治疗的关键步骤之一，有利于改善 ARDS 患者的预后，需在营养监测的基础上对其制订营养支持计划。推荐进行早期肠内营养支持，在 24～48h 启动肠内营养，有益于

改善代谢底物和蛋白质的供给，保持肠上皮完整性和功能，并减少脓毒症、院内感染及器官功能障碍的发生率。

1. 充足能量　推荐每日供给能量 30~40kcal/kg，注意碳水化合物、蛋白质及脂肪的比例，美国肠外肠内营养学会 2016 年发布的《成人危重症患者营养支持治疗之提供与评估指南》指出，不推荐 ARDS 患者应用高脂低碳水化合物饮食方案。过多摄入蛋白质会增加患者的呼吸负荷，加重呼吸困难，在无低蛋白血症指征时，不宜大量补充，ASPEN 推荐蛋白质供应量为 1.5~2.0g/（kg·d）。

2. 按需补充维生素及微量元素　ARDS 治疗过程中大量含磷的 ATP 被消耗、各种离子摄入不足且消耗增加，患者易出现低磷、低镁及铁锌硒等微量元素缺乏，应及时监控血液中维生素及电解质水平，纠正患者微量营养素缺乏状况。

3. 液体管理　严格限制液体量控制肺水肿，及时、正确评估其容量状态，当 ARDS 患者需要控制液体摄入时，采用液量限制的营养配方。

【思考题与实践应用】

1. 简述慢性阻塞性肺病患者的营养代谢特点。

2. 慢性阻塞性肺病稳定期的膳食营养应如何管理？

（吴美玲　吴建芬）

第四节　神经精神系统疾病的营养与饮食管理

【问题与思考】

1. 阿尔茨海默病患者发生营养不良及营养风险的比例较高，其营养与饮食管理的重要环节是什么？如何根据患者的病情进行调整？

2. 患者，男，71岁，言语不利，口角歪斜2h余就诊。经检查，患者的吞咽功能有轻度的吞咽障碍，其膳食营养怎样安排？

神经系统疾病是中老年人常见的疾病种类，病因复杂，主要产生感觉与运动两大障碍，表现形式多种多样。神经系统退行性疾病、心脑血管病等是老年神经系统常见疾病，这些疾病常常损害进食、咀嚼或吞咽功能，此外神经系统疾病还可引起躯体功能逐渐下降、自理能力下降，也会导致营养不良。

一、阿尔茨海默病的营养与饮食管理

阿尔茨海默病（Alzheimer's disease，AD）是一种起病隐匿的进行性神经系统退行性疾病。以记忆力减退、进行性认知功能衰退为特征，伴有各种精神行为异常和人格改变。AD 是最常见的痴呆类型，占全部痴呆患者的 50%~70%。研究表明，营养因素是 AD 发生、发展、治疗、康复的密切相关因素。AD 患者的认知功能减退、日常生活能力降低、精神行为症状等则促进营养不良的发生，两者关系密切，相互影响。目前在药物领域尚没有安全、有效的抗 AD 药物来预防阻止或逆转 AD 的发生、发展，但是在日常生活辅助中也许可以通过营养素的干预，降低 AD 患病风险，延缓其发展。

（一）阿尔茨海默病患者营养代谢特点

1. 蛋白质　蛋白质是构成机体组织和器官的重要组成部分，实验室常以血清白蛋白下降作为主要检测指标。目前有诸多研究提示，清蛋白通过多种途径与 AD 的发生密切联系。白蛋白可以抑制 β-淀粉样蛋白的纤维生长，减少脑部老年斑块总面积，通过清蛋白的治疗，能有效地影响星形胶质细胞和小胶质细胞，减少大脑炎症，进而影响 AD 的发展，同时组织液中清蛋白还可以阻止 β-淀粉样蛋白诱导的压力，可能有助于保持血–脑脊液屏障的完整性。

2. 脂肪 饱和脂肪酸、胆固醇水平与痴呆呈正相关关系。多不饱和脂肪酸与痴呆呈负相关关系。饱和脂肪酸和胆固醇可增加氧化应激，促进 β-淀粉样蛋白的沉积及影响细胞膜的功能，导致认知水平的下降。反式不饱和脂肪酸也会增加 AD 的发病风险，但卵磷脂和多不饱和脂肪酸可降低 AD 的发病风险。长链脂肪酸是一种富含于鱼肉中的长链不饱和脂肪酸，其主要成分 DHA 参与神经元细胞膜的形成。

3. 糖类 糖类与 AD 的关联性及胰岛素抵抗密切相关。有研究结果表明，高糖饮食会导致认知障碍，诱发神经退行性疾病如 AD，其原因可能是高糖饮食促进体重增加和胰岛素抵抗加重，从而诱发糖尿病。而胰岛素不仅参与调节血糖，它还参与细胞存活和学习记忆形成，并且抑制细胞凋亡，出现胰岛素信号转导障碍，进而导致认知功能障碍。

4. 维生素类

1）B 族维生素是多种重要能量代谢酶的辅酶，参与多种营养生化代谢。维生素 B_1、维生素 B_2、维生素 B_6、维生素 B_{12} 及烟酸、叶酸缺乏，可导致认知功能受损。足量的维生素 B_{12} 和叶酸，可通过降低血清同型半胱氨酸（homocysteine，hCY）来保护认知功能。高 hCY 与 AD 发病关系密切，hCY 具有神经血管毒性作用，对线粒体有兴奋毒性作用，可导致细胞凋亡；hCY 还具有增强 β-淀粉样蛋白和谷胱甘肽的神经毒性作用。

2）维生素 E、维生素 C 是身体内源性抗氧化应激物质。维生素 E 存在于细胞膜中，维生素 C 存在于细胞质内，摄取足量的维生素 E、维生素 C 可减少 AD 的发生。

3）维生素 A 是脂溶性维生素，它通过清除氧自由基及过氧化物来减少脑内不饱和脂肪酸的氧化，从而起抗氧化应激作用，保护脑细胞及认知功能。

4）维生素 D 为固醇类的衍生物，通过与维生素 D 受体（vitamin D receptor，VDR）结合共同发挥作用，而 VDR 为亲核蛋白，广泛存在于中枢神经系统中。近年来，美国在成人临床研究方面，两项大型前瞻性和回顾性研究提示，维生素 D 在预防认知功能衰退和痴呆方面有潜在作用。

5. 矿物质 低血钙可使甲状旁腺素分泌增加，导致钙在脑内沉积，通过影响线粒体及自由基代谢导致脑细胞凋亡和坏死，导致老年斑和神经元纤维缠结的形成。缺锌会影响神经递质的活性，由于自由基清除功能减弱，老年斑形成增多，加速脑老化。铝具有低毒性，血清中铝含量增加会导致老年斑和神经元纤维缠结的形成，使认知功能受损。铅是一种强蓄积性的有害微量元素，WHO 提出每人每日允许摄入量约为 420mg。过量的铅在血液中与红细胞和蛋白质结合，分布于肝、肾、脾、肺、脑中，铅会提高血液中儿茶酚胺的水平，同时抑制 β 受体的兴奋性，使儿茶酚胺对 α 受体的作用增强，使动脉收缩，增加血管壁对儿茶酚胺的反应性，从而导致血压升高，进一步诱发 AD。其他微量元素，如硒、锰、铜可通过清除自由基，对脑细胞有不同程度的保护作用。镁离子可以改善痴呆患者的症状，与美金刚合用能提高对症状的改善以及增强神经保护作用。有文献报道，饮食中胆固醇和钠盐摄入过多会损害人体认知功能。

（二）阿尔茨海默病患者饮食管理

AD 患者发生营养不良及营养风险的比例较高，对于病情轻微患者，给予相应的饮食指导；病情较为严重的患者则需要在结合药物治疗的同时加用个体化营养支持治疗，这样可以显著改善患者的营养状况与认知功能，提高患者的生活质量。

1. 营养状况评估 及时发现 AD 患者的营养不良，通过营养量表筛查营养不良情况，尽早干预。对医务工作者应进行 AD 营养学知识的普及。

2. 干预进食行为 让患者养成定时进餐、定量进餐的生活习惯，通过言语暗示，督促患者进食。将进食工具简易化，增加食物视觉分辨性，增加含水量多的食物，将食物分成小块，使食物柔软、易咀嚼。多次进食，每次进食食物单一化，减少进食时的干扰。增加液体食物的摄入，如水果汁、牛奶、汤等。

3. 进食营养素的搭配　根据营养不良的程度调整热量摄入。碳水化合物的摄入量不应低于总热量的 55%，应以复合碳水化合物为主。蛋白摄入量为 1.2～1.5g/（kg·d），以优质蛋白为主，如鱼、肉、奶等；可多食豆类及豆制品。脂肪摄入量占总热量的 30%以下，增加不饱和脂肪酸的摄入，减少饱和脂肪酸及胆固醇的摄入。饱和脂肪酸与不饱和脂肪酸的摄入比以 0.8∶1 为宜。进食富含B 族维生素及维生素 E、维生素 C、维生素 A 的食物；富含维生素 E 的食物有植物油、坚果，此外谷物、鸡蛋黄、蔬菜和水果中的维生素 E 含量也很高；绿色蔬菜、柑橘类水果富含维生素 C。多进食富含钙、锌、硒等微量元素的食物，如海产品、豆类、贝壳类、乳类等。少进食含铝的食物，如油条等；不用铝制餐具。

4. 营养支持的特殊措施　AD 患者使用口服营养补充或管饲营养改善营养状态，对早-中期 AD患者应用口服营养补充可预防营养不良的发生。严重痴呆患者可通过管饲加强肠内营养，以改善营养状况，最常见的方式有鼻胃管及经皮内镜下胃造口术（percutaneous endoscopic gastrostomy，PEG），其中放置 PEG 的患者生存率高于放置鼻胃管者，PEG 可减少误吸及吸入性肺炎的发生，解决因进食困难所致的营养不良问题，可延长痴呆患者的生存时间，推荐用于痴呆晚期的患者。

5. 适当增加体力活动　体力活动会减少肌肉萎缩，增加食欲，有助于维持 AD 患者体内营养平衡，并减少因肌肉萎缩所致的肌肉力量下降，减少跌倒次数、依赖性及死亡率。

饮食营养因素在 AD 的发生发展过程中起重要作用，老年性痴呆的营养支持既要考虑老年人的生理特点，又要兼顾痴呆患者对营养的特殊要求，多摄入富含不饱和脂肪酸、B 族维生素、维生素 E、维生素 C、钙、锌的食物。应及早发现进食障碍问题，可借助辅助餐具进餐，干预患者的进餐行为，必要时通过 PEG 等管饲方式加强痴呆患者的营养支持，从而提高痴呆患者的营养状况、生活质量，延长其生存时间。

二、脑卒中的营养与饮食管理

脑卒中（stroke）指由急性脑循环障碍导致的局限性或全面性脑功能缺损综合征，具有发病率高、致残率高、死亡率高和复发率高的“四高”特点。脑卒中虽然发病突然，但导致脑卒中的危险因素已存在多年，积极合理地控制脑卒中危险因素可明显地降低脑卒中发病率。脑卒中的危险因素除年龄、性别、家族史等不可控因素外，还有一些重要的可控因素，如高血压、心脏病、糖尿病、高脂血症、吸烟、酗酒、缺少锻炼、不良饮食习惯、不良生活方式、肥胖和药物等。不良饮食习惯与动脉粥样硬化和脑卒中发病相关，特别是过多摄入食盐、肉类和动物性食物等。食盐量过多可促使血压升高和加速动脉硬化过程，使脑卒中风险增加。目前我国居民饮食结构发生改变，动物性食物所占比例明显升高，从而使胆固醇和脂肪摄入过多，动脉粥样硬化形成加速。不良饮食习惯和生活方式将会导致超重和肥胖（营养不良）率的增加，由此导致脑卒中风险增加。

脑卒中患者营养不良发生率高，因为脑卒中患者常常合并吞咽障碍，即各种原因导致的不能顺利安全地将食物经口送达胃部；还常伴有急性应激性反应，在神经内分泌机制和炎症反应机制的影响下，机体分解代谢明显高于合成代谢，能量、糖、蛋白质和脂肪等基础代谢紊乱。临床中多见老年脑卒中患者多种营养问题同时存在，科学的营养膳食指导是降低脑卒中患者死亡率和致残率的重要手段。

（一）脑卒中患者营养代谢变化

1. 能量　脑卒中患者急性期的应激性变化剧烈，能量消耗明显增加，基础能量消耗约高于正常人的 30%，当脑损伤伴随疼痛、发热和焦虑等异常运动时，能量消耗额外增加。但是对于重症急性应激期患者，能量供给可稍低，给予“允许性低能量喂养”。

对于康复期的脑卒中患者，其在行走过程中消耗的能量比健康人多。所以，对于脑卒中患者而言，低等强度的身体活动消耗，需要消耗相当于中等强度运动的能量才能完成。

2. 碳水化合物 对于脑卒中患者，通常在脑损伤后 24h 内出现糖原分解增加、血糖增高的情况。已知血糖增高可加重脑损伤，这主要与缺血区域脑组织葡萄糖无氧代谢增加、细胞内乳酸堆积、脑组织受到持续酸中毒损害有关。因此，对于急性期的脑卒中患者，建议给予低血糖生成指数的食物，辅助控制血糖水平。

对于脑卒中高危人群，其碳水化合物的摄入量，尤其是精制碳水化合物的摄入应控制在一定范围内。研究显示，当摄入的碳水化合物超过 290g/d，脑卒中的发病率呈现上升趋势。

3. 蛋白质 脑损伤后蛋白质分解代谢增加，表现为体重下降、肌容积减小和尿素氮排泄增加。脑卒中后血清白蛋白降低，并已证明是预后不良的独立危险因素。脑损伤后通常出现急性期应答，表现为发热、外周血白细胞增高、血浆急性相反应蛋白质水平增高和内脏蛋白质（转铁蛋白、前白蛋白和白蛋白）水平下降。

4. 脂肪 血脂主要由总胆固醇（total cholesterol，TC）、甘油三酯（triglyceride，TG）、高密度脂蛋白胆固醇及低密度脂蛋白胆固醇等几种组成。其中 TC 及低密度脂蛋白胆固醇主要促进动脉粥样硬化的发生发展，可以使小动脉内膜与中膜厚度增加，血管内膜功能发生改变，在动脉粥样硬化的发生发展中起着重要作用。血脂异常是缺血性脑卒中/短暂性脑缺血发作的重要危险因素，血清总胆固醇水平升高与缺血性脑卒中的发生密切相关。

5. 微量营养素 微量营养素失衡是许多心脑血管疾病的重要危险因素。在血液、头发样品测定过的几十种元素中，发现脑卒中患者体内有多达 24 种元素处于不平衡状态。微量营养素缺乏与脑卒中发病风险的关系见表 7-4。

表 7-4 微量营养素缺乏与脑卒中发病风险的关系

微量营养素	作用	机制
叶酸	同型半胱氨酸代谢的辅助因子	高同型半胱氨酸血症（潜在的动脉粥样硬化）
B 族维生素	1）维生素 B_1 和维生素 B_2：同型半胱氨酸代谢的辅助因子。 2）潜在的抗氧化剂	1）高同型半胱氨酸血症（潜在的动脉粥样硬化）。 2）氧化应激
维生素 D	1）控制甲状旁腺激素水平。 2）抑制巨噬细胞胆固醇摄取和脂肪细胞形成。 3）增加高密度脂蛋白颗粒的大小	1）继发性甲状旁腺功能亢进：胰岛素抵抗与胰腺 B 细胞功能不全→2 型糖尿病；激活肾素–血管紧张素–醛固酮系统→高血压；全身血管炎症反应→动脉粥样硬化。 2）动脉粥样硬化
维生素 A、维生素 C、维生素 E	氧化应激反应	
抗氧化剂锌	1）激活脑蛋白合成。 2）控制新形成的突触。 3）SOD 的辅助因子	1）神经认知功能损害。 2）神经传递受损。 3）氧化应激反应

6. 膳食纤维 膳食纤维总量及可溶性膳食纤维对脑卒中的发生均具有轻度保护作用。膳食纤维发挥作用的机制可能包括：①增加饱腹感，减少能量摄入，促进脂肪氧化代谢而抑制脂肪储存，从而控制体重、帮助减肥；②通过对胆汁酸的吸附，可降低胆固醇、脂肪酸及内源性毒素的吸收率；③可溶性膳食纤维通过延缓和抑制对糖类的消化吸收，并改善末梢组织对胰岛素的敏感性，抑制餐后血糖上升。

（二）脑卒中患者饮食管理

1. 能量 脑卒中患者的基础能量消耗约高于正常人的 30%，建议能量摄入为 25～35kcal/

（kg·d），再根据患者的身高、体重、性别、年龄、活动度、应激状况进行系数调整。稳定期患者的能量供给量可与正常人相同，体重超重者可适当减少能量供给。

2. 蛋白质　推荐蛋白质摄入量至少 1g/（kg·d），在分解代谢过度的情况下（如有压疮时）应将蛋白摄入量增至 1.2～1.5g/（kg·d）。动物蛋白与植物蛋白比例为 1∶1 左右。

3. 脂肪　总脂肪能量占一天摄入总能量的比例不超过 30%，对于血脂异常的患者，不超过25%。饱和脂肪酸能量占一天摄入总能量的比例不超过 7%，反式脂肪酸不超过 1%。多不饱和脂肪酸摄入量可占总能量 2.5%～9%。限制胆固醇摄入，每天不超过 300mg，血脂异常者不超过 200mg。

4. 碳水化合物　在合理控制总能量的基础上，脑卒中患者膳食中碳水化合物应占每日摄入总能量的 50%～65%。

5. 膳食纤维　膳食纤维摄入量可为 25～30g/d，卧床或合并便秘患者应酌情增加膳食纤维摄入量。

6. 维生素和矿物质　不建议常规补充单一或多种维生素。但是对于营养不良或有营养不良风险的患者，使用营养补充剂是合理的，尤其是富含维生素 B_1、维生素 B_2、维生素 C、叶酸等维生素的食品，这样可预防微量元素的缺乏并降低患者的发病风险。

7. 水　在温和气候条件下，如无限制液体的临床要求，脑卒中患者每日最少饮水 1200ml，对于昏迷的脑卒中患者，可经营养管少量多次补充，保持水、电解质平衡。

8. 钠　建议有缺血性脑卒中/短暂性脑缺血发作病史的患者，钠摄入＜2.4g/d，甚至减至 1.5g/d。

9. 酒　建议不饮酒；禁止酗酒。

10. 食物性状　针对肠道消化和吸收功能受损的脑卒中患者，如可经口进食，可给予细软、易消化的食物。对于吞咽障碍患者，最容易误吸的是稀液，在稀液内加入增稠剂以增加其黏度，可减少误吸，能够增加营养素摄入量。为了保证患者安全，对无法经口摄食的患者建议在脑卒中早期（最初的 7 天内）给予鼻胃管饮食，当预期会持续较长时间（＞4 周）仍不能安全吞咽时，建议放置经皮胃造口导管。

11. 烹调方法　多用蒸、煮、炖、拌、氽、水溜、煨、烩等少盐少油烹调方式。这些方式易于吞咽及消化吸收，减少咀嚼次数。

12. 餐次　脑卒中可导致患者肢体、吞咽、认知等功能障碍，使患者能量摄入不足，显著增加患者营养不良的发生率。因此，对于存在神经功能缺损的脑卒中患者，建议增加每天餐次，如经口摄入无法满足能量需求时，可给予管饲营养。

13. 饮食心理　对进食或疾病产生恐惧、抑郁等异常情绪的脑卒中患者，建议可进行多学科诊疗，对患者进行必要的心理辅导。

14. 饮食知识　针对照护人营养知识缺乏或看护不当，建议对患者家属开展必要的营养教育和咨询。

【思考题与实践应用】

1. 简述老年脑卒中患者的营养代谢特点。

2. 脑卒中患者伴有轻度吞咽障碍时，膳食营养怎样安排？

（吴美玲　吴建芬）

第五节　内分泌代谢性疾病的营养与饮食管理

人体衰老是一个十分复杂的过程，影响它的因素很多，其中内分泌器官的老化及其功能衰退在衰老中占有特殊的重要地位。老年人由于机体的调节和适应能力下降，发生内分泌代谢性疾病的可能性也越来越高。因此，关注老年人内分泌代谢性疾病的营养代谢与饮食管理，对提高老年人生活质量、延缓衰老、延长寿命和减少死亡率具有重要的实际意义。

一、糖尿病患者的营养与饮食管理

（一）概述

我国已经进入老龄化社会。据统计，2020 年我国老年人口（≥60 岁）达到 2.6 亿人，其中患有糖尿病的老年人占比约 30%。老年糖尿病患者以 2 型糖尿病为主，常合并心脑血管、呼吸系统等多种慢性病，糖尿病病程长、用药种类多、患有多种并发症是老年糖尿病的主要表现，老年糖尿病患者与未患糖尿病的老年人相比，更容易发生过早死亡、功能性残疾、肌肉加速流失以及并发高血压、冠心病、认知功能障碍和脑卒中等问题。因此，老年糖尿病患者应重视糖尿病的综合管理，防治并发症，达到提高生活质量和延长寿命的目的。

老年糖尿病患者的治疗应考虑医疗保障、心理状态和自我管理能力等多方面因素，针对不同健康状况和预期寿命制定个体化的糖尿病管理目标和治疗方案，使患者获益最大化，风险最小化。《中国老年 2 型糖尿病防治临床指南（2022 年版）》提出"四早"原则，即早预防、早诊断、早治疗和早达标，原则中指出要加强糖尿病防治教育，提倡尽早开始健康积极的生活方式，这对血糖控制具有重要意义。虽然近年来治疗糖尿病的新药拓宽了我们的选择，但均衡的饮食和有规律的锻炼对患者健康仍至关重要。

营养治疗是糖尿病治疗的基本措施，贯穿于整个糖尿病综合管理的过程中。2020 年《营养素》（Nutrients）报告了一篇关于老年糖尿病营养管理建议，指出老年糖尿病营养管理目的除了控制血糖，还要预防衰弱、肌少症和认知功能障碍。最新的循证证据提出，将老年糖尿病患者的营养管理策略从治疗肥胖/代谢综合征转向预防衰弱。

（二）营养代谢变化

1. 能量代谢 糖尿病患者因体内缺乏胰岛素或者周围组织对胰岛素不敏感、胰岛素受体的数目减少，导致能量代谢发生紊乱。过高能量的摄入可使体重增加，血糖控制不理想；过低能量的摄入会使机体处于饥饿状态，促使人体脂肪代谢紊乱，酮体产生过多，出现酮血症。

2. 碳水化合物 糖尿病时因体内胰岛素分泌异常，不能合理调节人体的血糖水平。当摄入过高的碳水化合物，体内分泌胰岛素异常，因而出现高血糖。摄入过低的碳水化合物，人体处于饥饿状态，需动用体内脂肪和蛋白质，导致酮体产生增多。

3. 蛋白质 糖尿病因体内糖原异生旺盛，蛋白质消耗增大，需注意合理补充，应保证 1/3 为优质蛋白。氮质血症及尿毒症期，应减少蛋白质供应，以免肾脏负担过重而导致肾衰竭。

4. 脂肪 糖尿病体内脂肪分解加速，脂肪代谢紊乱。多伴脂代谢异常，合并脂肪肝、动脉粥样硬化。患冠状动脉疾病的风险比健康人增加 3～4 倍，因此要控制脂肪摄入总量以及合理选择脂肪的种类，宜用不饱和脂肪酸，胆固醇摄入每日要低于 300mg。

5. 维生素 糖尿病因葡萄糖和糖基化蛋白质自动氧化可产生大量自由基，若不及时清除则可积聚在组织，引发生物膜上磷脂成分中不饱和脂肪酸的一系列自由基反应，即脂质过氧化，膜的流动性发生不可逆的改变，细胞膜的正常功能受损。人体中的维生素 C、维生素 E、β-胡萝卜素是清除积聚自由基的重要物质，能阻断和防止自由基引发的氧化和过氧化反应，保护生物膜，还可调节清除自由基的超氧化物歧化酶、过氧化氢酶、谷胱甘肽酶等抗氧化酶活性。对糖尿病病情控制不好、易并发感染和酮症酸中毒的患者，更应注意维生素的补充。维生素 D 与糖尿病发病有一定的关系。

6. 膳食纤维 膳食纤维能延缓胃排空，改变肠转运时间。可溶性膳食纤维在肠内形成凝胶时，可减慢糖的吸收，从而降低空腹血糖和餐后血糖，改善葡萄糖耐量。可通过调节肠激素，有助于控制血糖，如胰高血糖素的释放能减少对 β 细胞的刺激，提高周围组织对胰岛素的敏感性，加速葡萄糖的利用。同样还可减少口服降糖药物的应用剂量。

（三）营养与饮食管理

1. 制定个体化营养治疗方案　老年人常合并口腔疾病，味觉、嗅觉和消化能力下降，更喜欢吃粥、汤等易咀嚼消化的食物，营养较单一且吸收快，易致血糖快速升高。老年糖尿病患者机体代谢和运动能力均有不同程度的降低，导致长期热量超标，引起肌肉衰减型肥胖。老年糖尿病患者相比非糖尿病老年人同时患有多种常见老年综合征的风险更大，如多重用药、认知功能障碍、抑郁、尿失禁、摔伤和慢性疼痛等问题，会影响老年糖尿病患者的自我管理能力，导致饮食不规律、购买和制作食物困难等问题，造成生活质量下降。因此，不建议为老年糖尿病患者制定较为复杂的饮食方案。

《中国老年 2 型糖尿病防治临床指南（2022 年版）》提出，糖尿病患者应采取个体化且能量平衡的营养治疗方案，不推荐特定的膳食结构，应根据患者的年龄、体重、血糖、血脂、医疗保障、生活习惯和基础疾病等情况综合考虑，建议由专业营养师使用营养风险筛查评分表等筛查工具对患者进行评估，制定个体化营养管理方案。从长期来看，改变习惯饮食模式具有一定难度，特别是老年糖尿病患者，因为患者通常会再回到他们既往习惯的饮食模式，推荐采用更符合个人偏好和通常摄入量的个体化且简单的膳食计划，尽量保障其长期可坚持性。

糖尿病患者能量摄入可以参考通用系数方法，依据 105～126kJ/（kg·d）计算能量摄入，再根据患者身高、体重、性别、年龄、活动量和应激状况等进行系数调整。

2. 选择富含膳食纤维的食物　我国传统上的膳食结构以碳水化合物为主，很多老年人的饮食习惯也是以碳水化合物为主的，建议碳水化合物供能占比 50%～55%，选择高质量和高营养密度的碳水化合物，如非淀粉类蔬菜、全谷物食物和低升糖指数水果，尽量增加蔬菜和水果的种类，同时减少精加工类食物的摄入。研究表明，膳食纤维摄入量与全因死亡、冠心病、2 型糖尿病及结直肠癌风险呈负相关，推荐选择富含膳食纤维的食物，包括全谷物、蔬菜、菌藻类和水果，进食富含膳食纤维的食物同时还能促进胃肠蠕动，改善便秘。富含膳食纤维的食物可以有效延缓餐后血糖的升高，促进血糖稳定，还可以增强饱腹感，减少过量的热量摄入，建议成人每日膳食纤维摄入量为 10～14g/1000kcal （1kcal=4.184kJ），但是对于胃肠功能较差的老年糖尿病患者不宜过量食用。

3. 适当增加优质蛋白的摄入量　研究发现，糖尿病患者每日采取低蛋白质摄入量（<0.92g/kg）时病死率显著增高，尤其是在 75 岁或以上的老年糖尿病患者中。充足的蛋白质摄入量对降低老年人的衰弱发生率或病死率有重要意义。老年糖尿病患者应摄入足够的蛋白质，蛋白质供能占 20%～25%，建议每日蛋白质摄入量达 1.0～1.5g/kg，以鱼、虾、肉、蛋、奶等优质蛋白为主，优质蛋白占比达 50%以上。植物蛋白如大豆或豆制品等也可适当替代动物蛋白，可以选择易消化、咀嚼的肉类（如鱼）、蛋和豆腐等食物，采用炖、煮、蒸、焖等少油少盐的烹饪方式。《中国居民膳食指南（2022）》推荐老年人每天摄入 300～400g 鲜牛奶或相当量蛋白质的奶制品（相当于奶粉 30～36g），有利于预防肌肉衰减和增加钙的吸收。

慢性肾功能不全未透析的糖尿病患者应注意控制蛋白质的摄入，建议每日蛋白质摄入量为 0.6～0.8g/kg；严重营养不良或肌少症的老年糖尿病患者需要增加蛋白质的摄入，建议每日 2.0g/kg；合并高尿酸血症的糖尿病患者应减少高嘌呤类食物摄入，建议以白肉（鸡、鸭等）为主，牛、羊、猪肉等红肉和肉汤中嘌呤和脂肪含量较高，动物内脏和加工类熏腌制肉类中盐分和嘌呤含量也很高，均不建议食用。

4. 选择不饱和脂肪酸为主的脂肪　一般建议膳食中脂肪供能占比 20%～30%，如为单不饱和脂肪酸和 ω-3 多不饱和脂肪酸等优质脂肪可以适当提高至 35%。美国糖尿病协会（American Diabetes Association，ADA）《糖尿病诊疗标准指南》（2022）指出摄入脂肪的类型比总量更重要，多项随机对照试验得出，富含单不饱和脂肪酸和多不饱和脂肪酸的地中海饮食模式可改善糖代谢、血脂和降低心血管疾病，同时应减少饱和脂肪酸和反式脂肪酸的摄入。研究发现，亚洲人群食用鱼类和 ω-3 多不饱和脂肪酸可能降低 2 型糖尿病的发病风险。但是 Lee Hooper 研究团队发现，增加 ω-3 和 ω-6

多不饱和脂肪酸摄入对于治疗和预防 2 型糖尿病无明显获益。在糖尿病患者心血管事件的研究中，每日补充 ω-3 不饱和脂肪酸 1g 剂量没有对无心血管疾病的糖尿病患者产生心血管相关获益。

但是一项包括 8179 名参与者中超过 50% 的人患有糖尿病的研究发现，每天补充 4g 纯不饱和脂肪酸 EPA 对于服用他汀类药物并动脉粥样硬化性心血管疾病患者的心血管事件发生率减少 5%，能显著降低心血管不良事件的风险。因此，关于老年糖尿病患者摄入脂肪的长期获益和风险还需进一步深入研究。

5. 关注老年糖尿病患者微量营养素不足　目前无明确证据表明补充维生素、矿物质、中草药和抗氧化剂等对健康状态良好的糖尿病患者有益处或有利于血糖控制，因此不建议糖尿病患者常规补充微量营养素。但是对于老年糖尿病患者等特殊人群，与非糖尿病人群相比营养不良发生风险更高。由于老人胃肠功能下降、咀嚼和吞咽困难，老人会出现厌食、偏食等情况，甚至缺乏多种微量营养素，所以还需注意补充维生素和矿物质。有研究证实，低水平的血清维生素 D 与肌少症和衰弱相关，因此在老年糖尿病患者中，特别是合并肌少症时，推荐摄入适当维生素 D。但是目前无明确的研究证据表明，维生素摄入与老年糖尿病患者衰弱或认知功能障碍之间具有相关性。

降糖药物的长期使用可引起维生素缺乏，如服用二甲双胍会引起维生素 B_{12} 缺乏，根据糖尿病预防计划结果研究（Diabetes Prevention Program Outcomes Study，DPPOS）的报告，建议服用二甲双胍的患者定期监测维生素 B_{12} 水平，特别是合并贫血或周围神经病变的患者，《中国老年 2 型糖尿病防治临床指南（2022 年版）》也建议服用二甲双胍的糖尿病患者定期监测维生素 B_{12}，必要时可补充腺苷钴胺。

6. 适当改变进餐顺序或肠内营养制剂　老年糖尿病患者应适当改变进食习惯，可以先喝汤，再吃菜和肉，最后吃主食，这样能有效降低餐后血糖波动和血脂水平，长期坚持可以明显降低 2 型糖尿病患者的糖化血红蛋白和餐后血糖。合并帕金森病、精神系统疾病或吞咽功能障碍的老年糖尿病患者多存在进食障碍、厌食等问题，可以采用混合菜肉饭匀浆或适合糖尿病患者的肠内营养制剂，保障营养均衡。

7. 营养治疗可预防老年糖尿病患者衰弱　老年人患糖尿病与肌肉力量/质量下降有关，可能导致肌少症和骨量减少，同时糖尿病也被认为是虚弱症的独立危险因素。营养不良、体力活动缺乏、社交孤立、高血糖和低血糖是肌少症、认知功能障碍和虚弱症的常见危险因素。研究表明，老年糖尿病患者认知功能障碍和衰弱的机制与胰岛素抵抗、动脉粥样硬化、慢性炎症、氧化应激和线粒体功能障碍相关。一项荟萃分析研究发现，健康饮食模式（高水果、蔬菜和全谷物饮食）可使 65 岁及以上人群的虚弱症风险降低 60%。健康的饮食模式包括最佳的营养和充足的蛋白质摄入、蔬菜、全谷物和鱼类以及低摄入量红肉、细粮、糖和零食等，这些可能是预防老年糖尿病患者衰弱、认知功能障碍或死亡的重要营养治疗方案。因此，将营养治疗转变为预防衰弱，结合运动、优化血糖和代谢控制以及社会参与和支持，可以延长老年糖尿病患者的健康预期寿命并提高生活质量。

对老年糖尿病患者开展个体化营养教育，有利于改善老年 2 型糖尿病患者的营养状态，提高患者自我管理糖尿病的能力和生活质量。同时，多关注老年糖尿病患者身体和心理状态，加强正面积极引导，建立积极的健康行为和保持心理健康，是实现糖尿病治疗目标和提高生活质量的基础。

二、甲状腺功能异常患者的营养与饮食管理

年龄是影响甲状腺轴活性的重要因素，目前的共识认为血清 TSH 总体上随着年龄的增加而增加。缺乏锻炼、营养物质摄入过少、糖皮质激素、创伤性疾病和抑郁等因素都会抑制老年人 TSH 的分泌，从而弱化年龄的升 TSH 作用。此外，慢性疲劳、肥胖、2 型糖尿病、服用某些药物或自身免疫性疾病能促进老年人 TSH 的分泌，从而加强年龄的升 TSH 效应。随着年龄的增长，女性 TSH 浓度升高、甲状腺相关抗体增加，且经 TSH 释放激素刺激后 TSH 释放较男性多。有研究表明，老年男性和女性的血清 T3 浓度随着年龄增加而下降，这可能会引起老年人认知功能下降或精神抑

郁。当伴发器官衰竭、营养不良、系统性炎症或消耗性疾病时，老年患者血清 T3 水平降低。

（一）甲状腺功能亢进的营养与饮食管理

甲状腺功能亢进（简称甲亢）是老年人内分泌疾病中最常见的疾病之一，其发病、治疗与预防都涉及营养学问题。老年甲亢患者在临床上多属于淡漠型甲亢，表现为厌食、体重减轻、冷漠、疲劳、抑郁和便秘等，又以心脏相关症状或其他代谢异常就诊，易造成漏诊或误诊，从而导致治疗不及时。老年甲亢患者易出现心衰和心血管疾病，且骨折风险高，药物和同位素治疗均可选择。抗甲状腺药物治疗要注意药物的不良反应，从小剂量开始，稳定后使用维持量。碘-131 治疗对老年患者效果明显，但大多会遗留甲减问题。除非合并压迫等症状，否则老年甲亢患者较少应用手术治疗甲亢。

饮食营养治疗是甲亢的基础治疗。甲亢患者体内甲状腺激素水平增高，促进三大营养物质的代谢氧化，导致基础代谢率异常增高，同时促进糖的吸收利用，可导致糖耐量减退或糖尿病加重。①蛋白质：生理剂量甲状腺激素能刺激蛋白质的合成，但甲亢时过量的甲状腺激素不仅使蛋白质合成受到抑制，而且会加速蛋白质分解，可引起负氮平衡，故蛋白质的摄入应适当增加。②维生素：人体多种维生素的代谢过程都需要甲状腺激素的参与，甲亢时机体处于高代谢状态，会消耗大量的酶，因此甲亢患者体内存在不同程度的水溶性维生素缺乏，故维生素需要量增加。③矿物质：甲亢患者肠蠕动增加、出汗多，可致多种矿物质吸收减少、丢失增多而引起矿物质的不足，因此应适当补充钾、钙、磷等。④碘：甲亢患者摄入富含碘的食物或药物后，可增加血浆碘浓度，从而促进甲状腺激素的合成与分泌，加速病情进展，故在治疗阶段或甲亢疗程结束阶段须忌碘。⑤膳食纤维：甲亢患者胃肠蠕动快，消化吸收不良，常有排便次数增多，甚至腹泻，因此须适当控制膳食纤维。⑥刺激性食物：因甲亢患者多有神经过敏、焦躁易怒症状，宜少进食对中枢神经系统有兴奋作用的温热、刺激性的食物和饮料。⑦水：须多饮水，每天宜摄入 1500～3000ml，及时补充因多汗而丢失的水分。根据以上原则，甲亢患者的食谱制定应根据其年龄、体重、身高及全身的营养状况和临床状况进行核定，并且应随着病情的变化或缓解，食谱也应进行及时修订。

（二）甲状腺功能减退的营养与饮食管理

老年人甲状腺功能减退（简称甲减）在临床上也不少见，甲减是老年人群常见疾病，分为临床甲减和亚临床甲减（简称亚甲减），亚甲减患病率高于临床甲减，男性甲减少于女性，且随年龄增长，患病率升高，因临床症状隐匿、多样，常出现误诊、漏诊。对于亚临床甲减患者，要根据临床表现和症状区别对待，不建议积极干预，因为轻微的 TSH 升高可能起到一定的心血管保护及延长寿命作用，推荐患者 2～4 个月内重新测定甲状腺功能。

老年人甲状腺素、T3 及 T4 的合成和分泌减少。前二者与基础代谢率较低有关，而 T4 的减少，则是促进动脉硬化的因素之一。老年人血中甲状腺素的浓度虽无改变，但血浆中 T3 浓度下降25%～40%。这说明外周组织中由甲状腺素转化为 T3 减少，这种改变提示甲状腺素的老年用量略低于常用量，甲状腺素可起替代作用。但老年人不宜以甲状腺素作长疗程的替代疗法，因甲状腺素使心脏耗氧量增加而引起心绞痛的发作。

老年人甲减在饮食上要注意营养，补充足量蛋白质和维生素，限制脂肪的摄入，平时可以多吃一些含碘的食物，如海带、紫菜，可适量选用碘盐、碘酱油。可以食用蛋类、鱼类、肉类、豆浆、豆制品等，同时与植物蛋白互补选择，可选用大豆及其各种豆制品，以及各种新鲜蔬菜及水果。少选或忌选食物：致甲状腺肿大食物，如卷心菜、白菜、油菜、木薯、核桃等；富含胆固醇的食物，如蛋黄、奶油、动物脑及其内脏等。限用高脂肪食物，如动物油、五花肉、干乳酪等。保证充分的睡眠质量，定期复查。

随着年龄增加，老年人内分泌系统及代谢发生相应变化，影响内分泌腺体的功能。除年龄以外，内分泌代谢性疾病还有很多其他因素，如营养状况、药物、伴病和生活方式等。因此，在实施临床治疗的同时，老年人内分泌代谢性疾病患者还要养成良好的饮食习惯，多吃新鲜蔬菜水果，坚持高蛋白饮食，多喝水，补充身体所需的水分；同时多参加各种运动锻炼，加强体质；还应培养并遵循科学合理的生活规律，注意休息，保证充足睡眠；避免过度劳累与激动，保持精神愉快，以免不良情绪影响到内分泌系统。还要推荐老年人定期体检，检查内分泌代谢系统激素指标，有利于早期发现老年代谢性疾病，从而及时干预，减少损害，延长寿命。

【思考题与实践应用】

试述老年糖尿病患者的营养与饮食管理。

（任香梅　吴建芬）

第六节　肿瘤患者的营养与饮食管理

【问题与思考】

1. 简述老年肿瘤患者对营养物质的需求量。

2. 某男，80 岁，身高 165cm，体重 50kg。患者因胃癌准备行手术治疗，请问该患者如何做好术前营养管理？术后患者接受腹部放疗，请问如何对该患者进行营养与饮食指导及干预？

一、概　　述

恶性肿瘤（又称癌症）已成为严重威胁老年人健康的主要公共卫生问题之一。2022 年 2 月，国家癌症中心发布了最新一期的全国癌症统计数据：发病率为 186.46/10 万；新发病例 457 万人，占全球 23.7%；死亡人数 300 万人，占全球 30%，新发病例和死亡人数排名全球第一；新发病例年龄峰值在 60～79 岁。20%～50%的恶性肿瘤患者死于营养不良或恶病质，而非肿瘤本身，全球每年大约有 200 万例恶性肿瘤患者死于严重的营养不良。老年肿瘤患者由于自身代谢、机能老龄化等改变更容易发生营养不良，有 50%～90%的患者存在体重下降及营养不良情况。有研究者对 744 例老年恶性肿瘤住院患者的营养状况进行了调查，发现老年恶性肿瘤患者营养不良发生率高达 67.9%。有研究者对 6 家三级甲等医院 1472 例老年肿瘤患者进行了营养评估，发现 62.8%的老年肿瘤患者存在营养风险，25.3%老年肿瘤患者存在营养不良。

合理、有效地提供营养与饮食管理对老年肿瘤患者具有积极意义。给机体提供适当的营养底物，减轻代谢紊乱和骨骼肌消耗，改善机体生理及免疫功能，缓解疲劳、厌食等症状，降低促炎细胞因子水平，改善机体活力，降低治疗中断的风险，并帮助患者安全度过治疗阶段，减少或避免由治疗引起的副作用，改善症状，提高生存质量。对于饮食摄入不足、存在营养不良或营养风险的老年肿瘤患者，营养管理时可增加机体营养素的摄入量，改善机体的营养状态、组织器官功能和生活质量。此外，营养管理还能增加老年肿瘤患者手术、放化疗耐受力，减少手术并发症，减少放化疗中断，减轻放化疗不良反应。营养支持无法完全逆转已经发生的恶病质，但能防止机体营养状况的进一步恶化；对于肿瘤进展较缓慢的肿瘤患者，营养支持能够使机体储备得到较好的恢复，以保证机体能够耐受手术、放疗或化疗等治疗措施，从而获得较好的远期治疗效果；对于机体消耗严重、肿瘤已累及多个器官的患者，营养支持只是起到缓减自身消耗的作用。需要特别指出的是，迄今为止没有明确的证据表明营养支持会加速肿瘤生长，不应因此影响肿瘤患者营养与饮食管理的实施。

二、肿瘤患者营养不良及代谢变化特点

营养不良及机体消耗是肿瘤患者常见的致死因素，直接影响肿瘤的治疗效果，增加并发症发生率，降低生存质量，甚至影响预后。肿瘤患者营养不良的原因及发生机制很复杂，涉及肿瘤本身和肿瘤治疗。肿瘤患者的营养不良主要与营养素摄入不足、营养素代谢异常、肿瘤因子的作用等因素有关。众多因素可能同时或相继作用，导致肿瘤患者营养不良的发生和发展。

（一）营养素摄入不足

营养素摄入不足是肿瘤患者营养不良的主要原因，而厌食则是肿瘤患者营养素摄入不足的主要原因。肿瘤患者厌食主要是由大脑进食调节中枢功能障碍所致，化疗、放疗或手术治疗，味觉、嗅觉异常，心理因素（压抑、焦虑）和肿瘤疼痛等也可影响食欲及进食习惯。此外，肿瘤生长导致胃肠道机械性梗阻、胃排空延迟、消化吸收障碍、体液异常丢失等，从而使得患者摄食量减少。

（二）营养素代谢异常

肿瘤患者营养不良的另一重要原因是营养素代谢异常，包括机体能量消耗改变、碳水化合物代谢异常、蛋白质转变率增加、骨骼肌消耗、内脏蛋白质消耗、血浆氨基酸谱异常、瘦体重下降、脂肪分解和脂肪酸氧化增加、体脂储存下降，以及水、电解质失衡等。

（三）肿瘤细胞因子作用

肿瘤患者营养不良还与肿瘤细胞产生的促炎细胞因子、促分解代谢因子、肿瘤细胞生长产生的微环境导致的炎症反应，以及宿主针对肿瘤作出的免疫应答等因素导致的机体分解代谢亢进状态密切相关，这种分解状态加速了营养不良和恶病质的进程。恶病质严重影响老年患者的体力活动能力，直接影响肿瘤治疗效果，增加并发症发生率，降低生活质量，影响患者的预后。

三、营养风险筛查和评估

肿瘤患者营养风险筛查的目的是发现存在营养风险的患者，进一步行营养评定，对于有适应证的患者给予合理的营养支持。有研究者对 2248 例肿瘤患者进行了一项多中心前瞻性队列研究，结果显示，对肿瘤患者进行营养风险筛查并进行合理的营养支持可以改善临床结局。美国肠外肠内营养学会与欧洲肠外肠内营养学会均在指南中建议对所有肿瘤患者进行营养风险筛查及营养评定。合理的营养风险筛查和营养评定可为营养管理提供依据，从而改善老年肿瘤患者治疗效果和临床结局、节省医疗费用，因此近年来已有数个国家建立了针对肿瘤患者的强制营养风险筛查制度。NRS 2002 是欧洲肠外肠内营养学会推荐的营养风险筛查工具，因其简单、易行，能够较好地预测住院患者营养风险，为合理的营养管理提供依据而获得广泛认可。肿瘤患者常用的营养评定方法有体重变化、体重指数、主观综合评价法、患者提供的主观综合评价法、简易营养评定等。任何单一方法都不能完全反映肿瘤患者的整体营养状况，需要综合多方面的评估结果。此外，营养评定应贯穿肿瘤治疗的整个过程，以判断营养管理的实际效果。

四、肿瘤患者对营养物质的需求

（一）能量

能量目标需要量按照间接测热法实际测量机体静息能量消耗值，无条件测定时可按照 25～30kcal/（kg·d）计算，大多数肿瘤患者的静息能量消耗增加。能量摄入量尽可能接近机体能量消耗值，以保持能量平衡，避免能量摄入过量或不足。能量摄入不足可造成不同程度的蛋白质消耗，影响器官的结构和功能，从而影响患者预后；能量摄入过量则可造成代谢紊乱。

（二）蛋白质

蛋白质目标需要量为 1.0～2.0g/（kg·d），在提供足够能量的前提下，蛋白质摄入增加可以促进肌肉蛋白质合成代谢，纠正负氮平衡、修复损伤组织、合成蛋白质，尤其是对于手术创伤大的肿瘤患者更应补充较多的蛋白质。

（三）脂肪

应提高老年肿瘤患者脂肪供能的比例，增加膳食能量密度。由于多数肿瘤患者存在全身性炎症、胰岛素抵抗等代谢紊乱情况，机体对葡萄糖的摄取和利用能力受损，脂肪成为肿瘤患者重要的供能物质。多数研究结果显示，无论是体重稳定还是体重丢失的肿瘤患者，都能充分利用外源性脂肪作为高效的能量来源。因此，从代谢的角度，提高脂肪在肿瘤患者尤其是有明确胰岛素抵抗的患者能量底物中的比例是有益的，在条件允许的情况下，可尽量减少碳水化合物的供给量，以降低血糖负荷。口服营养补充或 EN 时，通过增加制剂配方中脂肪的比例，可以有效提高制剂的能量密度，提高食欲减退、早饱和肠蠕动减少的肿瘤患者的能量摄入量，有利于机体蛋白质合成，改善肿瘤患者营养状况。有研究结果显示，与健康人相比，肿瘤患者对脂肪乳剂的代谢清除率更高。因此，可适当提高脂肪乳剂在肿瘤患者热量中的比例，这样不仅可减少高血糖风险，也可减轻水钠潴留。

（四）维生素及微量元素

肿瘤患者由于进食减少、手术创伤或放化疗等原因，维生素及微量元素缺乏较常见。美国癌症协会推荐参照人体每日摄取推荐量向肿瘤患者提供微量营养素，可以提高治疗耐受性，但应注意避免使用大剂量的微量营养素。此外，许多研究结果显示，肿瘤患者机体维生素 D 水平较低，高于标准剂量的维生素 D 可以提高多种肿瘤患者的生存质量和无病生存率。

（五）免疫增强剂

在肿瘤治疗的特定时期，合理补充谷氨酰胺、精氨酸、ω-3 脂肪酸、核苷酸或抗氧化营养素等免疫增强剂，可不同程度地提高免疫力、改善营养状态、减少放化疗不良反应、保护器官功能，甚至发挥抗肿瘤和抑制肿瘤转移的作用，改善患者的预后。

五、营养与饮食管理方式

对于存在营养不良或营养风险的老年肿瘤患者，如果经口进食无法满足机体的营养需求，只要患者肠道功能正常，首先推荐通过强化营养咨询来增加经口进食；当强化营养咨询使经口进食改善但仍无法满足机体的营养需求时，则给予口服营养补充；因无法经口进食或口服营养补充而无法满足机体的营养需求时，应及时给予人工营养，选择通过管饲进行 EN；EN 首选经鼻胃管或鼻肠管喂养，如预计喂养时间＞4 周，建议使用胃或空肠造瘘置管；当 EN 无法实施（消化道机械性梗阻、不受控制的腹膜炎、肠缺血、重度休克、高位或高流量肠瘘、胃肠道出血）或不能满足机体的营养需求或希望在短时间内改善患者营养状况时，则给予 PN。

六、围手术期营养与饮食管理

手术创伤应激和围手术期营养素摄入中止或减少等多种因素均可引起或加重老年肿瘤患者围手术期营养不良的发生。大量临床研究结果显示，营养不良患者术后并发症（包括感染、吻合口瘘等）发生率和病死率升高，ICU 停留时间及住院时间延长，医疗费用增加，影响患者的临床结局及生活质量。需要接受大手术的中、重度营养不良患者，以及重大、复杂手术后处于严重应激状态的危重患者，往往不能耐受长时间的营养缺乏，应及时给予恰当的营养管理。在指南中推荐对中、重度营养不良患者给予 7～14 天的术前营养支持，并建议推迟此类患者的手术时间。能量摄入＞65%目标需要量才能有效地改善患者的临床结局。

围手术期的营养管理应遵循加速康复外科原则。大多数外科手术患者无须从手术前夜开始禁食；无误吸风险的非糖尿病患者麻醉前 2h 可摄入适量的碳水化合物；无法进食或术前禁饮患者可静脉输注一定剂量的葡萄糖。术后早期经口进食或 EN 有助于改善营养状态，促进伤口愈合，减少并发症的发生，缩短住院时间。胃肠道肿瘤患者术后早期进食较禁食不仅不会增加吻合口破裂、误吸等并发症的发生率，反而会降低感染性并发症的发生率，缩短住院时间。

七、化疗与放疗患者营养与饮食管理

化疗可引起患者食欲缺乏、恶心、呕吐、黏膜炎、腹泻等一系列不良反应，导致患者营养素摄入障碍，引起营养不良。患者的营养状况会影响化疗药物的分布、代谢，营养不良将增加化疗相关不良反应的发生率，并影响肿瘤对化疗的反应。对化疗开始前已经存在中、重度营养不良患者，尤其是高龄、晚期、进食障碍的肿瘤患者，或在化疗过程中出现严重不良反应，预计不能进食时间＞7 天的患者，应及时进行营养支持，营养支持可明显改善营养素摄入、维持体重、提高生活质量及生存时间，以避免营养状态恶化和放疗中断。营养状况良好的化疗患者不推荐常规接受营养支持。

放疗在杀灭肿瘤细胞的同时，会难以避免地损害机体组织、器官，影响机体对营养素的摄取、消化和吸收，对机体的营养状况造成不良影响。研究结果显示，90%接受放疗的头颈部肿瘤患者会出现黏膜炎症，导致口腔疼痛、口腔干燥、味觉丧失、吞咽困难、进食减少，在放疗过程中出现体重明显下降及营养不良的其他表现，并可持续到放化疗结束后 2～3 周。腹部放疗可通过直接和间接的方式影响胃肠道黏膜，损伤肠道屏障功能，导致恶心、呕吐、痉挛性腹痛、发热和腹泻等症状，影响营养素的摄入、消化及吸收，部分患者产生慢性放射性肠炎，发生慢性肠梗阻或肠瘘等并发症。骨髓是另一个受放疗影响较大的器官，放疗的不良反应表现为贫血、白细胞和血小板计数减少，损害患者的免疫功能，增加其对感染的易感性。因此，放疗患者应接受全面的营养评估、充分的个体化营养咨询，并根据具体情况进行营养干预；口服营养补充是放疗患者 EN 的首选方式，对放疗引起的重度黏膜炎或头颈喉部肿瘤伴吞咽困难的患者或能量、蛋白质摄入不足的患者建议早期行管饲营养支持；出现严重放射性肠炎和营养吸收不良，EN 无法实施或满足机体需求时应及时行 PN。

八、晚期肿瘤患者营养与饮食管理

晚期老年肿瘤患者是否需要营养支持不仅是医学问题，还涉及社会伦理、医疗资源合理使用、患者和家属的意愿等因素。因此，应以临床指征和社会伦理为依据，综合考虑肿瘤预后、患者的营养状况、营养支持的风险效益比，在尊重患者和家属的权利和意愿的基础上，兼顾公平合理地使用有限医疗资源的原则，以决定是否实施营养支持。

预期生存时间是晚期老年肿瘤患者是否接受营养支持最重要的参考因素。如果患者预期生存时间为数个月或数年，有机会接受有效的抗肿瘤药物治疗（如时效依赖性化疗、分子靶向治疗），营养支持的主要目的应该是提供充足的能量和蛋白质、减少代谢紊乱、保持足够的体力并达到生活自理的目标，甚至是使失去指征的患者再次获得治疗机会。营养管理实施过程中为患者设定合理的短期和中期目标，包括营养状况、机体功能和生活质量等，并根据其变化决定下一步的营养管理方案。一旦目标确定，应尽快启动营养管理，并贯彻治疗始终。早期的主要目标是提升或维持营养储备、功能状态，后期则重点转为尽可能地提高生活质量、保持体重，减轻不愉悦的症状。对于恶性度较低、预后相对较好、预期生存时间超过数个月且无炎症反应的患者，应进行个体化营养咨询并给予充足的营养支持，不宜将体力状态视为是否进行营养支持的决定性因素。相反，肿瘤进展迅速且全身炎症反应重的患者（抗肿瘤治疗引起除外）从营养支持中获益的可能性较小。对于接近生命终点的患者，只需极少量的食物和碳水化合物即可减少其饥渴感，并防止其脱水引起的精神症状的发生，此时过度营养支持反而会加重患者代谢负担，影响其生活质量。

【思考题与实践应用】

1. 老年肿瘤患者营养与饮食管理方式有哪些？

2. 对于晚期老年肿瘤患者是否需要营养支持，需要综合考虑哪些因素？

（王爱霞　任香梅）

第七节　慢性肾脏病患者的营养与饮食管理

【问题与思考】

1. 老年慢性肾脏病患者营养与饮食管理的重要环节是什么？营养与饮食管理主要目的是什么？如何根据患者的病情进行调整？

2. 某男，78 岁，身高 168cm，体重 50kg，慢性肾病血液透析 5 年余，请问该患者各类营养物质需要量应为多少？若患者进行肾移植手术，营养需要量有何变化？

一、概　　述

肾脏是调节体液、稳定机体内环境的重要器官。随着年龄的增长，肾脏和其他脏器一样，在组织形态上发生着增龄和老化的改变，使老年肾脏处于不稳定状态，易产生肾功能不全。加之老年人身体防御机能低下，肾外疾病感染机会多，亦常导致肾脏的损害。因此，老年肾脏疾病并非少见，在老年病中占较大的比重。慢性肾脏病（chronic kidney disease，CKD）为各种原因引起的肾脏结构和功能障碍，持续时间超过 3 个月，伴或不伴 GFR 下降。CKD 是严重危害人类健康的常见疾病之一，随着人口老龄化以及引起肾损伤疾病的发病率的增高，CKD 的发病率也逐年上升。中国流行病学调查结果显示，目前我国 CKD 的患病率为 10.8%，总数高达 1.2 亿人。增龄是 CKD 发病的主要危险因素之一，CKD 的发病率随年龄逐渐增加。

老年 CKD 患者常合并多种慢性疾病和老年综合征，并常伴有认知功能和日常生活能力受损，严重影响了患者的健康状态，给患者、家庭和社会均带来了沉重的负担。营养不良是老年 CKD 患者预后不良的主要危险因素，是 CKD 发生、发展以及心血管疾病与死亡的危险因素。我国 CKD 患者营养不良的患病率为 22.5%～58.5%；血液透析患者营养不良的患病率为 30.0%～66.7%，腹膜透析患者营养不良的患病率 11.7%～47.8%。因此，关注老年 CKD 患者营养问题，将营养与饮食管理贯穿于整个 CKD 治疗过程，对于提高 CKD 整体诊治水平、延缓疾病进展、改善患者预后以及减少医疗费用支出有着非常重要的意义。

二、营养不良的病理生理机制

老年患者因味觉障碍、吞咽困难及胃肠道消化功能紊乱等各种生理机能显著减退，导致营养素摄入减少；尿毒症毒素蓄积、炎症状态、容量负荷以及代谢紊乱导致分解代谢因素增加；且多合并高血压、糖尿病、心血管疾病等多种慢性系统性疾病，多种因素相互作用易使 CKD 患者发生营养不良。

（一）食欲抑制

厌食导致营养素摄入减少，易使 CKD 患者发生蛋白质能量消耗。CKD 患者中的胰岛素、瘦素水平升高，升高的胰岛素和瘦素对食欲产生抑制作用使营养素摄入减少，另一方面又刺激患者的能量消耗。白介素-6 和肿瘤坏死因子-α 也参与了 CKD 患者的食欲抑制过程。

（二）激素失衡

肾脏在合成和调节人体激素水平中具有重要作用，当肾功能下降引起激素水平紊乱时，会进一步导致患者的生长障碍和肌肉消耗。CKD 患者的早期即可出现胰岛素抵抗，胰岛素抵抗可增加患者蛋白质代谢和肌肉消耗。

（三）炎症反应

CKD 患者的炎症标志物，包括促炎因子白介素-6、白介素-8、白介素-18、白介素-1β、肿瘤坏死因子-α 和 C 反应蛋白。这些促炎因子诱发厌食、降低蛋白质和能量的摄入、减少白蛋白的合成，从而导致蛋白质能量消耗和低蛋白血症。患者肠道菌群的显著改变被认为是导致患者慢性炎症状态的一个重要因素。研究发现，终末期患者肠道菌的数量和组成均有改变。这些改变导致促炎因子、尿毒症毒素的产生和堆积，肠道上皮屏障的损伤促进了机体对这些毒性物质的吸收。这些尿毒症毒素诱导炎症反应、内皮损伤、心血管疾病和蛋白质能量消耗。

（四）代谢异常

老年患者肾功能下降，经由肾脏清除的代谢副产物逐渐增加，使得代谢环境显著改变。CKD 患者中普遍存在如代谢性酸中毒、胰岛素抵抗、血脂异常和肾素–血管紧张素–醛固酮系统上调等代谢紊乱。

三、营养评估

营养评估是老年 CKD 患者营养管理的基础，应根据患者肾功能、蛋白尿等情况，结合人体测量、饮食调查、生化指标以及主观综合营养评估的结果，全面评估患者的营养状况，并通过定期监测，制定和调整营养与饮食管理方案。

（一）人体测量

BMI 被认为是患者死亡率的独立预测因素。一项队列研究发现，男性非透析患者的高 BMI 与低全因死亡率相关。皮褶厚度测量可用于评估以脂肪形式储存于体内的能量，上臂肌围则可反映肌肉蛋白保有量。以双能 X 线吸收测量法作为参照方法，肱三头肌皮褶厚度是能精确估算体脂率的指标之一。在使用体重评估时，应注意根据患者情况选用实际体重、历史体重、体重变化和因各种原因导致的水肿时的调整体重来进行判断。

（二）饮食调查

通过饮食调查如饮食记录或饮食日记等掌握患者的膳食摄入情况。饮食记录能减少记忆产生的误差；如果可以对食物进行称量，可进一步减小因估计摄入量而产生的误差；3～14 天的饮食记录可以得到相对准确的结果。饮食日记需要记录食物的种类及摄入量，通常由患者自己完成。美国国家肾脏基金会肾脏病预后质量倡议推荐使用 3 日饮食记录法进行饮食调查。

（三）生化指标

血清白蛋白是透析患者死亡的强预测因子。研究发现，血清白蛋白水平可预测血液透析患者的全因死亡率，血清白蛋白水平降低的腹膜透析患者 2 年相对死亡率升高。前白蛋白可反映短期营养状况，一项前瞻性队列研究显示，前白蛋白水平是 CKD 患者 3 年死亡率和住院率的预测因子。此外，胆固醇、甘油三酯、水电解质平衡也是营养评价的一部分。

（四）SGA

SGA 作为临床营养评价工具已得到广泛认可，与住院患者的营养风险指标及其他评估数据一致。原始的 SGA 营养评估表主要包括病史采集（过去 6 个月的体重改变、进食情况、胃肠道症状、功能异常情况、疾病和营养需求等）和体格检查（皮下脂肪、肌肉消耗、水肿和腹水情况）。通过问卷得分将患者的营养状况分为营养良好（A）、轻–中度营养不良（B）、重度营养不良（C）。

（五）人体成分分析

生物电阻抗分析法包括肌肉组织指数、脂肪组织指数、肌肉组织含量、脂肪组织含量、干体重、水肿指数、相位角及容量负荷等指标。

四、疾 病 分 期

CKD 1 期，GFR＞90ml/（min·1.73m^2）伴肾损害，GFR 正常或升高；CKD 2 期，GFR 60～89ml/（min·1.73m^2），肾损害伴 GFR 轻度下降；CKD 3 期，GFR 30～59ml/（min·1.73m^2），肾损害伴轻中度 GFR 下降；CKD 4 期，GFR 15～29ml/（min·1.73m^2），肾损害伴重度 GFR 下降；CKD 5 期，GFR＜15ml/（min·1.73m^2）。

五、营养与饮食管理

限制蛋白质饮食是老年 CKD 患者营养与饮食管理的一个重要环节。在蛋白摄入限制基础上注意能量、维生素、无机盐、液体和营养补充剂的摄入。营养与饮食管理的主要目的为减少含氮废物的堆积，改善尿毒症的代谢紊乱表现；防止蛋白质储备的丧失；延缓 CKD 进展。CKD 营养管理需综合考虑对蛋白质、能量、水、电解质、微量元素和酸碱失衡等的纠正。要根据原发疾病、蛋白尿程度、CKD 分期、年龄、生理需求、基线营养状态，制定能量、蛋白质、脂肪、液体及无机盐等营养管理方案，并定期监测进行调整。

（一）CKD 1～2 期患者营养与饮食管理

1. 能量 在保证足够热量摄入的同时，健康体重应维持在相对稳定的状态，变化不超过 5%，鼓励超重或肥胖患者减肥，使 BMI 接近 18.5～24.9kg/m^2，体重的减轻意味着 CKD 的改善。糖尿病患者能量摄入 30kcal/（kg·d）。对于超重或肥胖的 2 型糖尿病患者，建议女性摄入热量减少至 1200～1500kcal/d，男性摄入热量减少至 1500～1800kcal/d 以达到控制体重的目标。

2. 蛋白质 避免高蛋白饮食[＞1.3g/（kg·d）]，进而降低肾病进展的风险；无论是否患有糖尿病，蛋白质摄入推荐量为 0.8～1.0g/（kg·d）。2013 年，澳大利亚针对早期 CKD 预防及管理的指南指出：为避免营养不良，不推荐 ≤0.6g/（kg·d）的低蛋白饮食。对大量蛋白尿的患者，建议蛋白质摄入量 0.7g/（kg·d），同时加用酮酸治疗。

3. 液体及无机盐 饮食钠摄入量不超过 100mmol/d（钠 2.3g/d 或食盐 6g/d）；持续性高钾血症的患者，限制饮食中钾的摄入量；适量多吃水果和蔬菜，以减少净酸产量。

（二）CKD 3～5 期患者营养与饮食管理

1. 能量 能量摄入为 30～35kcal/（kg·d），根据患者年龄、性别、去脂体重以及其他因素个体化调整热量的摄入。膳食中碳水化合物是热量供给的主要来源，占总热量的 45%～60%。研究显示，过多或过低的碳水化合物摄入均影响患者的生存预后，应以摄入全谷类、纤维素、新鲜水果、蔬菜等低糖食物为主来保证充足的热量。适当增加膳食纤维摄入，促进肠道蠕动，减少尿毒症毒素的吸收。

2. 蛋白质 给予低蛋白饮食[0.6g/（kg·d）]或极低蛋白饮食[0.3g/（kg·d）]联合酮酸制剂。平衡饮食中蛋白质结构，适量增加植物蛋白的摄入比例，可降低患者尿蛋白水平。

3. 无机盐 ①控制钠的摄入（＜2.3g/d）以降低血压和控制血容量，可减少蛋白尿。不推荐食用低钠盐来限制钠的摄入，因为低钠盐中增加了钾的含量，易引起高钾血症。合并高血压和水肿的患者更应严格限制钠的摄入量，包括限制摄入含钠高的调味品或食物，例如味精、酱油、调味酱、腌制品、盐浸等加工食品等。②控制饮食中钾的摄入以保证血钾在正常范围；血钾水平与死亡率呈U形曲线，当患者血钾水平＞5.0mmol/L时，全因死亡率明显上升；食物摄入是钾的主要来源，此外血钾水平还受药物、肾功能、脱水、酸碱状态、血糖、肾上腺功能、代谢状态以及胃肠道等影响。③限制饮食中磷的摄入以维持血磷在正常范围。④钙（包括食物来源的钙、钙片和含钙的磷结合剂）摄入量800～1000mg/d以维持钙平衡。

4. 维生素 D　补充维生素 D_2 和维生素 D_3 可有效提高患者血清 25-(OH)D_3 浓度。

5. 外源性营养素　患者出现高分解代谢，可考虑给予口服营养补充剂；如果经口补充受限或仍无法提供充足的热量，建议给予管饲喂食或肠外营养。

（三）血液透析患者营养与饮食管理

1. 热量　热量摄入为 30～35kcal/（kg IBW·d），根据患者年龄、性别、体力活动水平、身体成分、目标体重、合并疾病和炎症水平等，制订个体化热量平衡计划。

2. 蛋白质　蛋白质摄入量 1.0～1.2g/（kg IBW·d）；摄入的蛋白质 50%以上为高生物价蛋白；低蛋白饮食的患者补充复方 α 酮酸制剂 0.12g/（kg·d）可改善患者营养状态。

3. 液体和无机盐　体重增加＜干体重的 5.0%，控制钠盐摄入（食盐＜5g/d），控制高钾饮食，保持血清钾在正常范围内。钙摄入量为 800～1000mg/d，磷摄入量为 800～1000mg/d，以维持正常的水平。

4. 维生素和微量元素　对于长期饮食摄入不足的血液透析患者，可补充多种维生素，包括所有水溶性维生素和必需微量元素。补充维生素 C 60mg/d，不推荐过度补充维生素 C，以免导致高草酸盐尿症。合并 25-(OH)D_3 不足或缺乏的患者补充普通维生素 D。

（四）维持性腹膜透析患者营养与饮食管理

1. 能量　能量摄入 25～35kcal/（kg·d），计算能量摄入时，应减去腹膜透析时透析液中所含葡萄糖被人体吸收的热量。

2. 蛋白质　无残余肾功能患者蛋白质摄入量为 1.0～1.2g/（kg·d），有残余肾功能患者为 0.8～1.0g/（kg·d）；摄入的蛋白质 50%以上为高生物价蛋白；建议全面评估者营养状况后，个体化补充复方 α 酮酸制剂 0.12g/（kg·d）。

3. 液体和无机盐　腹膜透析患者常处于容量超负荷状态，水钠潴留可导致高血压、肺水肿、心力衰竭等并发症。大量研究证实，容量超负荷可以显著增加腹膜透析患者死亡率。腹膜透析患者，尤其是无残余肾功能的患者，应避免摄入过多的液体和钠盐。研究表明，严格饮食容量控制能够降低腹膜透析患者死亡率。容量情况稳定的腹膜透析患者每日液体摄入量=500ml+前 1 天尿量+前 1 天腹膜透析净脱水量。

（五）肾移植受者营养与饮食管理

1. 热量　肾移植受者术后体重都会有所增加，多为 10%～35%，研究发现术后第 1 年超重肥胖高发，而这些都是移植后新发糖尿病的危险因素。因此，移植术后患者的体重管理十分重要，摄入的能量要保证维持在标准体重，维持良好的营养状况，但需要避免高血糖、高血压等。术后能量需求高，建议 30～35kcal/（kg·d），到术后稳定阶段，推荐 25～30kcal/（kg·d），维持标准体重即可。

2. 蛋白质　术前需要摄取足够的蛋白质和热量，保持良好的营养状况，可以降低移植后风险，促进骨矿物质代谢平衡。移植早期，由于大量的糖皮质激素使用，蛋白质消耗多，加之手术的应激，使得体内的蛋白质异化作用大增，肌肉保留更困难，因此需要摄取足够的蛋白质和能量来维持正氮平衡，促进伤口愈合，降低感染风险，故推荐摄入的蛋白质量大；而到移植后期，营养目标调整为减少肥胖，预防高血压、高脂血症、高血糖，则不需要过量的蛋白质。移植术后 3 个月内高蛋白饮食，蛋白质摄入量 1.4g/（kg·d），移植术后＞3 个月限制/低蛋白饮食，蛋白质摄入量在 0.6～0.8g/（kg·d）为宜，并可补充复方 α 酮酸制剂 0.12g/（kg·d）。

3. 液体和无机盐 肾移植后如肾功能恢复良好，尿量正常，一般不限制液体摄入量。进一步控制高血压，将钠摄入量限制在 3g/d。移植后骨矿物质密度迅速下降，并且在移植后的前 2 年持续降低；免疫抑制剂的使用、钙吸收减少和甲状旁腺功能亢进会导致移植后骨骼进一步弱化；使用维生素 D 或类似物（含或不含钙）对减少骨折风险有积极作用；钙和维生素 D 补充联合治疗比单独补充维生素 D 更有效地保持骨矿物质密度；钙摄入量为 800～1500mg/d，维生素 D 摄入量为 0.25～0.50μg/d。低磷血症是肾移植后的常见并发症，可能会影响多达 90% 的肾移植受者。低磷血症可能会对肌肉系统产生负面影响，导致肌肉无力，在更严重的情况下甚至引起横纹肌溶解症。低磷血症在大多数肾移植受者中持续存在，磷摄入量为 1200～1500mg/d。

【思考题与实践应用】

1. 老年 CKD 3～5 期患者应如何控制无机盐的摄入量？
2. 维持性腹膜透析患者蛋白质需要量是多少？

（王爱霞　任香梅）

第八章 老年人的饮食保健与疾病预防

【学习目标】

1. 掌握 老年人的营养需求；食疗、药膳、饮食文化和营养教育的定义；保健食品的概念与特点。

2. 熟悉 老年人的主要营养问题和饮食原则；食疗的基本原则；保健食品的功能原理和常用功效成分；营养教育的方法和步骤。

3. 了解 食物的性能、药膳的分类；中国保健食品的法律与基本要求；饮食文化的效能。

第一节 饮食营养与保健

【问题与思考】

1. 请从不同角度谈谈老年人应该如何科学吃主食。

2. 老年人体成分改变会表现在哪些方面？

3. 某男，68 岁，身高 170cm，体重 75kg。平日喜欢饮酒，每天大约饮酒半斤①、吸烟 1 盒。平时喜欢食用肉类，很少吃水果和蔬菜，不爱运动。问：该老年人有什么健康问题？如何指导该老年人进行合理饮食？老年人日常生活中该注意哪些饮食行为习惯？

随着社会经济和医学保健事业的发展，人类寿命将逐渐延长，世界人口老龄化已经日趋明显。《中国居民膳食指南（2022）》中将 65 岁及以上的成年人定义为老年人，80 岁及以上的成年人定义为高龄老人。进入老年期后，人体的消化和吸收功能逐渐衰退，内分泌代谢功能也相应降低，再加上一些老年人缺乏正确的饮食保健知识和方法，使得老年人更易患营养相关疾病。因而老年人合理营养有助于延缓衰老进程，促进健康和预防慢性退行性疾病，提高生命质量。

一、影响老年人饮食营养的因素

（一）生理因素

1. 胃肠功能减弱 随着年龄增长，牙齿松动、脱落影响咀嚼功能；胃肠道平滑肌萎缩、消化液分泌减少、消化酶活性下降，影响消化与吸收功能；舌表面味蕾减少，影响味觉与食欲。

上述因素导致了老年人各种各样的健康问题。例如：摄入加工过粗或未煮烂食物出现消化不良；一次进食过量引起胃疼、胃胀；摄入膳食纤维过少易致便秘；营养素摄入不足导致贫血、免疫力低下等。

2. 代谢功能降低 老年人代谢功能低下主要表现出下列问题。

1）基础代谢率降低。随年龄增长，基础代谢率降低。20 岁始，每增加 10 岁，基础代谢率下降 2%～3%。75 岁时基础代谢率较 30 岁下降 26%。40 岁后的能量供给每增加 10 岁应降低 5%。因此，老年人的能量供给应适当减少。

2）骨分解代谢大于合成代谢，易出现骨质疏松。老年人胃肠功能低下影响钙的吸收；老年人肝肾功能下降致活化的维生素 D 减少，影响钙在小肠的吸收和骨骼的沉积。因此，老年人骨密度

---

① 1 斤=0.5kg。

降低、骨强度下降，使得在跌倒时很容易引起骨折，这些是影响老年人生活质量和寿命的重要因素。故对老年人应高度重视钙、镁等与骨质疏松有关的营养物质的补充。

3. 调节能力下降 老年人神经系统与内分泌系统退化，对组织器官的调节功能相应下降。因此，老年人营养物质摄入量应适量，不可过多也不能太少。适当进食，避免一次摄食过多出现胃肠不适，也避免因进食不及时而出现的低血糖，进而避免跌倒等危险事件的发生。

（二）心理因素

老年人常因自身疾病、衰老、孤独等陷入抑郁、紧张状态，从而影响食欲；遭遇应激事件时，如搬迁、家人患病等易出现焦虑、失眠等状况，此时能量消耗大于摄入，易出现营养不良与消瘦。

（三）社会因素

1）家庭经济状况欠佳、低收入的老年人因购买力下降，影响食物的选择，易导致营养不均衡。

2）文化程度低的老年人，对保健营养知识理解力、接受力相对低下，易出现营养相关疾病。有些人完全随自己的喜好摄食；有些人则为了增加营养，摄入过多的主食与肉类，导致肥胖、糖尿病等发病率增高。

3）饮食保健知识的普及宣传力度、科学规范性和方式方法决定着人们对饮食营养知识和方法的掌握程度。电视、网络是宣传的主要途径，更要走进社区，以通俗、易懂的方式进行宣传。

4）老龄化背景下社会各种养老机构增多，工作人员的保健水平直接影响机构内老人的健康。食堂工作人员应有一定的营养保健知识，配备营养师，对老年人进行营养指导，饮食合理搭配，可减少相关疾病的发生。

二、老年人的营养需求

（一）能量

老年人对能量的需求，个体间差异很大，与年龄、性别、体力活动级别有关。膳食能量的摄入建议主要以体重来衡量，老年人的体重应维持在正常稳定水平，体重过高或过低都会影响健康，但不能过度苛求减重。从降低营养不良风险和死亡风险的角度考虑，老年人的 BMI 以不低于 20 为宜。

（二）蛋白质

老年人体内的分解代谢大于合成代谢，蛋白质合成能力低，对蛋白质的吸收利用率也低，因此需增加吸收消化率较高的优质蛋白比例。膳食蛋白质摄入量应以维持氮平衡为原则。65 岁以上老年人，一般建议膳食蛋白质 RNI 男性为 65g/d，女性为 55g/d，优质蛋白占总蛋白质摄入量的 50%。

（三）脂肪

由于老年人胆汁分泌减少和酯酶活性降低而对脂肪的消化功能下降，因此脂肪的摄入量不宜过多，以脂肪供能占膳食总能量的 20%～30%为宜。

（四）碳水化合物

老年人的耐糖量降低，血糖的调节作用减弱，易发生血糖增高的情况。过多的糖在体内转变为脂肪，引起肥胖、高脂血症等疾病。老年人碳水化合物供能宜占总能量的 50%～65%，老年人应降低单糖、双糖的摄入量，增加膳食纤维的摄入量。

（五）矿物质

1. 钙 老年人的钙吸收率降低，一般<20%，对钙的利用、储存能力弱，易发生钙摄入不足或

缺乏而导致骨质疏松的情况。中国营养学会推荐老年人膳食钙的 RNI 为 800mg/d，UL 为 2000mg/d。

2. 铁　老年人对铁的吸收利用率下降且造血功能减退，血红蛋白含量减少，易出现缺铁性贫血。老年人铁的 RNI 男性为 12mg/d，女性为 10mg/d，UL 均为 42mg/d。

（六）维生素

老年人由于体内代谢和免疫功能降低，需要各种充足的维生素以促进代谢、延缓衰老及增强抵抗力。中国营养学会为老年人推荐的维生素摄入量与成年人基本一致。但因老年人户外活动减少，皮肤合成维生素 D 的功能下降，加之肝、肾功能衰退致活性维生素 D 生成减少，因此老年人需增加维生素 D 的摄入量，65 岁及以上，维生素 D 的 RNI 为 15μg/d（600IU/d）。

（七）水

老年人对失水与脱水的反应较迟钝，对水分的要求高于中青年人；此外，水的代谢有助于其他物质代谢和排泄代谢产物。建议 65 岁及以上老年人饮水 AI 男性为 1.7L/d，女性为 1.5L/d；总摄入量 AI 男性为 3.0L/d，女性为 2.7L/d。大量出汗、腹泻、发热等状态下按情况增加水的摄入量。

三、老年人常见营养问题及合理营养

（一）常见营养问题

1. 骨质疏松　雌激素缺乏是老年女性绝经后骨质疏松的主要病因。妇女绝经后雌激素水平下降，绝经后 10 年内骨丢失速度最快，比男性更易罹患心血管疾病和骨质疏松。各种营养因素如低钙膳食、维生素 D 摄入不足、蛋白质摄入不足或摄入过多、高磷及高钠饮食、大量饮酒、过量饮用咖啡等均为骨质疏松的危险因素。

2. 高血压、高脂血症与冠心病　老年人易发生高血压、高脂血症与冠心病。妇女绝经后高血压发生率高于男性，冠心病是 50 岁以上妇女的首要死因，女性心脏性猝死率为男性的 1/3，心肌梗死病死率高于男性。与冠心病有关的营养因素包括能量、饱和脂肪摄入过高所致肥胖以及维生素、膳食纤维摄入不足。

（二）合理营养

老年人特别是 80 岁以上高龄老人应采用多种方法来增加食欲和进食量，特别注意吃好三餐。

老年人食物加工尽量注意选择合适的加工方式以适应其咀嚼、吞咽、消化等功能的改变，如切碎、煮软、小块分解，粗粮浸泡后多加点水蒸煮，烹调方式尽量选择蒸、煮、炖等方式。

老年人吃饭时应细嚼慢咽以获得更好的营养支持：①将食物嚼细磨碎，使食物与唾液充分接触，促进食物更好消化，减轻胃肠负担，使营养物质吸收更好；②充分细嚼，促进唾液分泌，充分发挥唾液内溶菌酶的杀菌作用，保障食品安全；③防止因咀嚼吞咽过快，食物误入气管，造成呛咳或吸入性肺炎甚至窒息；④帮助老年人味觉器官充分发挥作用，提高味觉感受，更好地品味食品；⑤使咀嚼肌肉得到更多锻炼，有助于刺激胃肠道消化液的分泌。

根据指南推荐，为保持老年人健康状态，减少老年人常见健康问题，特建议如下。

1. 摄入充足的食物，食物品种尽量丰富　每天应摄入不低于 12 种，每周 25 种的食物。

1）选择多种主食，除大米、面条、馒头等食物外，还可选择燕麦、玉米等全谷类食物及杂豆，此外马铃薯、红薯等薯类也可作为主食。

2）尽量做到餐餐有蔬菜，尽可能吃不同种类的蔬菜，特别注意多选择深色蔬菜，可以蔬菜多种少量搭配食用，在丰富品种的同时又可增加食欲。

3）每天保证一定量（200~350g）的水果摄入，避免一段时间只吃单一品种的水果，尽量多品种少量搭配食用。水果中的维生素、矿物质含量与蔬菜不同，同时含有更丰富的果糖、果酸、果胶等，生食为主，蔬菜不应用代替水果。

2. 保证足够的优质蛋白　蛋白质按 1.0～1.5g/（kg·d）摄入，尽量每日平均有 120～150g 动物性食物摄入。

1）进食足量的动物性食物。鱼、虾、禽肉、畜肉等动物性食物含有消化吸收率高的优质蛋白及多种微量营养素，对维持老年人肌肉合成十分重要。

2）老年人每天应吃一次大豆及豆制品，可增加蛋白质摄入量。

3）每天饮用牛奶。牛奶中的乳清蛋白对促进肌肉合成、预防肌肉衰减有益。牛奶中钙的吸收利用率较高，建议老年人多喝低脂奶及其制品。

3. 合理选择高钙食物，预防骨质疏松　我国老年人膳食钙的摄入量不到推荐量的一半，应特别注意摄入含钙高的食物。奶类不仅钙含量高，而且钙与磷的比例合适，并含有维生素 D、乳糖、氨基酸等促进钙吸收的因子，吸收利用率高，是膳食优质钙的主要来源。保证老年人每天能摄入 300g 鲜奶或相当量的奶制品。另外，可选用豆制品、海产品、高钙低草酸蔬菜、黑木耳、芝麻等含钙高的食物。

4. 保证富铁食物，预防老年人贫血　老年人贫血比较常见，应积极采取措施来预防老年人贫血。

1）帮助老年人积极进食，确保食物多样化，保证能量、蛋白质、铁、维生素 B_{12}、叶酸和维生素 C 的供给，提供人体造血的必需原料。

2）合理调整膳食结构。增加铁摄入是预防缺铁性贫血的基本手段，瘦肉、动物肝、血等食物铁的吸收利用率高，老年人应注意适量增加摄入。此外，水果和绿叶蔬菜可提供丰富的维生素 C 和叶酸，可促进铁吸收和红细胞合成，也应增加摄入。

3）浓茶、咖啡干扰食物中铁的吸收，饭前、饭后 1h 内不宜饮用。

5. 保持适宜体重　成人 BMI≤18.5kg/m^2 判断为营养不良，随着年龄增加，老年人骨质疏松发生率增加，脊柱弯曲变形，身高缩短，而体内脂肪组织增加，使 BMI 相应升高。建议老年人BMI 最好保持在 20.0～26.9kg/m^2。老年人应常监测体重变化，使体重保持在一个适宜的稳定水平。如没有主动减重，体重 30 天内降低 5% 以上，或 6 个月内降低 10% 以上，应高度重视，进行必要检查。

对体重过低，消瘦虚弱的老年人，在积极治疗相关疾病的同时，积极增重：①除一日三餐外，适当增加 2～3 餐以增加食物摄入量；②适当添加零食，零食可选择能量和优质蛋白较高的食物，如蛋糕、干酪、酸奶、坚果等；③适量运动，促进食物的消化吸收；④加强社会交往，调节心情，增进食欲；⑤保证充足的睡眠。

对超重肥胖老年人，应适当增加身体活动量并适当控制能量摄入，循序渐进地使体重回归适宜范围，切忌短时间内使体重大幅度变化。

6. 合理利用营养强化食品　因生理功能减退及食物摄入不足等因素影响，老年人更易出现矿物质和某些维生素的缺乏。常见的有钙、维生素 D、维生素 A 等营养素缺乏以及贫血、体重过低等营养不良问题。合理利用营养强化食品或营养素补充剂来弥补膳食摄入的不足是营养改善的重要措施。营养强化食品的选择应注意营养标签，如强化维生素和矿物质的奶粉、强化钙的麦片等。营养素补充剂包括单一或多种维生素和矿物质。老年人可根据自己身体需要和膳食状况，在营养师的指导下，选择适合自己的强化食品或营养素补充剂。

7. 积极参加户外活动　户外活动能更好地接受紫外线照射，有利于体内维生素 D 的合成，延缓骨质疏松和肌肉衰减的发展。老年人的运动量应根据自己的体能和健康状况随时调整，量力而行，循序渐进。每次运动要量力而行，强度不要过大，避免碰伤、跌倒等事件的发生，运动持续时间不要过长，可以分多次运动。

1）安全第一：要重视自身体力和协调功能下降的生理弱化，避免参与剧烈和危险项目，防止运动疲劳和运动损伤，尤其要注意防止关节损伤。体重较大、关节不好的老年人，应避免爬山、登楼梯、骑自行车爬坡等。

2）多种运动：选择多种运动项目，尤其是能活动全身的项目，使全身各关节、肌肉群和多个部位得到锻炼；条件许可，可进行拉弹力绳、举沙袋等抗阻运动 20～30min，每周≥3 次。

3）舒缓自然：运动前或后要作准备或舒缓运动，顺应自己的身体状况，动作应简单、缓慢，不宜做负重憋气、用力过猛、旋转晃动剧烈的运动。

4）适度运动：要根据自身状况选择适当的运动时间、频率和强度。减少久坐，每小时起身活动几分钟。每天户外锻炼 1～2 次，每次 1h 左右，以轻微出汗为宜；或每天 6000～10 000 步。

8. 主动足量饮水 主动少量多次饮水，不应在感到口渴时才饮水，养成定时和主动饮水的习惯。每天的饮水量应不低于 1200ml，以 1500～1700ml 为宜。

9. 积极交往，愉悦生活 老年人应摒弃闭门不出的生活习惯，尽量多外出、多交际，积极主动与人交流，多参与群体活动，如参加健身操或健身舞、搭伴旅游、对弈、与朋友聚餐等。孤寡、独居老年人，可去社区老年食堂或助餐点、托老所等集体用餐点用餐，增进交流，促进食欲，摄入更多更丰富的食物。生活自理有困难的老年人，家人应多陪伴，采用辅助用餐、送餐上门等方法，保障食物摄入和良好的营养状况，及时发现和预防疾病的发生和发展。

（张朝晖　周筱艳）

第二节　食疗与药膳

追溯"食疗"一词的起源，当为《千金方·食治篇》云："知其所犯，以食治之，食疗不愈，然后命药。"现代人常将"食疗""食养""食治""药膳"混称，其实它们的含义并不完全相同。它们在所用材料、使用目的及适用人群等方面都有着区别。"食养"是应用食物于健康人群以达到养生的目的。"食养"所用材料是食物，目的是养生保健，服务对象是健康人群。"食治"是应用食物予患者以治疗疾病的方法。"食治"所用材料也是食物，目的是治病，服务对象是患者。"药膳"是在中医药和饮食文化理论的指导下，用药物和食物相配伍，通过烹调加工，制作成的具有色、香、味、形、效的特殊食品。"药膳"所用的材料是以食物为主体，配以药物，经精心烹调而成。药膳的目的是养生与治疗，服务对象则包括以上两者。总之，狭义的食疗等同于食治，是指单用食物以治疗疾病。广义上的食疗，则同时包含了食养、食治、药膳的含义。

一、食　疗

（一）食疗的定义

我国食疗的起源与中医药的起源是同步的。自古以来，我国就有"药食同源""医食同源"的说法。食疗的定义有广义和狭义两种。广义的食疗是根据药食同源、医养同理的原理，利用各类食物的不同保健功效，达到防病治病、养生康复、延年益寿的目的。广义的食疗的内容还包括了食养的概念，食养是饮食养生之意，要求人们以合理的营养促进健康长寿，防治疾病，是以预防为主的。狭义的食疗与营养治疗有密切的关系，用来研究如何利用食物中所含的营养素或非营养素，通过合理的加工烹调，用以治疗疾病。它是对患者进行综合治疗的重要组成部分，与医疗、护理起着同等重要的作用。食疗能直接影响疾病的转归，或为患者接受其他治疗（如手术、毒副作用较强的药物治疗）创造必要的条件，还能增强患者体质，预防并发症的发生。

（二）食物的性能

食物的性能，古代简称为"食性""食气""食味"等，与药物一样，包括性、味、归经、升降沉浮等内容。这是因为食疗学是中医药学的一个分支，其理论同源异流，故在性能的表达和性能的归纳上与中药无本质区别，但需要注意的是，食物的性能不如药物显著。

对食物性能的认识，是人们在长期食疗实践经验的基础上，结合中医药基本理论而形成的。食物的性能是指导应用食疗的重要基础。

1. 性味

（1）四性：性，也称"四性"或"四气"，是指寒、热、温、凉、（平）。寒与凉、温与热性质相同，程度不同，即性质上寒凉一类属阴，温热一类属阳，程度上"凉次于寒""温次于热"。还有一类平性食物，它的寒热偏性不明显，性质平和。常用食物中，平性食物居多，温热性次之，寒凉性食物最少。

食物的性是根据食物作用于人体所产生的反应和所获得的疗效而总结出来的。如发热时食用西瓜，有清热解渴之效；痰热咳嗽时食用梨，有清热化痰止咳之效，可见西瓜、梨就具有寒凉性质。如阳虚怕冷之人，多食羊肉、狗肉等食物，可温中补虚，抵御寒冷；腹中冷痛者，可食生姜红糖水，有温中散寒止痛之效，于是就将羊肉、狗肉、生姜、红糖归入温热性食物之中。

一般而言，寒凉特性的食物具有清热泻火、生津润燥之效；温热特性的食物具有温里、散寒、助阳等作用。平性的食物作用缓和，应用范围广泛。

（2）五味：五味是指食物有辛、甘、酸、苦、咸五种不同的味道，此外还有淡味和涩味。由于五味是最基本的五种滋味，所以仍然以五味相称。

五味的产生，主要是通过两种方法确定的。一种方法是口尝，这是食物真实味道的反映，也是食物五味的主要辨别方式，如乌梅是酸味、桂圆是甘味、辣椒是辛味等；另一种方法是通过食物作用于人体，产生的不同反应和疗效来辨别，如黑木耳口尝淡而无味，因具有行血之效，所以将其归于辛味之中。

辛味，"能行、能散"，具有散风寒、散风热、行气、行血的作用。如生姜散风寒、薄荷散风热、萝卜行气、韭菜行血。

甘味，"能补、能和、能缓"，具有补虚、调和药性、缓急止痛的作用。如山药补气、猪肝补血、甘蔗补阴、狗肉补阳、大枣调和药性、饴糖缓急止痛。

酸味，"能收、能涩"，具有收敛、固涩的作用。如乌梅涩肠止泻。

苦味，"能泄、能燥"，具有泄下、燥湿的作用。如苦瓜清热利湿。

咸味，"能下、能软"，具有泄下、软坚的作用。如海藻消散瘿瘤。

淡味，"能渗、能利"，具有渗利水湿的作用。如薏苡仁、冬瓜。此外，食物中的淡味还指一些清淡之品，即素食，与药性中的淡味概念有所区别。

涩味，其和酸味作用基本相似。

由于每种食物都同时具有性和味，因此在使用食物时必须综合考虑。一般来讲，气味相同，功效相同。如辛温的食物多具有发散风寒的作用，甘温的食物多具有补气助阳的作用。气味不同，作用就有别。如苦瓜苦寒，能清热燥湿；羊肉甘温，能补中散寒。而气同味异，味同气异其所代表的食物作用也有不同。如生姜、乌梅、杏仁、大枣都属温性，由于五味不同，功效各异，生姜辛温发散风寒，乌梅酸温敛肺涩肠，杏仁苦温下气止咳，大枣甘温补脾益气。薄荷、花椒都属辛味，但因四气不同而功效各异，薄荷辛凉疏散风热，花椒辛温疏散风寒。

2. 归经 食物的归经是指食物对人体某些脏腑经络能产生明显的作用，而对其他脏腑经络的作用较小或没有作用。它是根据食物被食用后反映出来的效果并结合中医脏腑经络学说，经过长期实践的经验积累概括得来的。如猕猴桃、梨、芹菜、香蕉都属寒凉性质的食物，因归经不同而功效各异。猕猴桃归膀胱经具有清热利湿通淋之效，梨归肺经具有清肺止咳之效，芹菜归肝经具有清热平肝之效，香蕉归大肠经具有清热通便之效。

食物的归经和食物的五味理论密切相关。其中酸能入肝，苦能入心，甘能入脾，辛能入肺，咸能入肾。如大枣、龙眼等甘味食物能补脾益气，胡桃仁黑芝麻等咸味食物能补益肾气。

此外，需要说明的是，食物的性能和药物一样既有性、味、归经，也有升降沉浮、毒性等内容。

但升降浮沉的作用趋势远远不如药物明显。极少的食物具有明显的毒性（包括副作用），但这种毒性可以通过加工处理或适量摄取而避免，如银杏、螃蟹、酒等。此处忽略对食物的升降沉浮、毒性等内容的详细阐述。

（三）食疗的基本原则

食疗是中医药学的重要组成部分，它的运用必须在中医基础理论指导之下，遵循一定的原则。常用的食疗基本原则有整体性原则、辨证施食、辨病施食、顾护脾胃。

1. 整体性原则　整体观认为，人体是一个有机的整体，人体与自然环境也是一个有机整体。进行食疗时，应注意协调人体内部、人体与自然环境间的相互关系，保持、稳定人体内外环境的统一性。

（1）调整阴阳：机体阴阳双方的协调统一，维系着人体正常的生理活动，疾病的发生和演变归根结底是阴阳的相对平衡受到破坏。《素问·阴阳应象大论》提出了疾病的基本病机："阴胜则阳病，阳胜则阴病。阳胜则热，阴胜则寒。"食疗采用"补其不足""损其有余"的方法，目的在调整阴阳，恢复机体阴阳的动态平衡。

"补其不足"是针对阴或阳偏衰不足的病证。如阴虚阳亢的虚热证，食疗以"壮水之主，以制阳光"为法，选用桑葚蜜膏、生地黄鸡等方以滋阴制阳；阳虚阴盛的虚寒证，食疗以"益火之源，以消阴翳"为法，选用当归生姜羊肉汤、附片炖狗肉、核桃仁炒韭菜等方补阳制阴。

"损其有余"是针对阴或阳偏盛有余的病证。如阳热亢盛的实热证，食疗以"热者寒之"为法，选用石膏粳米汤、芹菜粥、绿豆粥等清其热；阴寒偏盛的实寒证，食疗以"寒者热之"为法，选用干姜粥、五加皮酒、附子粥等散其寒。

总之，食疗总是围绕调整阴阳，维系阴阳平衡而合理配制膳食。

（2）协调脏腑：人体是一个有机整体，脏与脏、腑与腑、脏与腑之间在生理上相互协调、相互促进，在病理上相互影响。一个脏腑发生病变，会影响其他脏腑的功能。运用食疗时应协调脏腑之间的关系，恢复机体脏腑之间的生理平衡。例如肺的病变，可能是本脏受邪发病，亦可能是他脏病变所致。肺本脏为病引起的咳嗽，食疗可采用宣肺降逆止咳之法，选食姜糖苏叶饮、糖蒸雪梨等；因肝火亢盛，木火刑金者，应以泻肝火为主，选食菊花茼蒿饮等；因脾虚生痰，痰壅肺者，应以健脾燥湿为主，选食枳术饭等；肾阴虚不能滋肺者，应以滋肾润肺为主，选用百合杞羹等。再如头痛耳鸣，面红目赤，烦躁易怒，肝阳上亢的病证，既可食菊花饮、芹菜粥等清肝潜阳；也可食山药粥、益脾饼等固护中土，以免木旺克脾；又可食桑葚膏、猪肾羹等滋水以涵肝木；或食竹叶粥、灯心草等泻心火，以达实则泻其子的目的。同样，其他脏腑的病也可根据脏腑间的相互关系，选择适当的食物以协调它们之间的平衡，从而收到不同程度的食疗效果。

此外，脏腑病变可以反映到躯体的某一局部，即躯体局部病变可以体现某一脏腑病变，因此治疗局部的病变也必须从整体出发，采取合适的食疗措施。如视物昏花的病证，为肝不足表现于目，食疗采用滋补肝肾法、选食猪肝炒枸杞苗、猪肝羹等；口舌生疮的病证，为心胃火旺反映于口舌，食疗采用清心泻火法，选食灯心粥、竹叶芦茶等。这些都是协调脏腑、统一整体与局部关系的例证。

（3）三因制宜

1）因时制宜：四时气候的变化对人体的生理功能病理变化均会产生一定的影响，故应用食疗时，应注意气候特点。

春属木，其气通于肝，阳气升发，因肝喜条达，不宜抑郁，慎食酸涩之品，故应稍食韭菜、生姜等辛温发散之品以助阳气升发，稍食陈皮、玫瑰花等以疏肝理气，同时还可选用柔肝和脾的谷芽等防止肝气太盛以克伐脾气。

夏属火，其气通于心，暑邪当令，阳气隆盛，饮食宜清淡，少食肥甘厚味，多食具有清热祛暑、清心除热、生津止渴功效的食物，如绿豆、荷叶、西瓜、金银花、苦瓜、莲子心、葡萄、桃、乌梅等。同时勿忘"春夏养阳"的养生原则，切不可过食生冷寒凉之品，以防伤阳。

长夏属土，其气通于脾，湿气重，应多食健脾、祛湿之品，可多食健脾渗湿的茯苓、山药、薏苡仁，健脾燥湿的锅巴、白术，芳香化湿的藿香、佩兰等。

秋属金，其气通于肺，燥邪当令，阳气收敛，宜多食润燥之品，如银耳、芝麻、蜂蜜、乳品等。同时忌辛散苦燥之物，以顺自然界敛肃之气，少食葱、姜、蒜、韭、椒等，以免发散阳气。自秋分或霜降之后，体弱之人可开始进补，但不宜峻补。

冬属水，其气通于肾，寒气盛，阳气敛藏。饮食宜温热，忌生冷、黏硬之物，免伤脾阳；身体虚损之人，冬季是调养的最好时机，此时进补，其力易于蕴蓄而发挥效能，为来年的健康打好基础。我国历来就有冬季进补的传统。冬季进补，需因人制宜，根据气血阴阳的亏虚不同而进补。

2）因地制宜：我国地域辽阔，不同地区由于地势高低、气候条件及人们生活习惯各异，人的生理活动和病变特点也不尽相同，所以进行食疗时，应考虑到不同地域的特点分别配制膳食。

如我国东南沿海地区，气候温暖潮湿，居民易感湿热，宜多食清淡除湿之物；西北高原地区，气候寒冷干燥，居民易受寒伤燥，宜多食温阳散寒或生津润燥之物。

又如同为阳虚阴盛之人，用助阳散寒治之，在西北高寒地区，用大温大热之药膳方能起效，如附片炖狗肉；在东南温热地带，用微温微弱之方即可，如韭菜粥、艾叶生姜煮蛋等。

此外，各地区口味习惯不同，如山西多喜吃酸，云贵川湘等地喜欢辛辣，江浙等地喜吃甜咸味，东北、华北各地又喜吃咸与辛辣，沿海居民喜吃海味；西北居民喜吃乳品等，在选择食物配料和调味时也应予以兼顾。

3）因人制宜：人体的生理特征，气血盛衰是随年龄的增加而变化的，食疗应根据年龄特征而配制膳食。儿童生机旺盛，稚阴稚阳，易伤食罹虫，饮食应健脾消食，选食山药粥、蜜饯山楂等，慎食温热峻补食物。老年人生机减退，气血不足，阴阳渐衰，饮食宜易消化而补益，如选食琼玉膏、羊肝粥等，慎食难于消化及寒凉等食物。

人体的体质形成秉承于先天于同体质有不同的生理功能、形态结构等特征，故应根据体质的差异性，采用不同的食疗方法。气虚之体，应遵培补元气、补气健脾之法，用人参粥、益脾饼、黄芪蒸鸡等；阳虚之体，应遵补肾温阳、益火之源之法，选用如羊肉羹、狗肉汤、韭菜炒鲜虾等，慎食寒凉伤阳之物；阴虚之体，应遵滋补肾阴、壮水制火之法，选用银耳羹、二冬膏等，慎食辛温助阳食物；痰湿之体，应遵健脾祛湿、化痰泄浊之法，选用薏仁粥、山药冬瓜汤等；湿热之体应遵分消湿浊、清泄伏火之法，选用绿豆藕、泥鳅炖豆腐、车前草煲猪肉等；血瘀之体，应遵活血祛瘀，疏利通络之法，选用山楂红糖汤、三七藕蛋羹等；气郁之体，应遵疏肝理气，开其郁结之法，选用橘皮粥、玫瑰花茶等。

男女生理各有特点，配制膳食时应注意男女的区别。妇女有经孕产乳，屡伤于血，气有余而血不足，平时应多食滋阴养血的膳食。在经期、妊娠期宜食鸡子羹、阿胶糯米粥等养血补肾食物；产后应考虑气血亏虚及乳汁不足等，宜选食归参鳝鱼羹、归参炖母鸡、花生炖猪蹄等益气血、通乳汁的食物；如因脾虚白带过多，宜食山药粥、益脾饼、山药芡实粥、莲子山药羹等健脾除湿、收涩止带的食物。男子为阳刚之体，以气为用，故男子应多食补气助阳的食物，如核桃仁炒韭菜、韭菜炒河虾、对虾酒等。

2. 辨证施食　辨证论治认为，疾病是动态变化的，随着病因、体质、气候等因素的变化，一种病可能出现不同的证，不同的病也可能出现相同的证。根据不同的证候而分别配制膳食的原则，称为辨证施食。

（1）同病异食：指相同的疾病，因证的不同而选择不同的饮食。如胃脘痛，因病因、体质、生活环境、治疗经过的不同，可表现为不相同的证，选择的膳食也就有区别。饮食所伤，应食山楂糕、萝卜粥等以消食和胃；寒邪客胃，应食高良姜粥、豆蔻鸡等以温胃止痛；肝气犯胃，应食梅花粥、佛手酒、玫瑰花茶等以疏肝和胃；脾胃虚寒，宜食鲫鱼羹、生姜红枣粥等以健脾温胃；胃阴不足，宜食沙参粥、益胃汤、麦冬糯米粥等以养阴益胃。又如麻疹，随着病理的演变经过，出现初、中、末三期不同证的变化，饮食也应辨证配制。初期证见麻疹未透，宜食荸荠酒酿等来发表透疹；中期证现肺热壅盛，宜食石膏粥、鱼腥草饮等来清热解毒；后期余热未尽，肺胃阴伤证，宜食五汁饮等来养阴清热。

（2）异病同食：指不同的疾病，如果出现相同的证，可选食相同的饮食。如患久泻、脱肛、便血、崩漏、子宫下垂等，这些不同疾病，在各自发展过程中，可出现同一病理过程，表现为相同的中气下陷，皆可选食参苓粥、归芪鸡、黄芪粥等升提中气的饮食。

同病异食与异病同食，是辨证论治在食疗学上的体现，它们都是根据疾病的本质，有针对性地选择饮食，故辨证施食是提高食疗效果的基本原则。

3. 辨病施食　一些食物因富含特殊的物质成分，而对某些疾病有明显的治疗作用，故可以根据疾病来选择食物。如瘿瘤患者，宜食富含碘的海带、紫菜；贫血者，宜食富含铁的猪肝；肿瘤患者，应多食富含香菇多糖的香菇。

可见，辨证施食与辨病施食是食疗的两个重要原则。在具体运用时，我们必须将二者合理结合，综合考虑，不可顾此失彼。

4. 顾护脾胃　脾胃在脏腑中占有极其重要的地位。脾胃为仓廪之官、后天之本、气血生化之源，所有食物皆须通过脾胃的收纳、运化，始能化为气血，濡养脏腑百脉，维持生命。运用食疗时，若遇脾胃功能障碍患者，必须先调脾胃，因为脾胃功能的强弱，常是决定食疗效果的关键。尤其对于脏腑虚弱之人，不可一味强调"虚则补之"，否则常会出现"虚不受补"之象，如此非但得不到补益作用，反而会增加脾胃负担，加重病情或变生他证。故食疗应特别注重顾护脾胃功能。

二、药　　膳

（一）药膳的定义

药膳是在中医药理论指导下，将药物与食物进行合理配伍，采用传统或现代加工技术制作而成的，具有独特色、香、味、形、效的食品。药膳既不同于一般的中药方剂，又有别于普通的饮食，是一种兼有药物功效和食品美味的特殊膳食。它可以使食用者得到美食享受，又在享受中使身体得到滋补，使疾病得到治疗。

（二）药膳的分类

1. 按作用分类　古代有许多医书，均按药膳食品的医疗作用分类。

（1）保健类：此类药膳是根据用膳者的生理、病理特点而制作的一种属于药性平和、能增进健康和具有抗衰老作用的膳食。它主要通过提高机体免疫功能和协调功能来达到促进发育、调理气血或抗老延年的目的，可分为儿童保健药膳、妇女保健药膳和老年保健药膳。常见类型如下。

1）减肥类：如参芪鸡丝蒸冬瓜、盐浸三皮、减肥酒酿。

2）美容类：如笋烧海参、青蒿甲鱼汤、佛手笋尖、香椿拌豆腐。

3）增智类：如健脑粥、增智果脯、山药乌鱼卷、菖蒲鹿角菜。

4）增力类：如鹤草红枣蜜膏、人参鸽蛋、山药黄精豆腐羹。

5）明目类：如蒙花羊肝、决明子菊花饮、青葙烧野鸡。

6）聪耳类：如葛粉萸肉熘腰花、清肝聪耳李实脯、腐竹炒苋菜、刀豆煮芥菜根。

7）固齿类：如石斛绿茶饮、马齿苋骨髓粥、滋肾固齿八宝鸭。

8）美发类：如美发果冻、三豆乌发米糕、养血健发果脯、首乌胡萝卜。

9）增肥类：如茯苓夹饼、参芪毛豆角、百合栗子鸡。

10）益寿类：如仙人粥、魔芋豆腐羹、益寿胶冻。

（2）预防类：常见的预防类药膳及作用如下。①预防流感：如姜葱鲩鱼。②预防咽炎：如蜜饯甘草樱桃。③预防中暑：如清暑豆汤。④预防泻痢：如马齿苋粥。春季气候易变，常罹患感冒，可食用相应预防类药膳加以预防。夏季易患腹泻，即可饮用马齿苋粥防御；为防中暑，可用绿豆汤之类发挥其既清热又防暑湿的功用。秋季干燥，呼吸道易感性强，便可用百合、贝母、杏仁类膳食防御。冬季寒冷，可用当归、黄芪、羊肉类药膳增强机体抵抗力。

（3）治疗类：此类药膳是针对患者的病情需要而制作的一种起治疗作用或辅助治疗作用的膳食。它可以通过长期服用而达到治疗疾病的目的，最适宜于慢性病患者。常年食用既有疗效，又可免受服药之苦。常用治疗药膳食品如下。

1）发汗解表类：如姜糖饮、葱豉黄酒汤、薄荷糖、桑菊薄竹饮、香薷饮、绿豆粥等。

2）祛痰止咳平喘类：如止咳梨膏糖、柿霜糖、鸡蛋炸萝卜、银耳羹、瓜蒌饼等。

3）消导化积类：如消食茶膏糖、山楂肉干、果仁排骨、芸豆卷、五香槟榔等。

4）清热解毒类：如银花露、西瓜番茄汁、五汁饮、七鲜汤等。

5）祛寒类：如附子羊肉汤、当归生姜羊肉汤、荔枝粥等。

6）祛湿类：如豆蔻馒头、茯苓包子、薏仁红枣粥、蚕豆糕、香椿鱼等。

7）泻下类：如蜂蜜香油汤、马铃薯蜜膏、杏炖雪梨等。

8）补益类：如田七蒸鸡、归参炖母鸡、冬虫夏草鸭、桂圆等。

9）理气止痛类：如陈皮鸡、丁香鸭、佛手酒、香砂糖等。

10）理血化瘀类：如参枣汤、当归鸡、红枣黑木耳汤、牛肉胶冻等。

11）息风镇静类：如菊花肉片、天麻鱼头、菊花绿茶饮等。

12）安神镇静类：如枣仁粥、玉竹心子粥、葱枣汤等。

（4）康复类：人体大病之后，机体衰弱，便可用扶正固本类药膳，促使身体早日康复。针对疾病和损伤所造成的功能障碍，通过药膳调摄，使之尽可能恢复或接近正常水平。主要包括：①有脏腑功能衰退的气虚证者常用参芪晶、归参山药糊等；②因阴血不足，脏失于濡养而有血虚证者常用玫瑰花烤羊心、糖渍鲜龙眼、猪肝红枣羹等；③有阴虚阳亢证候者常用冰糖黄精汤、蛋蒸鲜桑葚、饴糖精等；④有阳虚证候者常用归地烧羊肉、良姜炖鸡块等；⑤津液不足者常用脂酒红枣、桂圆参蜜膏等；⑥病后失于调理，或情志刺激，或劳倦过度、饮食不节、房事所伤者常用制黑豆、制杏仁、八宝米饭等。

2. 按药膳食品性状分类

（1）菜肴类：以蔬菜、肉类、鱼类、蛋类等为原料，配以一定比例的药物烹调而成，既有普通菜肴的色、香、形，又有治疗保健功效。主要包括：①冷菜，如芝麻兔、山楂肉干；②蒸菜，如虫草金龟、阳春肘子；③煨炖菜，如枣蔻煨肘、八宝鸡汤；④炒菜，如首乌肝片、杜仲腰花；⑤卤菜，如丁香鸭、陈皮油烫鸡；⑥油炸菜，如软炸白花鸽、山药肉麻圆等。

（2）米面类：以稻米、糯米、小麦面粉为基本原料，加入一定量的补益或性味平和的药物，经煮、蒸等方法加工而成的米饭或面食，如豆蔻馒头、人参菠饺、八宝粥、人参汤圆等。

（3）饮料类：将药物和食物原料经浸泡或压榨、煎煮或蒸馏等方法处理制成的饮料。它包括药膳饮液（如桑菊薄竹饮、鲜藕姜汁、山楂核桃茶、银花露等）和药酒（如人参枸杞酒、三蛇酒等）。

（4）罐头类：将药膳食品按罐头生产工艺制成的一种特殊食品。与其他类型的药膳食品比较，具有可长期存放、利于运输保管等优点，如虫草鸭子、雪花鸡等药膳罐头制品。

（5）汤羹类：以肉、蛋、奶、海味等原料为主体，加入味美或味淡的药料经煎煮、浓缩而成的较稠厚的汤液，如归参鳝鱼羹、天麻猪脑羹等。

（6）精汁类：将药物和食物原料用一定的方法提取、分离，制成有效成分含量较高的液体，如虫草鸡精、人参精等。

（7）糕点类：将适于制作糕点的药物制成糕点食用，如八珍糕、茯苓饼、淮药金糕、枣泥桃酥等。

（8）糖果类：将加工后的药物加入熬炼的糖料中混合后制成糖果食用，如薄荷糖、山楂软糖等。

（9）蜜饯类：以植物的果实、果皮类的新鲜或干燥原料经药液、蜂蜜或糖液煎煮后，再加蜂蜜或白糖制成，如蜜饯山楂、糖橘饼等。

（10）其他：如桂花核桃冻、川贝酿梨、淮药泥、杞杞鸡卷等。

（盛爱萍　吴　琳）

第三节　老年保健食品

一、保健食品的概念

在《食品安全国家标准　保健食品》（GB16740—2014）中，保健食品是声称并具有特定保健功能或者以补充维生素、矿物质为目的的食品，即适用于特定人群食用，具有调节机体功能，不以治疗疾病为目的，并且对人体不产生任何急性、亚急性或慢性危害的食品。保健食品具有其突出的特性，即含有一定的功效成分，能起到调节人体功能的作用。需要指出的是："保健食品"一词是中国的名称，其他国家多称为健康食品（health food）或功能性食品（functional food）。

二、保健食品的特点

保健食品应具备三个最基本的特征：①保健食品必须保证食用安全性；②保健食品必须带给食用者某种特定的健康利益或体现特定的保健功能，这种特定的健康利益或保健功能不属于已知营养素的营养作用，并可用现代的科学方法（最好在人体）验证；③保健食品不是药品，不能代替药品，不以治疗为目的。

（一）保健食品首先是食品

保健食品必须是食品。关于食品必须具备的特征（或要求/条件），在《中华人民共和国食品安全法》（2021 年修正版）附则中明确规定："食品，指各种供人食用或者饮用的成品和原料以及按照传统既是食品又是中药材的物品，但是不包括以治疗为目的的物品。"

（二）保健食品要有保健功能

保健食品与普通食品的不同之处在于其特定的保健功能。这个保健功能来自其特有的功效成分。保健食品的功能是纠正不同原因、不同程度的人体营养失衡，调节与此有密切关系的代谢异常和生理功能异常，抑制或缓解有关的病理过程。强调保健功能是界定保健食品的主要要素，而保健功能是相对于食用者的机体状态而言的，只有食用者存在某种功能异常，保健食品才能对他显示相应的保健功能。

（三）保健食品同药品有区别

保健食品不以治疗为目的，不追求短期临床疗效，不需医生开处方，对适用人群无严格剂量限制，正常条件下食用安全，在评价其食用安全性时不能权衡利益与危险。这是它与药品的本质区别。药品必须有药理作用，有严格的剂量限制。

三、保健食品常见的功效成分

天然食物中含有的蛋白质、碳水化合物、脂肪、维生素和某些矿物质，是人体生命中不可缺少的物质。但是人类食物中含有的化学成分远远不止这几类营养素。人们每天由食物中摄取的各种食物成分多达数百种以上。近年来，营养流行病学、分析化学、生物化学、食品卫生学等领域的研究发展，使人们有条件对这些成分的生理作用进行更深入的探讨。利用这些有益的食物成分以及各种必需营养素，经过适当的加工过程，就可以得到调节生理功能或预防疾病的保健食品。

目前我国保健食品常用的功效成分可分为以下几类。

1. 氨基酸、肽和蛋白质类 此类包括 SOD、大豆多肽、谷胱甘肽、牛磺酸等。

1）SOD 是一种金属酶，在生物界中分布极广，目前已从细菌、藻类、真菌、昆虫、鱼类、高等植物和哺乳动物等生物体内分离得到。在食物中，SOD 主要存在于肝脏等多种动物组织以及菠菜、银杏、番茄等植物中。SOD 的生物学功能主要包括：①抗氧化作用；②提高机体对疾病的抵抗力。SOD 已应用于保健食品、化妆品等多类产品，可从整体上调节人体功能，促进身体健康。

2）大豆多肽指大豆蛋白经蛋白酶作用后，再经特殊处理而得到的蛋白质水解产物，通常由 3～6 个氨基酸组成，水解产物中还含有少量游离氨基酸、糖类和无机盐等成分。大豆多肽的生物学功能主要包括：①增强肌肉运动力、加速肌红蛋白的恢复；②促进脂肪代谢；③降低血清胆固醇。

3）谷胱甘肽是由谷氨酸、半胱氨酸和甘氨酸组成的三肽化合物，广泛存在于动植物中，在面包酵母、小麦胚芽和动物肝脏中含量较高。谷胱甘肽的生物学功能主要包括：①能够有效地消除自由基、防止自由基对机体的侵害；②对放射线、放射性药物或抗瘤药物引起的白细胞减少症，能够起到有力的保护作用；③可防止皮肤老化及色素沉着，减少黑色素的形成；④还能与进入机体的有毒化合物、重金属离子与致癌物质结合，促使其排出体外，起到中和解毒作用。

4）牛磺酸是一种含硫氨基酸，具有广泛的生物学效应，是调节机体正常生理功能的重要物质。它以游离氨基酸的形式普遍存在于动物体内各种组织中，海洋生物体内含量很高、哺乳动物的神经、肌肉和腺体组织中的含量也比较高，牛磺酸在脑内的含量显著高于其他脏器组织。在坚果和豆科植物的籽实如黑豆、蚕豆、嫩豌豆、扁豆及南瓜子中也含有较多的牛磺酸。牛磺酸的生物学功能主要包括：①促进脑细胞 DNA、RNA 的合成，增强学记忆能力；②改善视神经功能；③抗氧化作用和稳定细胞膜的作用；④促进脂类物质消化吸收；⑤免疫调节作用。

2. 具有保健功能的碳水化合物 此类包括膳食纤维、低聚糖、植物多糖和动物多糖等。

1）膳食纤维可来源于多种植物性食物。如小麦麸、燕麦麸、玉米麸等谷物麸皮，糖甜菜纤维，角豆荚和角豆胶，香菇、木耳等多种食用菌，以及各种水果、蔬菜等。

膳食纤维的生理功能：①预防便秘；②调节肠内菌群和辅助抑制肿瘤作用；③减轻有害物质所导致的中毒和腹泻；④调节血脂；⑤调节血糖；⑥控制肥胖。

然而，必须注意膳食纤维与金属阳离子结合引起的问题。由于构成膳食纤维的一部分糖单位具有糖醛酸残基，其结构上的羧基能与钙、铁、锌等阳离子结合，因此可能影响人体内某些矿物质元素的吸收。

2）低聚糖又称寡糖，是由 2～10 个单糖通过糖苷键连接形成的直链或分支链的一类低度聚合糖。目前研究较多的功能性低聚糖有低聚果糖、大豆低聚糖、乳糖、低聚异麦芽糖、低聚木糖、低聚乳果糖等。人类胃肠道内缺乏水解这些低聚糖的酶系统，因此它们不容易被消化吸收，但在大肠内可为双歧杆菌所利用。

不同类型的低聚糖在自然界存在的形式各异，可以用酶解法或提取法从天然原料中得到。低聚糖的主要生物学作用如下：①低聚糖是体内有益肠道细菌—双歧杆菌的增殖因子，可改善肠道微生态环境，增强机体的抗病能力；②低聚糖对预防龋齿具有积极作用；③低聚糖可通过增加免疫作用而抑制肿瘤的生长；④低聚糖也是一种低能量糖，大豆低聚糖的热值仅为蔗糖的 50%，可添加在糖尿病患者的专用食品中。

3）常见的植物多糖有茶多糖、枸杞多糖、魔芋甘露聚糖、银杏叶多糖、海藻多糖等。植物多糖具有明显的机体调节功能和防病作用，其生理功能有：①调节免疫功能；②抑制肿瘤；③延缓衰老作用；④抗疲劳作用；⑤降低血糖作用。

4）动物多糖是从动物体内分离提取出的，具有多种生物活性的一类多糖，主要有海参多糖、壳聚糖、透明质酸等。动物多糖的生理功能主要包括：①降血脂作用；②增强免疫、抗肿瘤作用；③排除肠道毒素、降低重金属毒性、抗辐射、防龋齿等保健作用；④壳聚糖含有游离氨基，呈碱性，能中和胃酸，可辅助治疗胃酸过多症和预防消化性胃溃疡；⑤透明质酸具有保持皮肤弹性和保湿作用。

3. 功能性脂类成分

1）大豆磷脂是指以大豆为原料所制的磷脂类物质，由卵磷脂、脑磷脂、肌醇磷脂、游离脂肪酸等成分组成的复杂混合物。大豆磷脂具有许多重要的生物学功能：①改善大脑功能，增强记忆力；②降低胆固醇，调节血脂；③延缓衰老；④维持细胞膜结构和功能的完整性；⑤保护肝脏。

2）EPA 和 DHA 属于多不饱和脂肪酸，都属于 n-3 型多不饱和脂肪酸，为无色至淡黄色透明液体，纯品无臭、无味。存在于海洋鱼类、虾类、藻类及微生物中。EPA 和 DHA 具有重要的生物学功能：①降血脂、防止动脉硬化；②抗凝血、预防心脑血管疾病；③EPA 具有抗炎作用；④DHA 能促进婴幼儿脑组织发育，增强学习记忆功能，预防老年人脑组织萎缩和老化；⑤DHA 还有保护视力的作用。

3）植物固醇：固醇是广泛存在于生物体内的一种重要的天然活性物质，按其原料来源可分为动物固醇、植物固醇和菌类固醇等三大类。动物固醇以胆固醇为主，植物固醇主要为谷固醇、豆固醇和菜油固醇等，而麦角固醇则属于菌类固醇。植物固醇广泛存在于植物的根、茎、叶、果实和种子中，是植物细胞膜的组成部分，在所有来源于植物种子的油脂中都含有固醇。植物固醇的生理功能：①预防心血管系统疾病；②抑制肿瘤作用。

4. 具有保健功能的微量营养素 这类微量营养素有增强抗氧化功能的硒和维生素 E，促进体内铅排出的钙、锌或其他二价金属元素等。

微量营养素的保健作用主要分为两大方面：①防治微量营养素的缺乏，维护机体正常的生理功能，例如保证体格和智力的正常发育，维持免疫和内分泌功能，保持良好体力等；②在一些特殊生理条件下，或者为了预防疾病的需要，额外补充适量的微量营养素可以增强人体的某些功能。例如中老年人群增加硒和维生素 E 的摄入量以增强抗氧化功能，有助于预防或延缓一些慢性退行性疾病的发生。

5. 功能性植物化学物 上述的膳食纤维、植物多糖和植物固醇等都属于植物化学物，另外还有酚类化合物、萜类化合物及有机硫化合物等更多类型的植物化学物。中草药中的多种成分对生理功能具有调节作用，是我国植物化学物的宝贵资源。

6. 益生菌 常见的益生菌有双歧杆菌、乳杆菌、益生链球菌等。

益生菌具有多种生理调节功能：①促进消化吸收；②调节胃肠道菌群平衡、纠正肠道功能紊乱；③调节免疫、抑制肿瘤作用；④降低血清胆固醇；⑤防止便秘。

四、保健食品的功能原理

目前国家市场监督管理总局公布受理的保健食品按照功能划分共有 24 种：有助于增强免疫力，有助于抗氧化，辅助改善记忆，缓解视觉疲劳，清咽润喉，有助于改善睡眠，缓解体力疲劳，耐缺氧，有助于控制体内脂肪，有助于改善骨密度，改善缺铁性贫血，有助于改善痤疮，有助于改善黄褐斑，有助于改善皮肤水分状态，有助于调节肠道菌群，有助于消化，有助于润肠通便，辅助保护胃黏膜，有助于维持血脂（胆固醇/甘油三酯）健康水平，有助于维持血糖健康水平，有助于维持血压健康水平，对化学性肝损伤有辅助保护作用，对电离辐射危害有辅助保护作用，有助于排铅。

针对老年人而言，目前常见保健食品主要涉及下述 8 种功能。

1. 有助于增强免疫力 与免疫功能有关的保健食品是指那些具有增强机体对疾病的抵抗力、抗感染能力的食品。研究表明，蛋白质、氨基酸、脂类、维生素、微量元素等多种营养素以及核酸、类黄酮物质等某些食物成分具有免疫调节作用。其作用原理大致包括以下几个方面。

（1）参与免疫系统的构成：如参与人体免疫器官及抗体、补体等重要活性物质的构成。

（2）促进免疫器官的发育和免疫细胞的分化：维生素 A、维生素 E、锌、铁等微量营养素通常可通过维持重要免疫细胞正常发育、功能和结构完整性而不同程度地提高免疫力。

（3）增强机体的细胞免疫和体液免疫功能：维生素 E 作为一种强抗氧化剂和免疫刺激剂，适量补充可增加吞噬细胞的吞噬效率。许多营养因子还能提高血清中免疫球蛋白的浓度，促进体内的抗体形成。

2. 有助于抗氧化　任何需氧的生物在正常发育和功能活动中都会产生活性氧。活性氧可导致 DNA、脂质和蛋白质等生物大分子的氧化性损伤，并可能增加肿瘤、心血管疾病、帕金森病等疾病的发生率，促进机体的衰老过程。

人类膳食中含有一系列具有抗氧化活性和有明显清除活性氧能力的化合物。维生素 E、类胡萝卜素、维生素 C、锌、硒等多种营养素以及茶多酚、多糖、原花青素、大豆异黄酮等食物成分均具有明显的抗氧化与延缓衰老功效。其原理主要包括如下几个方面。

（1）保持 DNA 结构和功能活性：维生素 C、维生素 E、类胡萝卜素和黄酮类等营养素具有抗 DNA 氧化损伤的生物学作用。

（2）保持多不饱和脂肪酸的结构和功能活性：脂蛋白的脂类和蛋白质部分受到氧化修饰，氧化型低密度脂蛋白可导致动脉粥样硬化。此外，氧化应激在神经元退行性病变过程中起重要作用。上述营养素通过抗氧化具有抗动脉粥样硬化和神经保护的作用。

（3）参与构成机体的抗氧化防御体系：硒、锌、铜、锰等元素为 GSH-Px、SOD 等抗氧化酶构成所必需。多种植物化学物能使 SOD、GSH-Px 和过氧化氢酶的活性提高。

3. 有助于改善骨密度　骨质疏松是指骨量减少，即单位体积内骨组织含量减少。骨基质由胶原蛋白、蛋白多糖和其他非胶原蛋白组成，其中沉积的不溶性羟磷灰石和少量其他盐类，使骨组织成为能支撑机体的一种结构。人在 35～40 岁后，骨的生成和再吸收不再平衡，逐渐发生骨的净丢失，最终导致骨质疏松。预防或延缓骨质疏松的策略包括：提高在青春期可达到的骨量峰值和预防生命后期的骨丢失。保健食品增加骨密度的作用原理如下。

（1）直接补充钙质：如各种钙剂、磷酸盐、维生素 D 等，可通过直接补充钙质而达到增加骨密度的目的。

（2）调整内分泌而促进钙的吸收：如降钙素可减少骨质吸收，降低血液循环中的钙含量，增加骨质中的钙含量。雌激素替代疗法对防治绝经性骨质疏松是一种有效措施。大豆皂苷、大豆异黄酮等物质具有雌激素样作用，可与雌激素竞争受体，同时可避免雌激素的副作用。因此，中老年妇女经常摄入大豆及其制品可减缓骨丢失，防止骨质疏松。

4. 辅助改善记忆　学习是指人或动物通过神经系统接收外界环境信息而影响自身行为的过程。记忆是指获得的信息或经验在脑内储存、提取和再现的神经活动过程。学习记忆是中枢神经系统的重要生理过程。蛋白质和氨基酸、碳水化合物、脂肪酸、锌、铁、碘、维生素 C、维生素 E、B 族维生素、咖啡因、银杏叶提取物，以及某些蔬菜、水果中的植物化学物等多种营养素或食物成分，在中枢神经系统的结构和功能中发挥着重要作用。保健食品改善学习记忆的原理如下。

（1）参与重要中枢神经递质的构成、合成与释放：色氨酸是神经递质 5-羟色胺（5-hydroxytryptamine，5-HT）的前体，胆碱是乙酰胆碱的前体物。这些神经递质在学习记忆过程中发挥着重要作用。维生素 B_1 和维生素 B_2 均参与脑中乙酰胆碱的合成，维生素 B_6 与叶酸则可影响脑中 5-HT 的合成效率。

（2）影响脑中核酸的合成及基因的转录：锌可作为酶的活性中心组分参与脑组织的基因表达，缺锌使脑中 DNA 和 RNA 合成减少。因此，锌营养状况与学习记忆功能密切相关。

（3）减轻氧化应激损伤：洋葱、姜以及茶叶、银杏等植物改善认知功能的效用与其抗氧化活性有关。

（4）对心脑血管病的预防：心脑血管疾病与血管性痴呆、认知损伤有关。n-3 多不饱和脂肪酸、EPA 和 DHA 可降低心脑血管疾病发生的危险性，因而可降低老年痴呆发生的危险性。

5. 有助于维持血糖健康水平　糖尿病是一组由胰岛素分泌和作用缺陷而导致的碳水化合物、脂肪、蛋白质等代谢紊乱，以长期高血糖为主要标志的综合征。其中的 2 型糖尿病占我国糖尿病患者的 90%～95%，多发于中老年人，起病缓慢、隐匿，体态常肥胖，尤以腹型肥胖或超重多见。2 型糖尿病的发生与生活方式的不合理密切相关，如饮食为高脂、高糖、高能量，体力活动少等，这些成为其重要的环境致病因素。遗传因素在 2 型糖尿病中也很重要。

控制血糖水平是避免和控制糖尿病并发症的最好办法。目前临床上常用的口服降糖药大多有副作用，开发降低血糖的保健食品越来越受重视。其作用原理主要有以下几个方面。

（1）改善对胰岛素的敏感性：选择血糖生成指数较低的食品可能改善受体对胰岛素的敏感性，已证明低乳酸葡萄糖指数（lactate glucose index，LGI）膳食可以改善糖尿病患者的葡萄糖耐量。

（2）延缓肠道对糖和脂类的吸收：许多植物的果胶可延缓肠道对糖和脂类的吸收，从而调节血糖；糖醇类成分在人体代谢中不会引起血糖值和血中胰岛素水平的波动，可用作糖尿病和肥胖患者的特定食品。

（3）参与葡萄糖耐量因子的组成：铬是葡萄糖耐量因子的组成部分，可协助胰岛素发挥作用。

6. 有助于维持血脂（胆固醇/甘油三酯）健康水平　高脂血症及脂质代谢障碍是动脉粥样硬化形成的主要危险因素。血浆甘油三酯升高是一种与胰岛素抵抗有关的血脂异常，也是冠心病发生的危险性标志物。此外，高脂血症可加重高血压，也是出血性脑卒中的危险因素。保健食品调节血脂的基本原理如下。

（1）降低血清胆固醇：膳食纤维影响胆固醇吸收，燕麦、玉米、蔬菜等含膳食纤维高的食物具有辅助降血脂作用。植物固醇如菜油固醇、谷固醇和豆固醇等，在结构上与胆固醇有相似性，也可降低胆固醇的吸收，是降低低密度脂蛋白胆固醇的重要因子之一。

（2）降低血浆甘油三酯：膳食成分主要是通过改变肝脏分泌极低密度脂蛋白和甘油三酯的速度，影响空腹血浆甘油三酯浓度。

7. 有助于维持血压健康水平　高血压病是内科常见病、多发病之一，高血压的病因可能与年龄、遗传、环境、体重、食盐摄入量、胰岛素抵抗等有关。及时防治高血压可以降低与冠状动脉有关的疾病以及脑血管疾病的危险性。保健食品辅助降血压的功能主要基于以下原理。

1）不饱和脂肪酸的作用可能是降低血管收缩素的生成，n-3 系列长链多不饱和脂肪酸可显著降低磷脂中的花生四烯酸水平，从血栓素 A2（TXA2）转向血栓素 A3（TXA3）后，其血管收缩特性不再很强。

2）控制钠、钾的摄入量：摄入钠会使血压升高，而钾的摄入量与血压呈负相关关系。食用蔬菜和水果有助于预防高血压可能就是基于这种机制。

3）其他原理：减轻肥胖导致的血管阻力增加，控制高脂血症病情以减轻血管病变等。

8. 改善胃肠功能　胃兼有消化、吸收和内分泌功能。进入胃内的半固体食物受胃液的水解作用和胃的机械作用，变成食糜，逐渐进入小肠。小肠是人体消化吸收的主要场所，其中的多种酶类、磷脂类物质，参与机体对食物的消化、吸收及代谢活动的调节。胃肠道功能失调可诱发胃肠道感染、便秘、肠易激综合征、炎性肠病和食物过敏等疾病。改善胃肠道功能包括：有助于调节肠道菌群，有助于消化，有助于润肠通便，辅助保护胃黏膜。

保健食品主要从下述途径改善胃肠功能。

（1）对肠道功能与粪便组成的调节：膳食纤维吸水膨胀，可增加内容物体积，促进肠道蠕动，加速粪便排出，同时可促进肠道有益菌的增殖。

（2）对结肠菌群组成的调节：双歧杆菌和乳酸杆菌被认为是有利于促进健康的细菌。益生元（prebiotics）指不被消化的食物成分，其作用是通过选择性刺激结肠内的一种或有限的几种具有改善宿主健康潜力的细菌的生长和（或）活性，从而给宿主带来好处。

（3）对肠道相关淋巴组织功能的调节：人类的肠道为机体中最大的淋巴组织。肠道菌群是某些特殊免疫反应的主要抗原性刺激物。已有研究表明，益生菌会增加某些免疫活性，如促进 IgA 抗体的产生、增强免疫应答、产生细胞激素及降低轮状病毒感染的风险。

（4）控制发酵产物：以丁酸、乙酸和丙酸等短链脂肪酸形式存在的发酵产物对结肠健康的重要性已受到越来越多的关注。丁酸是最有意义的短链脂肪酸，丁酸除对黏膜有营养作用外，还是结肠上皮的重要能量来源。

五、中国保健食品的法律法规依据与基本要求

《中华人民共和国食品安全法》（2021 年修正版）第七十四条至第七十九条列出了中国保健食品生产经营的监督管理章程和进口保健食品的相关要求，并规定由国家市场监督管理总局下的食品安全监督管理部门依法对其审批与管理。

国家对保健食品实行严格监督管理。保健食品声称的保健功能，应当具有科学依据，不得对人体产生急性、亚急性或者慢性危害，即保健食品原料目录和允许保健食品声称的保健功能目录，由国家市场监督管理总局会同国家卫生健康委员会、国家中医药管理部门制定、调整并公布；使用保健食品原料目录以外原料的保健食品和首次进口的保健食品应当经国家市场监督管理总局注册。另外，进口的保健食品应当是出口国（地区）主管部门准许上市销售的产品。

依法应当注册的保健食品，注册时应当提交保健食品的研发报告、产品配方、生产工艺、安全性和保健功能评价、标签、说明书等材料及样品，并提供相关证明文件。国家市场监督管理总局经组织技术审评，对符合安全和功能声称要求的，准予注册；对不符合要求的，不予注册并书面说明理由。对使用保健食品原料目录以外原料的保健食品作出准予注册决定的，应当及时将该原料纳入保健食品原料目录。依法应当备案的保健食品，备案时应当提交产品配方、生产工艺、标签、说明书以及表明产品安全性和保健功能的材料。

保健食品的标签、说明书不得涉及疾病预防、治疗功能，内容应当真实，与注册或者备案的内容相一致，载明适宜人群、不适宜人群、功效成分或者标志性成分及其含量等，并声明"本品不能代替药物"。保健食品的功能和成分应当与标签、说明书相一致。保健食品广告的内容应当经生产企业所在地省、自治区、直辖市人民政府食品安全监督管理部门审查批准，取得保健食品广告批准文件。

（盛爱萍　吴　琳）

第四节　生活方式与健康

【案例导入】

　　周某，男性，54 岁，公司高管。平时工作繁忙，压力大，生活不规律，缺乏体育锻炼。经常外出应酬、熬夜，抽烟（抽烟 20 余年，每天 20 支左右）。夜间打鼾，轻度呼吸暂停。体检发现体重超重、高血压、高血糖、高胆固醇血症等。

请思考：

1. 哪些生活方式有利于健康？

2. 不利于健康的生活方式有哪些？

3. 怎样实施营养教育？

一、生活方式概念

生活方式是对应于生产方式，以经济为基础，以文化为导向的生活观念、生活习惯及其行为特

征。即生活方式是在一定的社会条件下，人们在生产和生活过程中逐渐形成的对物质生活和精神生活的价值取向、道德观念及相应的行为方式和生活习惯。随着科学技术和社会生产力的发展，生活方式在社会的生产和再生产中的地位和作用越显重要。

二、健 康 概 念

从古至今，人们对健康的认识和理解是一个不断发展的过程。远古时期，人们由于认知局限性，不能正确解释疾病，只能用"上天和神灵的惩罚"来理解它，形成唯心的健康观。18 世纪以来，不少学者提出健康就是没有疾病，疾病就是健康受损。

进入 20 世纪中期以后，健康的内涵不断发展，由过去单一的生理健康（一维）发展到生理和心理健康（二维）。1948 年，世界卫生组织提出了著名的健康三维概念，即"健康不仅是没有疾病或不虚弱，而是身体的、心理的和社会的完美状态"。

1989 年，世界卫生组织进一步定义了四维健康新概念，即"一个人在身体健康、心理健康、社会适应健康和道德健康四个方面皆健全"。

布鲁姆（H.Blum）等指出，环境因素，特别是社会环境因素，对人们的身心健康、精神和体质发育有着重要的影响，并提出了环境、生物遗传、行为与生活方式及医疗卫生服务这四大类因素是影响健康的主要因素。

世界卫生组织发布的健康公式为

$$健康=15\%遗传+10\%社会因素+8\%医疗+7\%气候因素+60\%生活方式 \tag{8-1}$$

从健康公式可以看出，生活方式对健康影响最大。

三、影响健康的生活方式

人的认知决定了其行为，因此，一个人的健康认知必然影响其生活方式。而健康认知受到所处社会、经济、文化和家庭等方面的影响。提高健康认知是形成健康生活方式的前提。

（一）膳食

近些年，我国社会经济快速发展，我国人民膳食结构与疾病模式随之发生重要变化。最主要的膳食结构变化是动物性食品的摄入显著增加，而谷类和膳食纤维的总摄入量减少。饮食改变是导致慢性病的发病增加的因素之一。

膳食结构合理，营养平衡，不仅能够满足人体对能量和各种营养素的需要，促进人体的抗病能力，提高工作与劳动效率，而且能够预防和治疗某些疾病；当膳食结构不合理，能量及营养素不平衡，即营养失衡时，因营养素摄入不足，以至不能满足机体的需要，体内出现相应的病理性改变，继而发生营养缺乏之病。反之，过量摄入高能量和某些营养素，则可导致肥胖、心血管病、糖尿病、肿瘤等慢性疾病的发生。

（二）睡眠

人生 1/3 的时间是在睡眠中度过的，睡眠质量对健康的影响显而易见。充足且高质量的睡眠可以使机体得到恢复，同时具有巩固记忆力、提高人体免疫力的功能，从而保证人体正常工作学习活动的进行。

随着社会节奏加快、压力增大，睡眠不足、睡眠质量低下较为普遍。研究发现，近 80%被调查者有失眠经历；调研还发现，越发达城市，失眠者越多。目前，我国有 3 亿多人面临睡眠问题。睡眠与健康的关系非常密切，睡眠不足会影响人的健康和工作水平，使人记忆力降低、思维变缓，严重时还会引发睡眠呼吸暂停综合征、抑郁症等生理心理疾病。睡眠障碍性疾病也是多种慢性病的源头。失眠是指睡眠质量下降、总睡眠时间减少（少于 6h），以及醒后身体无恢复、伴有日间功能障碍、感到疲劳或全身不适。研究表明，失眠与肥胖、高血压、糖尿病、脑卒中等疾病的发生有直接关系，甚至有可能导致乳腺癌和前列腺癌等癌症发病率增高。此外，失眠还有可能引发焦虑症、抑郁症等精神障碍疾病。

（三）运动

"生命在于运动"揭示了生命活动的基本规律。运动不足已经成为严重影响人类健康的不良生活方式之一，可以诱发多种疾病，如缺血性心脏病、高血压、肥胖、动脉硬化、腰痛、糖尿病、自律神经失调和神经衰弱。

体育锻炼能促进青少年的生长发育，也是提高全民健康水平的关键。运动员在安静时心率在60 次/min 以下，呼吸频率在 8～14 次/min，就能完全满足机体的需要。因此运动员比一般的人有更大的体能潜力。经常参加体育锻炼的青少年，其身高、体重、胸围等指标均高于缺乏锻炼的同龄人的指标。经常参加体育锻炼，可以促进全身新陈代谢，加速血液循环，使肌肉更富于弹性且粗壮有力，加速骨的钙化，使骨质更加粗壮坚实。参加体育锻炼能增强心血管系统和呼吸系统的功能。经常锻炼的人，心肌增厚，收缩时坚强有力，心跳次数减慢，心输出量增加，同时增强肺功能，肺活量增大。经常参加体育锻炼可以提高消化机能，使胃肠蠕动加快，消化液分泌增加，吸收能力加强。此外经常参加体育锻炼能促进神经系统的健全。运动时，神经系统活动加强，一方面协调全身骨骼肌的收缩和舒张，另一方面调节循环、呼吸、消化等内脏系统活动与之配合，因此提高了神经系统的灵活性和调节的准确性。据此原理，可以运用运动疗法来治疗神经症。

建议老年人保持一周 150～300min、中等强度的运动（呼吸和心跳比平时安静时稍微觉得费力，运动中有能力简单说话，但是没法唱歌）。

（四）吸烟

1964 年发表的关于吸烟与健康的《美国卫生总监报告》阐明吸烟会引发疾病，这是 20 世纪医学研究领域内最让人震惊的发现之一。美国卫生总监早前研究发现了二手烟对身体的危害，并于2006 年发表了关于二手烟的权威科学报告《被动接触烟草烟雾的健康后果》，再次强调二手烟的危害性不容忽视。在全世界范围内的有关吸烟与健康的研究进展迅速，各国倡导控烟的卫生专家、学者也积极努力地进行了大量的实证研究。

烟草中含有上千种化合物，其中有 69 种致癌物质。香烟中的致癌物质可以破坏人体细胞内的DNA，会增加细胞分裂过程中基因突变的概率，继而导致各种癌症的发生。吸烟可以引起口腔、食管、肺、胃、胰腺、子宫（宫颈）、肾脏、膀胱、前列腺和结肠的癌症。香烟中的尼古丁，能够增加人体内的血脂和脂蛋白。吸烟可以促使胆固醇进入动脉壁，加速动脉硬化的形成。慢性阻塞性肺病是环境因素与遗传因素共同作用的结果，而吸烟是导致慢性阻塞性肺病发生的最主要危险因素。有研究指出，吸烟可影响被称作细胞的"能量中枢"的线粒体功能，导致线粒体受损，导致破骨细胞增殖，引发骨质疏松。

这些研究成果证明了烟草控制刻不容缓。世界卫生组织就烟草与健康的危害多次召开烟草控制的会议，吸烟曾被世界卫生组织称为"20 世纪的瘟疫"。"吸烟有害健康"已经成为社会共识。

（五）饮酒

据世界卫生组织统计，全世界有 20 亿人饮酒。2018 年国际顶尖医学期刊《柳叶刀》发表的对全球 195 个国家和地区的酒精使用负担的一项大型研究分析指出，酒精是全球 15～49 岁男性和女性患病和早逝的主要风险因素，全球近 10%的死亡人口是饮酒所致。该研究得出的结论是：对健康危害最小的饮酒量就是完全不饮酒。

牛津大学研究团队的一项研究为上述结论增加了新的有力证据。通过对超过 2.5 万人的研究发现，对于大脑健康而言，不存在所谓的"安全"饮酒量，只要喝酒就对大脑有害，饮酒量增加与大脑健康状况恶化有关。饮酒会对大脑灰质产生影响。饮酒越多，灰质体积就越小。研究发现，摄入任何类型的酒精都比不喝酒的情况更糟。没有证据表明酒精类型（如葡萄酒、白酒或啤酒）会对人体健康状况的影响有所区别，无论是白酒，还是红酒、啤酒，含酒精的酒都有害健康。

研究发现，采用低风险的生活方式（禁烟、禁酒、管住嘴、迈开腿和保持适当体重），可提高预期寿命达10年，而不会出现重大的慢性疾病。

个体的健康认知和饮食习惯与其生活环境息息相关，受到当地饮食习惯、文化传统、父母言传身教的影响。普及低风险的生活方式，需要通过健康教育来实现，改变人们的健康认知，才有可能改变其生活方式。下面从膳食干预的角度，介绍营养教育。

四、营养教育

"知信行"模式是行为改变的较为成熟的模式。知（营养知识）是基础，信（信念和态度）是动力，行（正确的营养行为）是目标。营养教育是实现膳食干预，培养健康营养知识、行为和习惯的重要途径。

（一）营养教育的概念

世界卫生组织对营养教育的定义是"通过改变人们的饮食行为而达到改善营养状况目的的一种有计划活动"。营养教育的宗旨是通过开展各种营养教育活动，提高人群营养知识水平，改变不良的饮食行为和生活方式，做到科学饮食，合理营养，从而预防营养缺乏病及营养相关慢性疾病。

实施营养教育主要是指通过宣教、交流、普及营养知识，帮助目标人群获得营养知识，改掉或避免不健康的膳食生活习惯，培养有利于身体健康或延缓慢性疾病进程的生活方式。形成科学、合理的饮食习惯，从而达到改善目标人群营养状况的目的。

（二）营养教育的方式

营养教育可大体分为大众传播和人际传播两种途径。

1. 大众传播 目前，大众传播是我国民众获得营养相关知识的主要途径，包括广播、电视、报刊、网络、黑板报、宣传画、宣传册等。其中，广播、电视和报刊是社区居民获取相关营养知识的最主要途径。研究显示，绝大多数受访者希望通过报刊和电视媒体获得健康营养信息。另外，网络也成为不可忽视的一种大众传播途径，网络传输速度快，知识新，受到中青年人群的欢迎。作为营养教育的重要途径，大众传播的优势是传播速度快、传播面广，缺点在于针对性不强、信息的反馈少。

2. 人际传播 人际传播是指面对面的教育途径，通过人与人之间的直接交流与沟通，更容易被媒体受众，特别是中老年人群所接受。调查显示，绝大多数受访老年人认为，面对面指导是营养教育的最佳途径。其中，同伴教育作为一种新兴的人际指导方式逐渐受到重视。教育对象接受个体化指导的比例越高，其营养行为得分提高得越多，营养教育效果越好。人际传播通过专业人员和受教育者面对面交流，信息反馈及时准确，更有利于达到改变行为的目的，但其缺点也很明显，受众有限、覆盖面比较局限。

针对老年人进行的营养教育，尽量选择人际传播途径。常见的营养教育方式包括开展膳食营养咨询，举办营养健康教育培训，进行营养教育讲座，免费提供营养健康教育宣传资料等。通过膳食营养知识的信息传播和行为干预，指导老年人群形成良好的饮食习惯。

（三）营养教育的方法和步骤

具体的营养教育，主要包括以下主要步骤。

1. 设计营养教育计划 为确保某项营养教育活动有依据、有针对性、有目标地进行，首先必须制订一个好的营养教育计划。应通过营养调查和营养诊断，了解教育对象的营养状况和存在的营养问题，通过专题小组讨论的方式，了解目标人群对营养知识的需求和接受能力，有的放矢地设计营养教育计划。设计营养教育计划的主要步骤如下。

（1）发现和分析营养健康问题：明确服务对象中存在哪些与营养健康有关的问题，其发病率、患病率、死亡率以及对生活质量的影响等情况。"评估危险因素"，即对目标人群进行调查和评估，在全面获取目标人群营养健康信息的基础上，进行营养健康诊断，如确定目标人群的膳食营养的主要问题、哪些营养素缺乏、哪些营养素摄入过多等等。

分析与知识、态度、行为有关的营养健康问题，如是否与知识、态度、行为有明确的因果关系，该行为是否经常发生等。"确定可转变的行为及态度"，例如：在维生素 D 缺乏或铁缺乏方面哪些行为可以改变？哪些行为不能改变或很难改变？这些均需要做调查研究。

（2）制订传播、教育、干预策略和实施计划：确定营养干预目标包括总体目标与具体目标。应考虑：确定行为改变的目标是什么？如何达到该目标？采取什么方法？转变的原因何在？在资源（包括人力资源、财力资源、物力资源、信息资源、时间资源和政策资源）分析的基础上，制订实施计划，确定目标人群，即营养健康传播项目的对象，如老年人蛋白质缺乏危险人群的特征是什么。目标分得越细，针对性就越强，若营养健康信息适应其特殊需要，则其传播更为有效。制订宣传材料和确定活动时间表，让每个工作者都明白自己的教育传播的任务，并通过所确定的传播途径把计划中要宣传的营养知识传播给教育对象。制定营养干预策略、组织实施人员和实施机构以及设计活动日程等。

（3）制订评价计划：包括评价方法、评价指标、实施评价的机构和人员、实施评价的时间以及实施结果的使用等。

2. 选择教育途径和资料　选择有效的传播渠道，即仔细考虑将这些信息如何传递出去。根据营养教育计划，在调查研究的基础上，明确教育目标和对教育对象的认识，选择适宜的交流途径和制作有效的教育材料。为此需要考虑以下几个方面。

1）是否有现成的、可选用的营养宣教材料？如果有现成的营养宣教材料，需要考虑是否需要进行适当修改和调整。如果没有现成的营养宣教资料，需要根据营养教育计划，编写营养宣教资料。营养宣教资料务必要内容科学、图文并茂、通俗易懂、简单易记。

2）向教育对象进行营养宣教的最佳途径是哪种？如果是对老年人进行营养教育，营养宣教的最佳途径是人际传播。根据营养宣教的内容特点，选择营养咨询、营养教育培训、营养教育讲座等宣传途径。

3. 准备营养教育的预试验　为了确保宣传材料内容准确、合理，在编写工作完成后，需要将编写的宣传材料进行预试验，以便及时有效地得到反馈意见，进行修改完善，以确保信息与媒介能达到预期效果。预试验中需要进行下列工作。

1）了解教育对象对这些资料的反映，有什么意见和要求，对宣教内容、形式、评价等有何修改意见。

2）了解教育对象能否接受这些信息，能否记住宣传的要点，是否认可这种宣传方式。一般可采用专题讨论或问卷调查了解有关情况。

3）根据教育对象的反映，需要对教育资料的形式做出相应修改，尤其要考虑教育对象的文化、社会、宗教禁忌等背景因素。

4）考虑信息如何推广，材料如何分发及如何追踪执行。

以往很多传播活动不做预试验，认为把传播材料往下一发就算传播完了，这是一个很大的误区。其实，预试验非常重要，它可为进一步修改和完善计划提供依据。

4. 实施营养教育计划　在营养教育过程中，要重视教育对象对教育材料的态度，是否愿意接受这些新知识，如果反对接受，其原因是什么，以便及时进行调整，提高营养教育效果。老年人均有不同程度的记忆力减退，需要指导老年人对所要记忆的材料进行组织加工，正确运用已有的知识经验。针对老年人视听力减退的特点，营养宣教时应控制语速、语调，并适当运用肢体语言及视听教材来辅助讲解，使用文字材料时应注意字体及颜色的选择，应避免使用蓝、绿、紫色，因为由于晶状体的改变，老年人不易区分这些波长较短的颜色，同时还应注意光线的选择。营养教育时应适当控制教育的进度，让老年人有充分的时间消化吸收所学习的内容。此外，还应注意讲解的条理性。老年人均有体力下降的特点，营养教育时间的选择最好安排在足够的休息之后。在教育过程中，可适当提供休息的时间以保持体力，以免影响学习效果。老年人一般较小心谨慎和保守，有些老年人脾气固执。所以在进行营养教育时，应结合老年人过去的生活和学习经验与习惯，选择老年人适应的学习方法。同时鼓励老年人表达自己的感受和想法，多数老年人习惯于主导和控制的地位，因此营养教育时应首先了解老年人对健康及营养知识的需求情况，尊重老年人的意愿。

5. 营养教育的评价　可通过近期、中期和远期的效果评价说明营养教育的效果。

1）近期效果即目标人群的知识、态度、信息、服务的变化。

2）中期效果主要指目标人群的行为和危险目标因素的变化。

3）远期效果指目标人群有关健康状况和生活质量的变化。例如，反映营养状况的指标有身高、体重变化，影响生活质量变化的指标有劳动生产力、智力、寿命、精神面貌的改善以及卫生保健、医疗费用的降低等。

营养教育的目的在于消除或减少不利于健康的膳食营养因素，改善营养状况，预防营养性疾病的发生，提高人们健康水平和生活质量。当前我国老年人口正迅速增加，我国老年人的饮食普遍不合理，所以在我国针对老年人开展营养教育，更有现实意义。

【思考题与实践应用】

1. 什么是失眠？

2. 简述营养教育的含义与营养教育的步骤。

（赵新胜　张朝晖）

第五节　饮食文化与饮食多样性

一、饮食文化的概念

广义的"文化"是指人类在适应与改造自然的过程中所创造的一切物质和精神产品的总和。狭义的"文化"指人类的精神创造活动及其成果，故又称为"小文化"。饮食也有广义和狭义之分，广义的饮食，包括饮食原料的生产加工以及饮食产品的生产和消费过程。狭义的饮食仅仅是指对饮食品的消费过程。同理，广义的饮食文化是指人们在饮食生产和生活过程中所创造的物质和精神产品的总和。狭义的饮食文化是指人类在饮食生产和生活过程中创造的非物质文化，如饮食思想、饮食行为、饮食习惯等。

饮食文化内容可以从地域、民族、宗教、国家、阶层等各个角度进行分类。从内部结构进行划分，饮食文化可分为饮食物质（包括饮食原料、饮食用具、食物等）文化、饮食制度（包括宴会制度、分餐和合餐制度等）文化、饮食行为（饮食礼仪、民俗、风俗等）文化和饮食心理（如饮食品位、营养等）文化。

在漫长的历史进程中，世界上的各个民族都创造出了风格多样的饮食文化，而且饮食文化之间互相交流、彼此融合、竞相发展，使得世界饮食文化更加绚丽多姿、丰富多彩。

饮食文化中有艺术、科技、习俗、思想、哲学、传统、营养等一系列的要素，以及在这一系列要素之下的饮食文化分类。

二、饮食文化的分类

根据历史地理、经济结构、食物资源、宗教意识、文化传统、风俗习惯等各种因素的影响,世界饮食文化主要分为三个类群,即东方饮食文化、西方饮食文化和阿拉伯饮食文化。

（一）东方饮食文化

东方饮食文化因集中在东半球而得名,分布在东亚、东北亚和东南亚,影响到 20 多个国家和地区;其中的中国有"烹饪王国"的美誉,"日本料理"也有较大的知名度。以中国饮食文化为中心,东方饮食文化还包括朝鲜半岛、日本、泰国、缅甸、新加坡等饮食文化。其中以中华饮食文化影响最大,中华饮食文化有 5000 余年的发展史,可谓源远流长。东方饮食文化主要根植于农业文明,以粮、豆、蔬、果等植物性食料为主要原料,膳食结构中主、副食的界限分明。受儒教、道教、佛教、神道教的影响较深,历史文化的积淀多,烹调意识强烈;以味为核心,以养为目的,以悦目畅神为满足,讲究博食、熟食、精食、巧食、养食、礼食及趣食,具有东方农业文明的本质特征。

（二）西方饮食文化

西方饮食文化是指西方人在长期的饮食生产与消费过程中,所创造的物质财富和精神财富的总和。"西方"作为一个地理概念,是与"东方"相对而言的,它的含义通常是指西半球或欧洲。这里的西方饮食文化,所指的主要是欧洲和北美国家的饮食文化。

古代,西方饮食发展中最杰出的是来源于古希腊和古罗马的意大利菜,直到 16 世纪以前,意大利菜都是古代西餐的"领导者"。近代,深受意大利烹饪影响的法国菜取得辉煌成就,成为 17～19 世纪西餐的绝对"领导者"。美国菜在 20 世纪中叶逐渐成为西餐潮流的"领导者"。西方的饮食,最初以畜牧为主,肉食在饮食中比例一直很高,到了近代,其种植业占比增加,但是肉食在其饮食中的比例仍然较高。西方人对待饮食,首先讲究营养,味道是次要的。如果烹调会造成营养损失,就会提倡半生或生食。西方饮食文化具有人本主义的西方文明的特征。

（三）阿拉伯饮食文化

阿拉伯饮食文化又称清真餐饮食文化、抓食文化或土耳其饮食文化,有 1300 余年的发展历程,因诞生于阿拉伯半岛、与伊斯兰教同步发展而得名。主要流传在西亚、南亚和中北非,影响到 40 多个国家和地区的 7 亿人口;其中的土耳其被誉为"穆斯林的美食之乡"。植根于农林牧渔相结合的经济,植物性原料与动物性原料并重,膳食结构较为均衡;羊肉在肉食品中的比例较高,重视面粉、杂粮、马铃薯和乳品、茶叶、冷饮等软饮料,喜好增香佐料和野菜,不尚珍奇。以土耳其菜点为中心,阿拉伯饮食文化还包括巴基斯坦菜、印度尼西亚菜、伊朗菜、伊拉克菜、科威特菜、沙特阿拉伯菜、巴勒斯坦菜、埃及菜等等;烹调技术古朴粗犷,长于烤、炸、涮、炖,嗜爱鲜咸和浓香,要求醇烂与爽口,形成"阿拉伯式厨房"风格;习惯于席地围坐铺白布抓食,辅以餐刀片割,待客真挚。该文化受伊斯兰教和古犹太教《膳食法令》的影响较深,选择食料、调理菜点和进食宴客都严格遵循《古兰经》的规定,"忌血生,戒外荤","过斋月",特别讲究膳食卫生,食礼端庄。

三、饮食文化的效能

饮食文化是一种复杂而广泛的社会现象,不但是个体健康的基础和保障,也具有重要的社会意义和功能。

（一）个体效能

饮食是人类最基本的生理需要之一。"民以食为天",反映了饮食在人类生存的地位和作用。饮食是人类生存和发展的根本条件。

1. 维系生命　饮食使人得以维持个体生命，绝食就会危及人的生命。医学和营养学研究表明，人类生命活动所需的营养物质包括碳水化合物、脂肪、蛋白质、膳食纤维、维生素、无机盐和水，前三者是人体重要的能量来源。人在静止休息状态下，也需要消耗能量。膳食纤维可提供肠道微生物营养物质，并有助于粪便成形，促进肠蠕动、减少便秘、增加胆盐排泄等。维生素通常是人体新陈代谢有重要功能的有机化合物。无机盐中含有人体生命活动必需的钙、镁、钾、钠等诸多元素。

2. 影响健康　饮食不仅仅是满足温饱的需求，还与人类的健康息息相关。世界卫生组织对影响人类健康的众多因素进行评估，结果表明：遗传因素的影响居首位，为 15%；膳食营养的影响次之，为 13%，远大于医疗卫生条件因素（8%）的作用。饮食文化中健康饮食观念对于当代人追求身体健康具有重要价值。只有饮食健康，当代人才拥有健康体魄，才能创造出更大的社会价值。

（二）社会效能

1. 评价经济水平　"恩格尔系数"是一个用以衡量国家或地区经济发展水平的经济学指标，是指家庭食品开支与家庭总收入的比值。根据联合国粮农组织提出的标准，恩格尔系数在 59%以上为绝对贫困，50%～59%为勉强度日，40%～50%为小康水平，30%～40%为富裕，30%以下为最富裕。即一个家庭的饮食消费占总消费的比例越低，表明该家庭的经济水平越高。

2. 人际社会交往　各国饮食风俗常和社交、婚丧、欢聚、游乐、竞技、集市相结合，带有很强的交流性。人们通过饮宴或亲朋相聚，或交友结新，或协商洽谈，或庆贺佳节，或抒情缅怀。人类饮食行为常常伴随着人际交往和交流活动，通过吃喝交流情感、思想、表达喜悦等。

3. 传承饮食历史　不同民族、不同地区和不同国家由于饮食文化相对稳定发展，以及长期内部稳定的世代相传，使得区域内的饮食文化传承得以持续，进而能够相对稳定地保持原貌。食物原料及其生产、加工，基本食品的种类、烹制方法、饮食习惯与风俗，几乎都是这样世代传承下去的。例如中国的菜系文化，中国菜肴的地方风味早在西周和春秋战国时期就初见端倪，至唐宋时期初具雏形，再到明清时期形成了稳定的风味流派，其中以川菜、鲁菜、粤菜、淮扬菜最为知名。

4. 促进科技进步　科技进步与饮食文化不断交融，饮食相关的创新推动饮食文化的不断进步。饮食的相关革新和创新层出不穷，这包括开发新食材，以及新食物的加工、储存和烹饪方法等。随着人们对饮食生产的要求和追求不断提高，饮食生产中遇到的困难和问题成为科学技术的进步磨刀石和助推器。

四、饮食多样性

自古人类的日常饮食就具有多样性的特点，饮食多样性的物质基础是生物多样性。

（一）生物多样性

生物多样性是地球生命的基础。生物多样性是生物及其与环境形成的生态复合体以及与此相关的各种生态过程的总和，由遗传（基因）多样性、物种多样性和生态系统多样性三个层次组成。物种多样性是生物多样性在物种上的表现形式，也是生物多样性的关键，它既体现了生物之间及环境之间的复杂关系，又体现了生物资源的丰富性。2011 年，莫拉、沃姆两位博士及其同事发表了一篇关于地球物种数量预测的文章。根据他们采用的最新分析方法，全球总共拥有 870 万个物种，误差浮动为 130 万个。新方法覆盖到了地球上真核生物的五大王国，其中包括 777 万种动物、29.8 万种植物、61.1 万种真菌、3.64 万种原生动物、2.75 万种藻类。研究还表明，陆地上约有 86%、海洋中约有 91%的物种还没有被人们发现和分类。

（二）食物原料的广泛性

生物多样性是食物原料来源广泛的前提和基础。以中华美食为例，丰富的物产资源为中华饮食提供了坚实的物质保障。中国位于亚洲东部、太平洋的西岸，陆地面积约 960 万平方公里。我国疆土辽阔，多样的地理环境、多种的气候条件、优越的地理位置和得天独厚的自然条件，使得我国烹饪原料富庶、来源广泛。

在这片辽阔的土地上，东、西、南、北各地盛产各种农副产品。绵长的海岸提供了珍贵海鲜，纵横的江河水产富饶，众多的湖泊盛产鱼虾和水生植物，无垠的草原牛羊遍布，巍巍的高山生长山珍野味，茂密的森林特产野味菌类，坦荡的平原五谷丰登。正是生态环境的区域差异，决定了我国食物原料的丰富性和广泛性。以植物资源为例，中国是世界上植物资源最为丰富的国家之一，约有30 000 多种植物，仅次于世界植物最丰富的马来西亚和巴西，居世界第三位。中国食用植物有 2000余种、药用植物 3000 多种。

（三）饮食风味的多样性

世界有 200 多个国家和地区以及更多的民族和种族，这样的地域分布客观上造成了饮食多样性与差异性。俗话说："百里不同风，千里不同俗、万里不同食。"世界各国不同的地理环境、气候条件、风土人情等造就了世界各国饮食风貌的多样性。以中华饮食风味为例，居住在不同区域的人们，由于气候、物产、风俗习惯的差异，自古以来，在饮食上就形成了各不相同的风味。我国一向以"南米北面"著称，在口味上又有"南甜北咸东辣西酸"之别。南方地区炎热的气候与北方地区寒冷的气候，自然造就了南方清淡北方浓厚的口味特色；西南地区雨水较多，潮湿闷热的气候特点，使人们多食麻辣的菜品；不同民族所处的地理位置不同，所产的食物原料就有差别，人们的饮食习惯则有许多不同的特色。

就地方风味而言，有黄河流域的齐鲁风味，长江中上游地区的川湘风味，长江中下游地区的江浙风味，岭南珠江流域的粤闽风味，五方杂处的京华风味，各派齐集的上海风味，辽、吉、黑的东北奇品，桂、云、贵的西南佳肴。就民族风味而言，除汉族以外，还有蒙古、满、回、藏、苗、壮、傣、黎、维吾尔等少数民族的风味特色。另外，珍馐罗列的宫廷风味、制作考究的官府风味、崇尚形式的商贾风味、清新淡雅的寺院风味、可口实惠的民间风味等，等级不同、原料有别、口味迥异、特色分明，构成了我国繁多的风味美食品种。

（四）饮食多样性与健康

自古人类的日常饮食就具有多样性的特点，食源的种类大体上可分为谷类、畜禽肉类、鱼虾水产、蛋类、奶类、豆类、蔬菜、水果和现代加工食品。仅仅依赖于单一种类的食源，不足以保障人们的健康，生物多样性影响着人类饮食的多样性，而饮食多样性对人类的健康有着重要作用。

各种食物中所含的营养成分有很大的差异，例如五谷杂粮提供的营养成分主要是碳水化合物，而作为肉蛋禽鱼主要提供的是蛋白质和脂类，而蔬菜水果提供的主要是维生素和膳食纤维。成人食用少量品种的食物很容易造成营养不足，难以维持身体健康。人类健康取决于胃肠道微生物群的多样性和组成，而微生物群的多样性又取决于饮食的多样性。通过食物多样的组合，各种食物中营养物质相互补充、取长补短，达到营养平衡，满足机体的营养需要。

各种食源都可以提供复合的营养素，只是营养素的含量各不相同。日常只要搭配合理、不偏食，就能保证人体正常所需。

【思考题与实践应用】

1. 什么是饮食文化？简述饮食文化的分类。
2. 简述饮食文化的效能。
3. 简述饮食多样性。

（赵新胜　张朝晖）

第九章　实验、实习与实训

实验一　食物中蛋白质含量测定（凯氏定氮法）

蛋白质是由氨基酸构成的含氮有机化合物，在进行食物营养价值评价和产品质量检验时，蛋白质总量和氨基酸分析是非常重要的指标，而氨基酸的构成决定着蛋白质的生物利用率。蛋白质的测定主要通过检测氮的含量再折合为蛋白质含量，也可通过检测氨基酸含量及构成比了解蛋白质的特征。

一、蛋白质含量测定

食物中蛋白质含量测定，一般采用凯氏定氮法测定食物中的氮含量，再乘以蛋白质的换算系数得出蛋白质含量。

1. 实验原理　食品样本与硫酸和硫酸铜、硫酸钾一同加热消化，使蛋白质分解，分解的氨与硫酸结合生成硫酸铵。然后碱化蒸馏使氨游离，用硼酸吸收后以硫酸或盐酸标准滴定溶液滴定，根据酸的消耗量乘以换算系数，即为蛋白质的含量。反应过程分为三个阶段：

1）消化：$2NH_2(CH_2)_2COOH+13H_2SO_4 \longrightarrow (NH_4)_2SO_4+6CO_2\uparrow+12SO_2+16H_2O$

2）蒸馏：$(NH_4)_2SO_4+2NaOH \longrightarrow 2NH_3\uparrow+Na_2SO_4+2H_2O$

$2NH_3+4H_3BO_3 \longrightarrow (NH_4)_2B_4O_7+5H_2O$

3）滴定：$(NH_4)_2B_4O_7+2HCl+5H_2O \longrightarrow 2NH_4Cl+4H_3BO_3$

2. 仪器和试剂

1）试剂：硫酸铜（$CuSO_4\cdot5H_2O$）、硫酸钾、浓硫酸、20g/L 硼酸溶液、400g/L 氢氧化钠溶液、0.01mol/L 盐酸标准溶液、混合指示液（0.2%甲基红乙醇溶液与 0.1%次甲基蓝-乙醇溶液）、过氧化氢。

2）25ml 酸式滴定管。

3）定氮蒸馏装置（图 9-1）。

4）分析天平等。

3. 实验步骤

1）消化：称取 0.5～5g 样品，移入凯氏烧瓶中，加入 0.2g 硫酸铜、0.3g 硫酸钾及 5ml 浓硫酸，稍摇匀后于瓶口放一小漏斗，将瓶以 45°角斜于有小孔的石棉网上。小火加热，待内容物全部碳化，泡沫完全停止后，逐步加大火力，并保持瓶内液体微沸，至瓶内液体呈蓝绿色澄清透明后，再继续加热 0.5～1h。

取下烧瓶，放冷后，小心加水。然后移入容量瓶中，并用少量水将凯氏烧瓶洗涤干净，洗液并入容量瓶中，定容，混匀备用。同时做试剂空白实验。

2）蒸馏：连接好定氮蒸馏装置，于水蒸气发生瓶内装水至 2/3 处，加入数粒玻璃珠以防暴沸，加 0.2%甲基红乙醇溶液数滴及数毫升硫酸，以保持水呈酸性，用调压器控制，加热煮沸水蒸气发生瓶内的水。

向蒸馏液接收瓶内加入 10ml 硼酸溶液（20g/L）及 1～2 滴混合指示液，并使冷凝管的下端插入液面下，准确吸收 10ml 试样处理液由小漏斗流入反应室，并以 10ml 水洗涤小烧杯并将其流入反应室内，棒状玻璃塞塞紧。将 10ml 氢氧化钠溶液（400g/L）倒入小玻璃瓶，提起玻璃塞使其缓缓流入反应室，立即将玻璃塞盖紧，并加水于小玻璃杯以防漏气。夹紧螺旋夹，开始蒸馏。蒸馏5min。移动接收瓶，液面离开冷凝管下端，再蒸馏 1min。然后用少量水冲洗冷凝管下端外部。取下接收瓶。

3）滴定：以盐酸标准滴定溶液（0.01mol/L）滴定至灰色或蓝紫色为终点。同时准确吸取试剂空白消化液，操作同样品滴定。

4. 结果计算 样品中蛋白质的含量按下式进行计算：

$$X = \frac{(V_1 - V_2) \times C \times 0.0140}{m \times 10/100} \times F \times 100 \tag{9-1}$$

式中：

X——样品中蛋白质的含量（g/100g 或 g/100ml）；

V_1——样品消耗硫酸或盐酸标准滴定液的体积（ml）；

V_2——试剂空白消耗硫酸或盐酸标准滴定液的体积（ml）；

C——硫酸或盐酸标准滴定溶液浓度（mol/L）；

0.0140——1.0ml 硫酸[$C_{(1/2H_2SO_4)}$ =1.000mol/L]或盐酸[$C_{(HCl)}$ =1.000mol/L]标准滴定溶液相当的氮的质量，单位为克（g）；

m——样品的质量或体积（g 或 ml）；

F——氮换算为蛋白质的系数。一般食物为 6.25，乳制品为 6.38，面粉为 5.70。

5. 注意事项

1）本法也适用于半固体及液体样品检测。半固体样品一般取样范围为 2.00～5.00g；液体样品取样 10.0～25.0ml（相当于氮 30～40mg）。若检测液体样品，结果以每百毫升样品中蛋白质的克数表示。

2）消化时，若样品含糖高或含脂肪较多时，注意控制加热温度，以免大量泡沫喷出凯氏烧瓶，造成样品损失。可加入少量辛醇、液体石蜡或硅消泡剂减少泡沫产生。

3）消化时应注意旋转凯氏烧瓶，将附着瓶壁上的炭粒冲下，使样品彻底消化。若样品不易消化至澄清透明，可将凯氏烧瓶中溶液冷却，加入数滴过氧化氢后，再继续加热消化至完全。

4）硼酸吸收液的温度不应超过 40℃，否则氨吸收减弱，造成检测结果偏低。可把接收瓶置于冷水浴中。

5）现已经有自动凯氏定氮仪测定蛋白质的方法。自动凯氏定氮仪更节能、环保、节省空间及实验成本。仪器可对多个样品同时进行消化，并自动完成加酸、加碱、蒸馏、滴定、结果计算和输出打印等程序，无须人工干预。对实验过程和分析时间可进行预编程以保证获得准确一致的结果，而不受人为影响。

（盛爱萍 吴 琳）

实验二 老年人营养调查与营养状况评价

【问题与思考】

1. 营养调查的基本方法及目的是什么？

2. 营养状况评价和分析的主要内容有哪些？

一、基 本 理 论

营养调查包括膳食调查、体格检查、相关体征及实验室检查四方面，是了解个体和群体膳食和营养状况的过程。

1. 营养调查的目的

（1）了解营养状况：了解个体和群体的营养水平及其对机体健康状况的影响。

（2）了解膳食状况：发现膳食问题，是否平衡膳食。

（3）提出膳食改善建议：指导合理膳食。

（4）提供营养依据：为膳食营养素供应量的制定、平衡膳食结构的建立、国家营养政策、营养疾病治疗提供科学支持。

2. 营养调查的内容与方法

（1）膳食调查：24h 膳食回顾法、食物频率法、称重法、记账法、化学分析法等。

（2）人体营养指标测量：身高、体重、皮褶厚度、腰围等。

（3）实验室营养指标检测：血清白蛋白、血清转运蛋白、血清前白蛋白、尿负荷试验等。

（4）营养缺乏病：临床表现、体征等。

二、膳食调查结果的评价

1. 食物摄入状况和食物构成评价 调查获得膳食种类及食物量（表 9-1），根据《中国居民膳食指南（2022）》中膳食宝塔食物五层[第一层包括谷类（全谷物和杂豆）、薯类，第二层包括蔬菜类、水果类两类，第三层包括畜禽肉类、鱼虾贝类、蛋类三类，第四层包括大豆及坚果类、奶及奶制品两类，第五层烹调油盐类]进行食物种类及构成合理性评价。

食物量按照 1600～2400kcal 分配，各类食物量根据相应能量提供折算（表 9-2）。

表 9-1 食物种类整理记录表

食物分层	种类	推荐食物摄入量/g	实际食物摄入量
第一层	谷类	200～300	
	——全谷物、杂豆	50～150	
	薯类	50～100	
第二层	蔬菜类	300～500	
	水果类	200～350	
第三层	动物性食物	120～200	
	——鸡蛋	1 个	
	——水产	每周至少 2 次	
第四层	奶及奶制品	300～500	
	大豆及坚果类	25～35	
第五层	盐	<5	
	油	25～35	

表 9-2 摄入食物及营养素整理并计算表

序号	食物名称	摄入量/g	能量/kcal	碳水化合物/g	脂类/g	蛋白质/g	钙/mg	铁/mg	维生素A/μgRAE	维生素B$_1$/mg	维生素B$_2$/mg	维生素C/mg
1	大米											
2	面粉											

续表

序号	食物名称	摄入量/g	能量/kcal	碳水化合物/g	脂类/g	蛋白质/g	钙/mg	铁/mg	维生素A/µgRAE	维生素B₁/mg	维生素B₂/mg	维生素C/mg
3	玉米											
4	红薯											
5	油											
6	盐											
7												
8												
9												
10												
11												
12												
⋮												
合计												

2. 膳食营养素摄入种类及水平评价 调查获得膳食中各种食物摄入量，根据食物成分表中能量、营养素含量，计算出平均每一天膳食能量及营养素种类、摄入量，再与相应人群参考摄入量进行比较，作出能量和营养素供应量满足水平的评价（表9-3）。

表9-3 摄入营养素水平评价表

项目	能量/kcal	碳水化合物/g	脂类/g	蛋白质/g	钙/mg	铁/mg	维生素A/µgRAE	维生素B₁/mg	维生素B₂/mg	维生素C/mg
RNI										
摄入量										
相对比*										

*相对比=（摄入量/RNI）×100%。

3. 能量、营养素摄入比例评价 根据三大热能营养素供热比（表 9-4）、优质蛋白食物来源比（表9-5）、三餐热能比计算（表9-6），进行能量、营养素摄入比例合理性评价。

表9-4 三大热能营养素供热比计算表

分类	摄入量/g	能量/kcal	供热比	建议百分比/%
碳水化合物				50～65
脂类				20～30
蛋白质				10～20

表9-5 优质蛋白食物来源比计算表

分类	摄入量/g	提供蛋白质/g	来源占比/%	优质蛋白占比/%	建议/%
动物性食物					
奶类					>50
大豆及制品类					

续表

分类	摄入量/g	提供蛋白质/g	来源占比/%	优质蛋白占比/%	建议/%
谷薯类					
蔬菜类					
水果类					
合计					

表 9-6　三餐热能比计算表

分类	能量/kcal	供热比/%	建议百分比/%
早餐			30~35
中餐			35~40
晚餐			25~30

三、膳食改善建议

根据膳食调查计算结果分析，按照合理营养、平衡膳食原则提出膳食改善具体建议，包括食物种类、数量、餐次、烹调等选择和调整方案。

四、膳食调查案例

某 75 岁女性，身高 158cm，体重 90kg，无特殊基础疾病，居家日常生活。3 天膳食调查资料填入表 9-1 至表 9-3。将该女性三日膳食资料进行整理分类汇总（表 9-7 至表 9-9），并对其膳食结果进行评价，并根据评价结果提出膳食建议。

表 9-7　某 75 岁女性 9 月 2 日一日膳食记录表

餐次	食谱	食料	摄入量/g
早餐	二米粥	大米	25
		黑米	25
	花卷	小麦粉	50
中餐	米饭	大米	75
	水煮鱼	草鱼	80
	豆干炒肉	豆干	50
		瘦肉	25
	白灼生菜	生菜	150
午点		酸奶	100
晚餐	番茄鸡蛋面	面条	75
		鸡蛋	50
		番茄	150
晚点		香蕉	100
全天		烹调油	20
		盐	5

表 9-8 某 75 岁女性 9 月 3 日一日膳食记录表

餐次	食谱	食料	摄入量/g
早餐	豆浆	大豆	25
	蒸红薯	红薯	100
	水煮鸡蛋	鸡蛋	50
中餐	米饭	大米	75
	白灼虾	基围虾	100
	板栗清蒸鸡	鸡肉	50
		板栗	25
	白灼菠菜	菠菜	150
午点		牛奶	250
晚餐	三鲜面	面条	75
		瘦肉	25
		丝瓜	100
		猪肝	25
晚点		蜜桔	100
全天		烹调油	20
		盐	5

表 9-9 某 75 岁女性 9 月 4 日一日膳食记录表

餐次	食谱	食料	摄入量/g
早餐	酸奶	酸奶	100
	蒸玉米	玉米	100
	水煮鸡蛋	鸡蛋	50
中餐	米饭	大米	75
	清蒸鲈鱼	鲈鱼	80
	胡萝卜蒸排骨	排骨	80
		胡萝卜	100
	水煮萝卜缨子	萝卜缨子	150
午点		苹果	100
晚餐	鸡丝面	面条	75
		鸡肉	50
		黄瓜	100
晚点		柚子	50
全天		烹调油	20
		盐	5

（周筱艳 张朝晖）

实验三 糖尿病食谱编制

【学习目标】

1. **掌握** 食谱的含义，食谱编制的科学依据与基本原则。
2. **熟悉** 食物交换份配餐的方法。
3. **了解** 食谱编制的评价。

【案例导入】
　　王师傅，男，59岁，养老院收发室工作，身高170cm，体重80kg，患2型糖尿病三年，遵医嘱采用饮食控制与运动疗法，未服用药物，目前血糖基本正常，无"三多一少"典型表现，无吸烟饮酒嗜好。
　　请思考：
　　你作为养老院营养配餐室工作人员，根据王师傅情况，应如何设计一日三餐？

一、食谱编制的基本知识

　　饮食管理是糖尿病预防和控制的基本措施，需要长期执行，并根据监测情况进行随时调整。个性化的食谱编制是糖尿病饮食管理有效而实用的方法，是一项实践性很强的专业性工作。除了饮食治疗，还需要根据实际情况采取药物治疗、运动治疗、健康教育和自我监测等综合治疗措施，以更好地管理糖尿病。

（一）基本概念

　　1. 食谱 食谱又叫营养食谱，是根据合理膳食的原则，把一天或一周各餐中主、副食的品种、数量、烹调方式、进餐时间作详细的计划并编排成表格形式。也就是根据人体的营养需要，设计出一段时间的餐食。食谱可以每天制定，称为一日食谱；也可以每周制定，称为一周食谱。完整的食谱包括一日三餐及加餐的饭、菜名称，所用原料的种类、数量、加工处理和烹饪方法，以及膳食制度等内容。

　　2. 营养配餐 营养配餐是在营养科学知识的指导下，合理选择与搭配各种食物原料，通过科学合理的烹调，制成可口的饭菜，并合理分配到每一餐中。用餐者能够获得所需要的能量和各种营养素，达到膳食RNI。

（二）食谱编制的科学依据与原则

　　1. 科学依据 编制营养食谱的科学依据是DRIs，以此确定能量需要量，并以各种营养素的DRIs评价食谱的合理性。

　　2. 食谱设计的一般原则 以《中国居民膳食指南（2022）》为原则，具体包括如下内容。

　　1）膳食应按照《中国居民膳食指南（2022）》，要求满足人体需要的能量、蛋白质、脂肪、碳水化合物以及各种矿物质和维生素，并且食物品种多样，数量充足。

　　2）各营养素之间的比例要适宜。

　　3）食物搭配要合理，主食与副食、杂粮与精粮、荤与素等食物平衡搭配。

　　4）三餐分配要合理，能量来源及在各餐中的分配比例要合理。

　　5）注意饮食习惯和饭菜口味。

　　6）考虑季节和市场供应情况，也要兼顾经济条件，编制可行的食谱。

　　糖尿病患者的食谱设计应在此一般原则基础上，结合患者实际情况，如年龄、性别、劳动强度、疾病情况等，进行必要的调整。

（三）食谱编制目的和意义

　　1）把DRIs和膳食指南的原则与要求具体化，并落实到用膳者的一日三餐，以达到合理营养和促进健康的目的。

　　2）对正常人而言，可达到保证其合理营养的目的；对营养性疾病，特别是糖尿病患者而言，可作为重要的治疗或辅助治疗措施之一。

3）可以有计划地管理食堂或家庭膳食，有利于成本核算。

（四）食谱编制方法

1. 交换份法 交换份法是最实用、方便、快速的糖尿病食谱编制方法。最初是由美国糖尿病协会和美国公共卫生协会（American Public Health Association，APHA）提出的一项膳食计划，目的是为糖尿病患者提供丰富而多样化的膳食。目前不仅广泛应用于国内外的临床营养工作中，也广泛应用于公共营养、社区营养等。

交换份法以份为食物单位。由于每类食物每份所含的能量及三大营养素近似，因此可以简单、快速设计出不同能量标准的糖尿病食谱，进行简要营养分析，并通过同类食物互换制定食谱。

2. 计算法 计算法是另一种食谱编制方法。相比交换份法，计算法如手动计算虽工作量大花费时间长，但相对准确；一般需要膳食计算软件及计算机等硬件设备。

在饮食管理实践中，特别是养老等机构中的营养配餐实践中，交换份法更常见；在医院临床营养配餐中，计算法更常见。

二、交换份食谱的编制方法与评价

本实验主要介绍交换份方法编制糖尿病患者食谱。

（一）交换份食谱编制方法

交换份食谱编制，是将常用食物按其所含营养素量的近似值归类，计算出每类食物每份所含三大营养素值和食物重量,即交换份，然后将每类食物的重量及含有的营养素量列入表格供交换使用。再根据用餐者对不同能量的需要，计算出各类食物的交换份数和实际重量；按每份食物等值交换表选择食物进行配餐，设计食谱。

即相同类别食物每份所含能量和主要营养素近似；不同类别食物每份所含能量相同，但主要营养素含量不同。具体编制步骤主要如下。

1）计算标准体重。
2）计算每日所需总能量，并确定三大营养素比例。
3）计算全天食物交换份数。
4）各类食物按比例分配。
5）设计食谱，进行评价与调整。
6）根据习惯、喜好，考虑经济情况，选择交换食物。

（二）食物交换份

常用食品按营养特点和营养价值分为四组八类（表 9-10），即谷薯组、蔬果组、肉蛋组、供能组。每类（交换份）食物所含热能相似（一般为 90kcal，即 377kJ），每个交换份的同类食品中蛋白质、脂肪、碳水化合物等营养素含量相似。在制定食谱时，同类的各种食品可以相互交换。交换份见表 9-11～表 9-18。

表 9-10　各类食品交换份的营养价值

组别	类别	每份重量/g	能量/kcal	蛋白质/g	脂肪/g	碳水化合物/g	主要营养素
谷薯组	1 谷薯类	25	90	2.0	—	20.0	碳水化合物膳食纤维
蔬果组	2 蔬菜类	500	90	5.0	—	17.0	无机盐、维生素膳食纤维
	3 水果类	200	90	1.0	—	21.0	无机盐、维生素、果糖

续表

组别	类别	每份重量/g	能量/kcal	蛋白质/g	脂肪/g	碳水化合物/g	主要营养素
肉蛋组	4 大豆类	25	90	9.0	4.0	4.0	蛋白质、B 族维生素、矿物质
	5 肉蛋类	50	90	9.0	6.0	—	
	6 奶类	160	90	5	5.0	6.0	蛋白质、脂肪、碳水化合物
供能组	7 硬果类	15	90	4.0	7.0	2.0	脂肪
	8 油脂类	10	90	—	10	—	

表 9-11　谷薯类食物交换表（相当于 25g 米面的食物）

食品名	重量/g	食品名	重量/g
大米	25	生水面	35
面粉	25	咸面包	35
挂面	25	馒头	35
玉米面（碴）	25	烙饼	35
小米	25	窝窝头	35
燕麦片	25	马铃薯	100
荞麦米（面）	25	芋头	100
咸苏打饼干	25	慈姑	100

表 9-12　蔬菜类食物互换表（相当于 500g 可食部蔬菜）

食品名	重量/g	食品名	重量/g
白菜	500	绿豆芽	500
青菜	500	黄豆芽	500
韭菜	500	白萝卜	500
芹菜	500	番茄	500
莴苣	500	柿椒	350
冬瓜	500	豇豆	300
黄瓜	500	菜豆（四季豆）	300
苦瓜	500	胡萝卜	200

表 9-13　水果食物互换表（一般每份水果为 200g）

食品	重量/g	食品	重量/g
柿、香蕉、鲜荔枝	150	李子、杏	200
梨、桃、苹果	200	葡萄	200
橘子、橙子、柚子	200	草莓	300
猕猴桃	150	西瓜	350

表 9-14　常用畜禽肉鱼类交换份（一般每份肉类可食部 50g）

食品名	重量/g	食品名	重量/g
无糖肉松	20	牛肉	50
瘦猪肉	50	瘦羊肉	50
鸭肉	50	鲢鱼	80
鹅肉	50	鲫鱼	80
兔肉	100	黄鳝	80

续表

食品名	重量/g	食品名	重量/g
蟹肉	100	甲鱼	80
带鱼	80	河虾	80
青鱼	80	对虾	80

表 9-15　豆、乳、蛋类交换表

食品名	重量/g	食品名	重量/g
腐竹	20	豆浆	400
豆腐丝	50	奶粉	20
豆腐干	50	牛奶	160（ml）
老豆腐	100	鸡蛋	60
嫩豆腐	150	鸭蛋	60

表 9-16　乳类食物互换表（相当于 100g 鲜牛奶的乳类食物）

食物名	重量/g*	食物名	重量/g*
鲜牛奶（羊奶）	100	酸奶	100
奶粉	15	干酪	10

*奶制品按照与鲜奶的蛋白质比折算。

表 9-17　油脂类交换份

食品名	重量/g	食品名	重量/g
花生油、香油（1 汤匙）	10	猪油	10
玉米油、茶籽油	10	牛油	10
豆油	10	羊油	10
红花油（1 汤匙）	10	黄油	10
花生米、杏仁、芝麻酱、松子	15	核桃仁	12.5（2 个）

表 9-18　糖尿病饮食交换份表

热量/kcal	交换份	谷薯类	蔬菜类	肉蛋类	乳类	豆类	油脂
1200	14	7	1	2	1.5	1	1.5
1300	15	7.5	1	2	2	1	1.5
1400	16	8	1	2.5	2	1	1.5
1500	17	8.5	1	2.5	2	1	2
1600	18	9	1	3	2	1	2
1700	19	9.5	1	3	2	1.5	2
1800	20	10	1	3.5	2	1.5	2
1900	21	10.5	1	3.5	2.5	1.5	2
2000	22	11	1	4	2.5	1.5	2

（三）案例分析

王师傅，男，59 岁，养老院收发室工作。身高 170cm，体重 80kg。患 2 型糖尿病三年，遵医嘱采用饮食控制与运动疗法，未服用药物，目前血糖基本正常，无"三多一少"典型表现，无吸烟饮酒嗜好。小李是养老院营养配餐室工作人员，根据王师傅情况，决定用交换份方法为王师傅设计食谱，三大营养素采用碳水化合物占 50%～55%，蛋白质占 15%～20%，脂肪占 25%～30%，一日三餐应如何设计？（表 9-19）

表 9-19　糖尿病患者每天能量供给量　　　　　　　　　[单位：kcal/（kg·bw）]

体型	极轻体力	轻体力	中体力	重体力
消瘦	25～30	35	40	45
正常	20～25	30	35	40
肥胖	15～20	20～25	30	35

注 1：标准体重(kg)=身长(cm)−105，实际体重超过或低于标准体重 10% 为超重或偏瘦，实际体重超过或低于标准体重 20% 为肥胖或消瘦。

注 2：年龄 50 岁以上，按每增加 10 岁，酌情减少总能量 10% 计算。

根据王师傅的情况，小李采用交换份方法为王师傅配制一周食谱，建议使用一个月后复查。食谱设计步骤如下。

1. 确定用餐者的总能量　结合患者的年龄、性别、体力劳动强度，应选择轻体力活动，见表 9-19，以能量（kcal）与标准体重（理想体重）相乘得到全天总能量。

（1）计算理想体重

$$理想体重(kg)=身高(cm)−105=170−105=65(kg)$$

（2）计算肥胖度

$$肥胖度(\%)=[实际体重(kg)−理想体重(kg)]÷理想体重(kg)×100$$
$$=(80−65)÷65×100$$
$$=23.1\%$$

（3）评估体重

实际体重超过标准体重 20%，为肥胖。

或计算 BMI=体重(kg)/身高(m)^2=80/1.70^2=27.7>24，超重。

（4）计算全天总能量

全天总能量=糖尿病患者每天能量供给量×标准体重=25×65=1625(kcal)

2. 确定患者全天食物交换份数

计算交换份：1625÷90=18(份)。

或查糖尿病饮食交换份表得交换份表（表 9-18）：1625kcal，交换份 18 份。

3. 确定各类食物分配，餐次分配比，计算每餐交换份　根据糖尿病各级能量食物交换份表，以及预设的三大营养素比例，首先确定主食份数（50%～55%，各类食物参照表 9-11～表 9-17），以及肉蛋类份数，确定各类食物的交换份。

1）根据表 9-18，得到每类食物交换份的数量：谷薯类 9 份、蔬菜类 1 份、肉蛋类 3 份、乳类 2 份、豆类 1 分、油脂 2 份。

2）根据实际情况，全天膳食分配可按早餐早点、午餐午点、晚餐晚点以 1/5、2/5、2/5 或 1/3、1/3、1/3 或 3/10、4/10、3/10 等不同比例分配，分别计算出每餐可配食物重量。

交换份法本身就是一种简单易于操作的配餐方法，不必追求十分精确。日常各类食物以份为单位，尽量避免配成半个鸡蛋、半杯奶，同时蔬菜的量可以适当放宽一点（表 9-20、表 9-21）。

表 9-20　1600kcal 热量各餐食物交换份分配示例（按 1/3,1/3,1/3 分配）　　　　（单位：份）

种类	早餐	加餐	午餐	加餐	晚餐	加餐	交换份合计
谷薯类	2	1	2	1	2	1	9

续表

种类	早餐	加餐	午餐	加餐	晚餐	加餐	交换份合计
肉类	0		1.5		1.5		3
蛋类	1		0		0		1
奶类	1		0		0		1
豆类	0.5		0		0.5		1
蔬菜类	0.2	可选	0.5	可选	0.3	可选	1
油脂类	0.3		1		0.7		2
水果类	0	可选	0	可选	0		—
交换份合计	5	1	5	1	5	1	18

表 9-21 三大营养素计算表（根据各类食物份数的营养素计算）

食物类别	份数/份	重量/g	蛋白质/g	脂类/g	碳水化合物/g	能量/kcal
谷薯类	9	225	18	0	180	810
蔬菜类	1	500	5	0	17	90
大豆类	1	25	9	4	4	90
奶类	1	160	5	5	6	90
蛋类	1	60	9	6	0	90
肉类	3	150	27	18	0	270
油类	2	20	0	20	0	180
合计	18		73	53	207	1620
能量/%			18.2	30.0	51.8	

4. 计算每餐具体食物量 根据各类交换份表中的食物量得到具体的食物数量（表 9-22）。

表 9-22 1600 kcal 热量食物交换份分配

食物类别	分类	早餐	加餐	午餐	加餐	晚餐	加餐	合计	备注
谷薯类	交换份	2	1	2	1	2		8	
	对应食物	馒头 70g	苏打饼干 20g	大米 50g	芋头 100g	玉米面饼 70g			
肉类	交换份			1.5		1.5		3	
	对应食物			鱼肉 75g		鸡肉 75g			
蛋类	交换份	1						1	
	对应食物	煮鸡蛋 60g							
奶类	交换份	1						1	
	对应食物	低脂奶 100g							
豆类	交换份	0.5				0.5		1	
	对应食物	豆干 25g				腐竹 25g			
蔬菜	交换份	0.2		0.5		0.3		1	适增种类
	对应食物	黄瓜 100g		芹菜 250g		青菜 150g			数量
油脂	交换份	0.3		1		0.7		2	
	对应食物	烹调油 3g		烹调油 10g		烹调油 7g			
水果类	交换份						1	1	适量低糖
	对应食物					香蕉 200g			水果
交换份合计		5	1	5	1	5	1	18	

5. 编制一天食谱 根据计算出的食品品种和数量，按烹调要求编制出具体食谱。举例如下。

早餐：馒头（70g），煮鸡蛋 1 个（60g），低脂奶 180 ml，炒黄瓜豆干（黄瓜 100g、豆干 25g、烹调油 3g）。

加餐：苏打饼干 20g（面粉 25g）。

午餐：大米（50g），鱼肉（鲫鱼 80g）、炒芹菜 （芹菜 250g），烹调油 10g。

加餐：芋头（100g）。

晚餐：玉米面饼 70g，鸡肉 75g，青菜腐竹（青菜 150g、腐竹 25g），烹调油 7g。

加餐：香蕉 200g。

6. 编排周食谱 一天食谱确定后，可根据食用者膳食习惯、市场供应等因素，按食物交换份表，在同一类食品中更换品种和烹调方法，编排成周食谱。

（考虑地域、文化、经济、季节供应等。）

【思考题与实践应用】

1. 复习交换份编制食谱步骤。

2. 根据上述例题交换份和一日食谱，编制一周食谱。

（邵继红）

实验四 营养干预与健康教育案例分析

【学习目标】

1. 掌握 脑卒中吞咽障碍患者的健康教育相关内容。

2. 熟悉 膳食营养因素对脑卒中吞咽障碍的影响和营养干预措施。

3. 了解 脑卒中吞咽障碍患者营养干预后的评价。

【案例导入】 "卒中康复，营养助力"

患者、男性，69 岁，身高 172cm，体重 80kg。清晨由家属发现右侧肢体无力、失语 2h 入院，该患者既往有高血压病史 10 年，平日饮食结构单调、饮食口味偏重，喜吃肥肉、动物内脏和腌制食物，嗜烟酒，且不爱吃奶、豆类和瓜果蔬菜。血压控制不好。头颅 CT 检查显示左侧基底节区存在低密度灶，诊断为缺血性脑卒中。患者目前出现进食困难，吞咽功能障碍。

请思考：

1. 目前患者存在的主要的营养问题是什么？

2. 针对患者存在的营养问题如何开展营养健康教育措施？

3. 怎样评价患者目前存在的主要问题？如何实施营养干预？

脑卒中为临床最常见的一种脑血管疾病，具有高发病率、高致残率和高死亡率"三高"特点，作为全球第二大致死原因，其发病与死亡人数不断增加。2019 年全球疾病负担研究（Global Burden of Disease Study，GBD）显示，我国总体脑卒中终生发病风险为 39.9%，居于全球首位。中国国家脑卒中筛查调查（China National Stroke Screening Survey，CNSSS）显示，目前我国脑卒中的发病率正以每年 8.3% 的速度逐年上升。脑卒中后营养不良是 6 个月死亡和不良预后的独立危险因素，脑卒中后伴发的营养不良可以增加各种感染的发生率、脑卒中复发率和病死率，是导致脑卒中后不良结局的重要原因。因此，脑卒中营养管理是组织化脑卒中管理的一个重要组成部分，也是改善脑卒中预后的潜在干预靶点。研究显示，入院时存在营养不良的患者有 5%，存在营养不良风险的患者有 14%。导致脑卒中患者营养不良的风险因素很多，主要的原因是脑卒中发生导致的吞咽功能障碍。

一、脑 卒 中

1. 脑卒中相关概念

1）脑卒中是一组突然起病的脑血液循环障碍性疾病，因各种诱发因素引起脑内动脉狭窄、闭塞或破裂，从而引起急性脑血液循环障碍，导致急性神经功能缺损综合征，临床表现为一过性或永久性的脑功能障碍的症状和体征。脑卒中主要包括缺血性脑卒中和出血性脑卒中。

2）缺血性脑卒中（ischemic stroke）最为常见，占脑卒中所有发病类型的 60%～80%，包括脑血栓、脑栓塞和短暂性脑缺血发作。

3）出血性脑卒中（hemorrhagic stroke）的发病率为 20%～40%，根据出血部位不同，分为脑出血和蛛网膜下腔出血。

2. 临床表现　脑卒中发病具有"急、快、重、大"的特点，即发病急、变化快、病情重、危害大，并且临床表现主要取决发病性质以及部位。主要临床表现有眩晕、头痛、呕吐、肢体麻木、吞咽功能障碍、偏瘫及意识障碍等。

二、吞咽障碍与营养不良

（一）吞咽障碍的定义与危害

1. 吞咽障碍的定义　吞咽障碍（dysphagia）是由患者颅内相应神经损伤造成吞咽反射减弱甚至消失或（和）口唇舌出现运动功能障碍，这会进而导致患者不能将食物或液体从口腔安全送至胃内而发生误吸。急性脑卒中后吞咽障碍的发生率高达 37%～78%，是脑卒中患者常见的并发症之一。

2. 吞咽障碍的危害　脑卒中患者中虽有 86% 的吞咽障碍是可逆的，但早期的吞咽障碍减少了患者经口进食的量，导致脱水、电解质紊乱和营养不良的发生。并且吞咽障碍是造成患者误吸和肺炎发生的关键因素，从而影响患者预后和增加死亡率。

（二）吞咽障碍与营养不良的关系

脑卒中后吞咽障碍是营养不良的独立危险因素，脑卒中吞咽障碍患者营养不良发生率为 6.1%～62%，而营养状况是脑卒中临床结局的独立预后因素，与死亡率、并发症发生率、住院时间、住院费用及生活质量等临床结局密切相关。吞咽障碍影响患者的营养状况，而营养不良又可通过神经肌肉功能障碍加重吞咽障碍，吞咽障碍与营养不良互为因果且形成恶性循环。

三、脑卒中吞咽障碍患者的营养健康教育

（一）普及合理膳食预防脑卒中的重要性

研究表明：高血压、糖尿病、血脂异常、心脏病、吸烟、饮酒、饮食、超重或肥胖、运动缺乏、心理因素等十项是脑卒中可干预性的危险因素。因此，脑卒中可防可控，对脑卒中危险因素采取有效管理措施，可预防 80% 以上的脑卒中发生。但我国脑卒中高危人群存在不良的生活方式，健康知识缺乏和预防观念薄弱，脑卒中的可干预危险因素、先兆症状知晓率低，危险因素控制依从性较差。尤其是忽视膳食因素在预防脑卒中发生和发展中的重要作用。目前，我国脑卒中高危人群对通过合理膳食控制进而治疗疾病的发生和发展知晓率、控制率并不是很理想。应通过不同的方式向患者宣教合理膳食营养是预防脑卒中发生的关键。

（二）开展低盐饮食的教育

《中国居民膳食指南（2022）》中建议：成年人每人每日摄入的食盐量不超过 5g。低盐饮食是指每日可用食盐为 2g 或酱油不超过 10ml，并且不包括食物内自然存在的氯化钠。向患者讲解食盐摄入过多会造成体内水钠潴留，增加血容量，加重心脏和肾脏的负担，导致高血压从而增加脑卒中的发生率。而低盐饮食可减轻体内水钠潴留，降低血压，减轻心脏负担和减少脑卒中等并发症和其他疾病的发生风险；降低肾结石形成的概率；减少因钠盐摄入过多导致钙的排出量增加，引起骨质疏松的风险。解释食盐过量对身体的危害和低盐饮食对身体的好处，增加患者的依从性，从而达到通过合理膳食控制血压预防脑卒的发生和发展的目的。

（三）开展低脂饮食的教育

低脂饮食是指膳食脂肪占膳食总热量的 30% 以下，或者全天脂肪摄入量小于 50g 的饮食方式。低脂饮食可分为 3 个等级：轻度限制脂肪膳食是指每日总脂肪摄入量不超过 50g，中度限制脂肪膳食是每日总脂肪摄入量不超过 40g，重度限制脂肪膳食是每日总脂肪摄入量不超过 20g。每天胆固醇的摄入量应低于 300mg。脂肪分为饱和脂肪和不饱和脂肪，分别含有饱和脂肪酸和不饱和脂肪酸。不饱和脂肪酸能降低胆固醇，对身体有益，而摄入过多饱和脂肪酸会造成肥胖和血脂异常，因此，提倡少吃油、吃好油，不吃或少吃动物油，减少摄入饱和脂肪。低脂饮食提倡清淡，但不宜长期只吃素，否则饮食成分不完善，会引起内生性胆固醇增高。

（四）开展科学膳食营养教育

控制能量、碳水化合物、脂类和盐的摄入；调整进食顺序：先吃水果后吃饭；维持高纤维素的摄入，维持食物多样化；增加水果、奶、谷物及薯类食物。

（五）开展吸烟教育

吸烟是脑卒中的重要危险因素。烟中尼古丁刺激交感神经，引起心率增快、血管收缩、血压升高，长期大量吸烟可造成高密度脂蛋白异常从而降低血管舒缩功能、加速动脉粥样硬化进程，继而增加脑卒中发生风险。研究显示，约 26% 的缺血性脑卒中患者有吸烟史，而戒烟、电子烟替代可使缺血性脑卒中发病率降低 1/4 以上。

（六）开展饮酒教育

少量饮酒不会引起脑卒中的发生，但过量饮酒会造成血管不同程度的损伤，且是诱发脑卒中发生的重要危险因素。过量饮酒是指男性每日饮酒折合酒精摄入量 >40g、女性 >20g。研究显示，约 35% 的缺血性脑卒中患者由饮酒引发，而针对饮酒进行干预可使缺血性脑卒中发病风险降低 1/3 以上。

（七）提倡地中海饮食

地中海饮食是指食用大量水果、蔬菜、豆类、谷类和摄入橄榄油等非饱和脂肪酸，吃少量的乳类产品、肉类、鸡鸭，适量多吃鱼类，以及用餐时少量摄入葡萄酒的饮食结构。地中海饮食属于希腊、西班牙、法国和意大利南部等处于地中海沿岸的南欧各国的饮食风格。西班牙一项地中海饮食与低脂饮食对心血管初级预防的比较研究报道，地中海饮食可减少 30% 心血管事件的发生，5 年内脑卒中的发病率可降低 47%。地中海饮食的整体特点符合预防脑卒中的膳食营养要求，不仅可以促进脑卒中患者康复，而且健康人群参考这种饮食模式可预防脑卒中的发生。

（八）饮茶

绿茶和乌龙茶可降低脑卒中的发病率。据中国医学科学院阜外医院发表的一项研究报告：调整其他脑卒中危险因素后发现，饮茶者与不饮茶者相比，脑卒中风险下降 40%，且饮茶剂量与脑卒中危险程度呈一定的剂量反应关系，与不饮茶者相比，每月饮茶＞150g 者，脑卒中风险下降 46%。

四、脑卒中吞咽障碍患者营养干预

（一）吞咽障碍患者营养干预的目标

促进吞咽障碍患者功能恢复，减少或（和）缩短管饲喂养，尽早实现经口进食，补充营养，减少营养不良风险，降低各种感染的发生率，缩短住院时间，减少医疗费用，促进患者康复。

（二）吞咽功能筛查与评估

患者经口进食前应进行吞咽功能筛查，对具有吞咽障碍风险的患者应再详细进行吞咽评估和（或）仪器检查，确定患者可否经口进食或选择何种经口吞咽的功能食品。

（三）营养风险的筛查

吞咽障碍患者在进行营养干预前应进行营养风险筛查和营养状况评估。筛查工具及适应条件如下：NRS2002、MUST 用于对社区脑卒中功能受损所致的营养不良进行筛查；MNA 方法简单快速，可用于 65 岁以上老年人的营养筛查，目前也被广泛应用于吞咽障碍患者的营养筛查。

（四）喂养方式选择

喂养方式有经口进食、管饲和肠外营养三组方式。根据患者吞咽功能情况和营养状况选择喂养方式，尽量保留或尽早开始经口进食；当食物摄入不能满足营养需求时，可选择经食物性状调整的肠内营养制剂或持续或间歇管饲肠内营养，当肠内营养不能满足 60%的营养需求时，应通过肠外营养补充。

（五）食物选择的原则

吞咽障碍患者食物性状的选择应根据吞咽功能评估的结果进行抉择，并结合受累吞咽器官的部位因地制宜地选择适当食物进行合理配制。食物选择应遵循"硬的变软、稀的变稠、避免异相夹杂的食物"的原则。合适的食物种类包括细泥状、细馅状和软食。不同质地的食物根据需要添加适当的食物调整剂，即可调制成不同形态。如患者饮水呛咳，可以在稀液体食品内加入适量的增稠剂以增加其内聚性，减缓液体流动速度，或将固体食物改成糊状或凝胶状。吞咽障碍患者除对食物性状有严格要求外，且需注重食物营养搭配并尽量满足患者个人口味的喜好，可通过食物的调配、结合吞咽的姿势保障患者安全有效地进食。

五、脑卒中患者饮食的误区

（一）蛋黄引起高脂血症？蛋黄到底能不能吃？

脑卒中患者担心胆固醇升高，吃鸡蛋时选择不吃鸡蛋黄，但蛋黄中除含胆固醇外还含有十分丰富的卵磷脂，它是维持记忆和思维的物质，具有降低胆固醇、乳化和分解油脂的作用。因此，只要把握好度，蛋黄还是能吃的。针对健康人，按照我国颁布的《中国居民膳食指南（2002）》，建议每人每天食用一个鸡蛋。对于已发生冠心病、脑梗死等动脉粥样硬化性疾病患者，应适当控制饮食中胆固醇摄入量（每周 3～5 个即可）。

（二）吃完饭，喝奶

成人每天需要摄入的钙含量是 800mg，建议大家每天喝 300ml 牛奶，因为 100ml 牛奶含 110mg

的钙，喝牛奶可以补充食物中钙含量的不足。有乳糖不耐受的人不适合喝纯奶，喝酸奶也一样可以补钙。建议每天早上喝 200ml 的牛奶，午饭和晚饭后各喝 100ml 的酸奶。

（三）坚果量要适中

坚果富含许多营养素，特别是微量元素。但因其含热量较多，不宜多吃。每天只需进食少量坚果。

六、评　价

1）通过健康教育和营养干预后，吞咽功能早日恢复，尽早实现经口进食，降低营养不良风险，降低各种感染的发生率，缩短住院时间，减少医疗费用，促进患者康复。

2）患者能知晓脑卒中发生的危险因素，膳食营养对脑卒中发生、发展的影响。生活中选择适宜食物种类以及烹饪方法。做到食物多样，合理搭配；吃动平衡，健康体重；多吃蔬果、奶类、全谷、大豆；适量吃鱼、禽、蛋、瘦肉；少盐少油，戒烟限酒；规律进食，适量饮水，烹饪会选，会看标签；膳食多样，健康生活。

脑卒中吞咽障碍患者营养干预操作流程见表 9-23。

表 9-23　脑卒中吞咽障碍患者营养干预操作流程

项目	内容			
营养干预目标	预防营养不良风险的发生和减少各种感染的发生率，从而促进患者康复，达到缩短住院时长以及降低医疗费用的目的			
吞咽功能筛查洼田饮水实验	患者端坐，喝下 30ml 温开水，观察所需时间和呛咳情况			
	分级	表现	评定	
	1 级（优）	能顺利地 1 次将水咽下	正常	1 级，5s 之内
	2 级（良）	2 次以上，无呛咳地咽下	可疑	1 级，5s 以上或 2 级
	3 级（中）	能 1 次咽下，但有呛咳		
	4 级（可）	2 次以上咽下，但有呛咳	异常	3～5 级
	5 级（差）	频繁呛咳，不能全部咽下		
营养风险的筛查	内容		评定	
			分值	指标
	BMI 测定		0 分	BMI>20kg/m²
			1 分	18.5kg/m²≤BMI≤20kg/m²
			2 分	BMI<18.5kg/m²
	最近体重丢失情况		0 分	最近 3～6 个月内体重丢失≤5%
			1 分	最近 3～6 个月内体重丢失大于 5%小于 10%之间
			2 分	最近 3～6 个月内体重丢失≥10%
营养风险的筛查	因急性疾病影响导致饮食摄入不足超过 5 天		0 分	否
			2 分	是
	评价		以上三项相加=0 分	需定期进行重复筛查
			以上三项相加=1 分	需记录 3 天膳食摄入状况，并重复筛查
			以上三项相加=2 分	需接受营养干预

续表

项目				内容
食物选择	轻度吞咽功能障碍患者			半流质食物，如糖浆样、蜂蜜样或布丁样食物，禁止坚硬或松脆食物
	中度吞咽功能障碍患者			泥状食物
	重度吞咽功能障碍患者			鼻饲饮食/肠内营养
进食体位	意识清醒无瘫痪患者			坐位：身体坐直呈 90°，即上半身躯干垂直，头部保持正中位，颈部稍向前屈曲
	意识清醒但瘫痪的患者			半卧位：床头抬高 30°～60°，头部和偏瘫侧肩部垫软枕避免后仰
	昏迷鼻饲者			卧位：床头抬高 30°～45°，卧位头部和偏瘫侧肩部垫软枕避免后仰
进食/喂食方法	经口进食			翻身、拍背→护士/家属位于患者的健侧→将食物放于健侧舌后或颊侧→每次吞咽食物后，嘱咐再做几次空吞咽动作，确保食物全部吞咽完成，再进行下次进食→进食结束后，指导患者做点头样吞咽，避免食物残渣滞留咽部→30～60min 内避免剧烈运动，禁止翻身、拍背和吸痰等操作→口腔护理
	鼻饲	操作要点		翻身、拍背，抬高床位 30°～45°，喂养结束后 30min 保持原位置
				每次喂养前须验证胃管在胃内且通畅，温开水（38～40℃）冲管
				鼻饲液温度：38～40℃
				鼻饲液量：≤200ml
				药片研碎溶解后注入
				新鲜果汁与奶分开注入
	肠内营养	操作要点	角度	翻身、拍背，抬高床位 30°～45°，喂养结束后 30min 内保持原位置
			确认位置	每次喂养前须验证胃肠管在胃内且通畅，温开水（38～40℃）冲管
			温度	营养液的温度 38～40℃
				保存在冰箱的营养液取出复温时间为 0.5～1h，根据患者的体质和饮食温度要求进行加热
			速度	开始速度：20～40ml/h
				6～8h 后：根据患者耐受性调节，逐渐可达 100～125ml/h
			清洁度	营养液：现配现用，24h 内使用完
				容器：清洁无菌
				操作过程：遵循无菌原则
			浓度	低浓度开始，逐渐增加
			冲洗	三环节：给药前后、鼻饲前后和连续输入 4～6h 后
				每次冲洗均使用 20～30ml 的温开水（38～40℃）冲管
			适应度	密切观察患者有无呛咳、恶心、呕吐、腹胀、腹泻等情况
			口腔护理	每日 2 次
评价	是否维持患者最优的营养状态			

【思考题与实践应用】

1. 脑卒中的定义是什么？

2. 简述脑卒中吞咽障碍患者如何进行营养干预。

3. 归纳吞咽障碍脑卒中患者食物选择的原则。

（李昌秀）

实验五 肌少症的社区康复——筛查、评估、干预与再评估

【实训目的】

1. 掌握 老年人肌少症常见表现和健康教育相关内容。

2. 熟悉 社区和基层医疗机构老年人肌少症的筛查与识别风险人群以及肌少症的行为干预。

一、筛 查 方 法

60岁及以上的社区老年人肌少症"筛查–评估–诊断–干预"诊疗路径具体见图9-2。

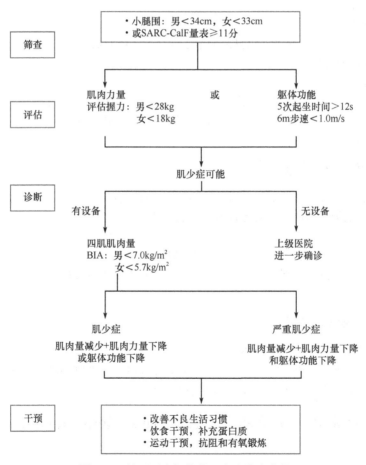

图9-2 社区医疗机构的肌少症诊疗流程

二、诊断和评估肌少症的主要参数

诊断和评估肌少症的主要参数主要有肌肉量、肌肉力量、肌肉质量和躯体功能，每种参数有其相应的有效测量方式可供临床或科研工作使用。

（一）小腿围测量

作为一种评估四肢骨骼肌量（肌肉量）的简便方法，小腿围测量可用于肌少症的有效筛查。

1. 使用器材　无伸缩性材料制成的卷尺，刻度为 0.1cm。

2. 测量方法　被测者两腿分开与肩同宽站立在平整的地方，检测者在侧面将软卷尺在小腿最粗壮处以水平位绕其一周计量，测量单位是以厘米为单位，可以精确到小数点后一位，测量误差不得超过 0.5cm。

（二）上肢握力测量

上肢握力作为肌肉力量的评价指标已得到广泛认可。研究证实，握力与下肢力量、股四头肌力矩、腓肠肌肌肉横截面积等参数显著相关，且与日常生活活动能力呈线性相关。

（1）使用器材：握力器。

（2）测量方法

1）握力器的指针向外侧；根据手掌大小调节，使食指的第二关节接近直角后进行测量。

2）身体挺直双脚自然分开，握力器尽量不要碰到身体或者衣服。测定时不要让握力器来回摆动，尽量保持不动的状态来进行测量。

（3）记录方法

1）先右后左的顺序进行测量，每只手测量 2 次（记录所有成绩）。

2）记录的单位为公斤。

（4）注意事项

1）右手一次、左手一次，右手一次、左手一次的顺序进行测定。

2）配合测试者的用力给予加油喊声。例如，加油，继续用力等。

3）测量目的是尽量使测试者使出自身最大的力量。

（三）5 次起坐试验

随着年龄增长，下肢力量比上肢握力下降得更快，且更直接与躯体活动能力相关。5 次起坐试验可测定下肢力量的简便方法，主要测定股四头肌群力量。

操作方法如下。

1）准备一张凳面高度为 46cm 且无扶手有靠背的椅子。

2）测试时受试者双手交叉放在肩膀上，尽可能快速且不用手臂支撑地从椅子上站起来，连续 5 次，10s 内完成为正常。

（四）6m 步速测量

步速是最为简单、快速、安全的躯体功能评估。

操作方法：要求老年人以平时的步行速度行走，测评时受检者脚尖触及 0 米标识线，自跨出 0 米线第一步开始计时，在跨出 6m 线第一步时结束计时。

（五）相对骨骼肌质量指数（relative skeletal muscle mass index，RSMI）计算

BIA 可根据全身的导电性测出脂肪、肌肉、骨骼、水分等人体成分，其设备便宜、携带方便，适用于社区和医院广泛筛查和诊断肌少症。目前最新的亚洲肌少症工作组（Asian Working Group for Sarcopenia，AWGS2）和欧洲老年人肌少症工作组 2（European Working Group on Sarcopenia in Older People，EWGSOP2）均建议应用 BIA 测量四肢骨骼肌量（ASM）用来评估肌肉量。推荐使用多点接触式电极、多频率、可获得人体节段数据的测量仪器。肌肉量与体型大小有关，体型越大，肌肉

量通常越多，故量化肌肉量时需要通过身高的平方或体重指数校正四肢骨骼肌量的绝对值。

1. BIA 操作方法

1）测量受试者的身高（cm）和体重（kg）。

2）将受试者的姓名、年龄、体重、身高等基本数据输入生物电阻抗体成分分析仪。

3）受试者平躺于测试平台上，两脚自然分开与肩齐，手臂自然放置，掌心向下。采用国际标准（四极片式），在受试者左侧腕关节、踝关节、手背掌指关节、足背跖趾关节等 4 个部位贴电极片，在安放电极片之前用酒精棉球擦拭相应部位皮肤。

4）利用物理原理测出生物电阻值。分析仪显示出的测定指标有总体脂重、瘦体重、体脂率等。

5）注意事项：利用生物电阻抗体成分分析仪进行测量时，由于测量前的运动、饮食、脱水和生物节律变化等都会影响测量值，因此要注意测量条件尽量保持一致。

2. RSMI 计算

$$RSMI=四肢骨骼肌量（kg）/身高的平方（m^2） \tag{9-2}$$

【思考题与实践应用】

1. 学生分组分别进行小腿围测量、上肢握力测量、5 次起坐试验、6m 步速测量、RSMI 计算等指标测量实践，熟练掌握操作方法。

2. 进社区参与 60 岁及以上的社区老年人肌少症的筛查评估，选取一例社区老年人肌少症患者的筛查评估数据，完成实验报告。

（吴美玲　木冬妹）

实验六　老年慢性阻塞性肺病患者的社区康复——筛查、评估、干预检测与再评估

一、实训目的

熟悉慢性阻塞性肺病社区康复的评定项目和社区康复的具体治疗方法。

二、发病机理

慢性阻塞性肺病，又称"慢性阻塞性肺气肿"，是指肺部终末细支气管远端（呼吸细支气管、肺泡管、肺泡囊和肺泡）的气道出现异常持久扩张、弹性减退、充气和肺容积增大，并伴有气道壁破坏而出现咳嗽、咳痰、气短，甚至呼吸困难等，临床上多为慢性支气管炎的并发症。当慢性支气管炎、肺气肿患者肺功能出现气流受限，并且不能完全可逆时则诊断为慢性阻塞性肺病。慢性阻塞性肺病主要的康复问题有：①有效通气量减少；②日常活动能力下降；③心理情绪变化。

三、社区康复评定

1. 健康状态评估　了解患者的一般情况及家族史；了解患者过去史、吸烟情况，以及是否有慢性支气管炎、肺气肿、哮喘等。

2. 呼吸困难评估　根据美国医学会《永久病损评定指南》，将呼吸困难分为三度，见表 9-24。

表 9-24　呼吸困难分级

分度	特点
轻度	在平地行走或上缓坡时出现呼吸困难，在平地行走时，步行速度可与同年龄同体格的健全人相同，但在上缓坡或上楼梯时则落后
中度	与同年龄、同体格的健康人一起在平地走时或爬一段楼梯时有呼吸困难
重度	在平地上按自己的速度行走超过 4～5min 后出现呼吸困难，患者稍用力即出现气短，甚至在休息时也有气短

3. 日常生活活动能力评估　慢性阻塞性肺病患者常有日常生活活动方面的障碍。评定主要分为自我照顾、日常活动、家务劳动、购物和做饭、交通（活动性）以及人际关系，通常采用六级制评定法，见表 9-25。

表 9-25　日常生活活动能力评估

分级	分级标准
0	虽存在不同程度的肺气肿，但活动如常人，对日常生活无影响，无气短
1	一般劳动时出现气短，日常生活活动稍受限
2	平地步行不气短，速度较快或上楼、上坡时气短，日常生活活动受限
3	慢走不到百步即有气短，日常生活活动明显受限
4	讲话或穿衣等轻微活动时亦有气短，日常生活活动严重受限
5	安静时出现气短、无法平卧，日常生活活动无法进行

4. 定量行走评估　6min 步行试验（six minutes walk test，6MWT）是一种运动耐力试验，通过测定患者 6min 内在平坦地面上快速步行的距离，反映慢性阻塞性肺病患者的临床症状。患者性别、年龄、身材、体力等的不同，加之基础疾病（如心肺疾患、肌肉骨骼疾患等）会对 6MWT 结果造成影响，故 6MWT 的结果一般用于与患者治疗前后的自身比较，比较患者病情是否有好转或加重。6MWT 因其接近日常生活实际而易于被患者接受和实施，比心肺运动试验能更好地反映日常活动量，操作方法简单、设备要求低、测定过程风险低，便于在基层医院推广，因而越来越受到重视。

可让患者在规定的时间（6min 或 2min）内尽可能快速地行走，记录其所走的距离，距离越长，说明体力活动能力越好；或采用固定距离法，如固定距离 30m，计算完成该距离行走的时间，以此判断患者的运动能力及运动中发生低氧血症的可能性。

5. 心理评定　慢性阻塞性肺病患者由于自身呼吸困难和慢性缺氧，经常处于持续紧张不安的焦虑状态，因而胸壁肌紧张程度增加，使其呼吸更为困难，患者常常表现出情绪不稳定的状态。

四、社区康复的具体治疗方法

（一）功能康复

1. 腹式呼吸　又称"膈呼吸"。是慢性阻塞性肺病患者进行康复的重要措施。其要点是：吸气时鼓起腹部、呼气时腹部收缩下陷，尽量把肺的气体排出。横膈活动每增加 1～2cm，可增加肺通气量 250～350mL。腹式呼吸通过增大横膈的活动范围来提高肺的伸缩性，以提高呼吸效率，缓解呼吸困难，见图 9-3。

2. 缩唇呼吸　又称"吹蜡样呼气法"，是指在呼气过程中通过缩紧口唇，增加呼气时的阻力，限制呼气气流，这种阻力可向内传递到支气管，使支气管腔内能保持一定的压力，防止慢性阻塞性肺病患者肺泡、气管过早塌陷，以促进更多残留气体的排出，减少肺内残气量，从而改善通气量，缓解缺氧症状，见图 9-4。

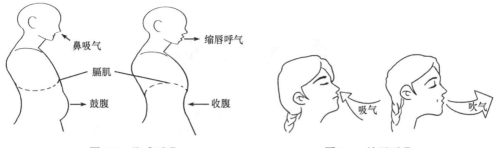

图 9-3　腹式呼吸　　　　　　　　　　　图 9-4　缩唇呼吸

3. 辅助康复治疗　长期氧疗可以改善慢性阻塞性肺病患者的预后，每天进行 15h 持续 1～2L/min 低流量的家庭氧疗，能明显提高其生存质量和延长寿命。氧气治疗可以在家中进行，可 24h 持续或以夜间为主，每天 15h 以上。夜间低氧血症者可以只在睡时吸氧，休息时无明显低氧血症者可以只在运动时吸氧。为防止因吸氧而造成二氧化碳麻醉，休息时氧流量低于 3L/min，运动时氧流量低于 5L/min。

4. 作业康复治疗　进行日常生活活动训练，可以提高患者的自理能力和作业能力。日常训练活动中可以使用合适的辅助器具，周密的活动安排与活动简化，运用能量节约技术，可减少活动中能量的消耗，减少需氧量。

（二）心理康复

患者因病程长，病情反复迁延不愈，导致劳动、生活能力下降，产生一系列心理异常，如焦虑、抑郁、悲观、恐惧等。应针对患者的具体情况，进行心理评估与测量。如采用不同的心理康复技术和方法，调畅患者的情志，改善患者的异常心理状态，减轻其心理焦虑和压力。对焦虑太过者给予安慰，使其消除疑虑，坚持康复治疗。对于抑郁者，可采用鼓励的方法，使之树立信心，提高患者生活质量。还可采用冷色调的应用以缓解抑郁及焦虑。

（三）职业康复与社会康复

吸烟、大气污染、感染等有害因素的作用，致使慢性阻塞性肺病病例逐渐增加，慢性阻塞性肺病致肺功能进行性减退，严重影响患者的劳动力和生活质量。志愿者、医务工作人员、社会人士可以宣传、呼吁，帮助患者远离粉尘、烟雾和有刺激气体的环境；对工作环境、社区周边造成污染的企业进行监督，营造健康的社会环境，提高患者的生活质量。工作能力、职业能力的康复重建需要社区或家庭完成。

社区康复人员应对患者的社会状态、环境影响因素、知识文化水平以及经济背景等进行评估，并进行职业能力、生活能力评价，掌握其功能障碍的程度、性质及康复潜力，制定康复治疗方案并指导实施，同时指导患者家人完成家庭康复任务，最终实现患者的全面康复，重返社会。

【思考题与实践应用】

进社区医疗机构参与慢性阻塞性肺病患者社区康复评定和社区康复宣教与指导，记录评定结果和宣教要点。

（吴美玲　吴建芬）

参 考 文 献

丛明华. 2021. 肠外营养安全性管理中国专家共识. 肿瘤代谢与营养电子杂志, 8(5): 495-502.

范潇茹, 陈莎, 施予宁, 等. 2022. 我国中老年人慢性病共病现状及其对卫生服务利用和医疗费用的影响研究. 中国全科医学, 25(19): 2371-2378.

方泓. 2020. 中医饮食养生学. 北京: 中国中医药出版社.

国家卫生健康委. 2022. 《关于推进家庭医生签约服务高质量发展的指导意见》有关问题解答. 人口与健康, (4): 63-65.

国家卫生健康委疾病预防控制局. 2021. 中国居民营养与慢性病状况报告(2020年). 北京: 人民卫生出版社.

国家心血管病中心, 中国医学科学院阜外医院. 2019. 中国高血压健康管理规范(2019). 北京: 人民卫生出版社.

胡雯. 2021. 社区适老营养技能培训. 北京: 人民卫生出版社.

李乐乐, 李怡璇, 陈湘妤, 等. 2022. 社区家庭医生签约对老年人医疗服务利用影响的实证研究. 社会保障研究, (2): 45-58.

林晓明. 2017. 高级营养学. 2版. 北京: 北京大学医学出版社.

刘娟, 丁清清, 周白瑜, 等. 2021. 中国老年人肌少症诊疗专家共识(2021). 中华老年医学杂志, 40(8): 943-952.

人力资源和社会保障部教材办公室. 2015. 烹调技术. 3版. 北京: 中国劳动社会保障出版社.

施小明. 2021. 我国老年流行病学研究进展. 中华流行病学杂志, 42(10): 1713-1721.

苏晗, 白柳, 金莉. 2020. 老年营养护理. 武汉: 华中科技大学出版社.

眭红卫. 2017. 烹饪营养学. 武汉: 华中科技大学出版社.

孙桂菊, 李群. 2020. 护理营养学. 2版. 南京: 东南大学出版社.

孙建琴, 张美芳. 2019. 社区老年营养与慢性病管理. 上海: 上海科学技术出版社.

孙铭遥, 陈伟. 2022. 《中国超重/肥胖医学营养治疗指南(2021)》解读. 协和医学杂志, 13(2): 255-262.

孙远明, 柳春红. 2019. 食品营养学. 3版. 北京: 中国农业大学出版社.

孙长颢. 2017. 营养与食品卫生学. 8版. 北京: 人民卫生出版社.

谢梦洲, 朱天民. 2019. 中医药膳学. 北京: 中国中医出版社.

谢攀攀. 2022. 中国人口老龄化新特点与地区老龄化差异——基于全国人口普查数据的实证分析. 黑龙江人力资源和社会保障, (13): 27-29.

修宇, 郭晓赓. 2017. 饮食文化概论. 北京: 中国旅游出版社.

徐广飞, 王林静, 陈红洁. 2021. 临床营养学. 北京: 中国协和医科大学出版社.

徐桂华, 孙桂菊. 2020. 营养与食疗学. 北京: 人民卫生出版社.

闫伟, 路云, 张冉, 等. 2019. 基于CHARLS数据分析的我国老年人共病现状研究. 中华疾病控制杂志, 23(4): 426-430.

杨月欣. 2019. 中国食物成分表: 第二册. 6版. 北京: 北京大学医学出版社.

杨月欣, 葛可佑. 2019. 中国营养科学百科全书. 2版. 下册 北京: 人民卫生出版社.

赵捷宇, 门鹏, 李潇潇, 等. 2018. 肠外营养制剂配置实践指南和专家共识的系统评价. 临床药物治疗杂志, 16(12): 20-25.

中国老年2型糖尿病防治临床指南编写组. 2022. 中国老年2型糖尿病防治临床指南(2022年版). 中华内科杂志, 61(1): 12-50.

中国医师协会肾脏内科医师分会, 中国中西医结合学会肾脏疾病专业委员会营养治疗指南专家协作组. 2021. 中国慢性肾脏病营养治疗临床实践指南(2021版). 中华医学杂志, 101(8): 539-559.

中国营养学会. 2022. 中国居民膳食指南(2022). 北京: 人民卫生出版社.

中国营养学会. 2023. 中国居民膳食营养素参考摄入量(2023版). 北京: 人民卫生出版社.

中华医学会肠外肠内营养学分会. 2017. 成人口服营养补充专家共识. 中华胃肠外科杂志, 20(4): 361-365.

中华医学会肠外肠内营养学分会. 2017. 肿瘤患者营养支持指南. 中华外科杂志, 55(11): 801-829.

中华医学会肠外肠内营养学分会. 2022. 肠外营养多腔袋临床应用专家共识(2022). 中华外科杂志, 60(4): 321-328.

中华医学会肠外肠内营养学分会老年营养支持学组. 2020. 中国老年患者肠外肠内营养应用指南(2020). 中华老年医学杂志, 39(2): 119-132.

中华医学会老年医学分会, 《中华老年医学杂志》编辑委员会. 2022. 老年人衰弱预防中国专家共识(2022). 中华老年医学杂志, 41(5): 503-511.

Arends J, Bachmann P, Baracos V, et al. 2017. ESPEN guidelines on nutrition in cancer patients. Clinical Nutrition, 36(1): 11-48.

Dogra S, Dunstan D W, Sugiyama T, et al. 2022. Active aging and public health: evidence, implications, and opportunities. Annual Review of Public Health, 43: 439-459.

Hammami S, Aref H L, Khalfa M, et al. 2018. Refeeding syndrome in adults with celiac crisis: a case report. Journal Medical Case Reports, 12(1): 22.

Mitchell E, Walker R. 2020. Global ageing: successes, challenges and opportunities. British Journal of Hospital Medicine, 81(2): 1-9.

Muhammad T, Srivastava S, Hossain B, et al. 2022. Decomposing rural-urban differences in successful aging among older Indian adults. Scientific Reports, 12(1): 11299.

Pilleron S, Sarfati D, Janssen-Heijnen M, et al. 2019. Global cancer incidence in older adults, 2012 and 2035: a population-based study. International Jourou of Cancer, 144(1): 49-58.

Sanada K, Chen R D, Willcox B, et al. 2018. Association of sarcopenic obesity predicted by anthropometric measurements and 24-y all-cause mortality in elderly men: The Kuakini Honolulu Heart Program. Nutrition, 46: 97-102.

The United Nations. 2019. World Population Prospects 2019: Highlights.

Weimann A, Braga M, Carli F, et al. 2017. ESPEN guideline: clinical nutrition in surgery. Clinical Nutrition, 36(3): 623-650.

附录 1　老年人膳食指导

ICS　　11.020
C 55

WS

中华人民共和国卫生行业标准

WS/T 556—2017

老年人膳食指导
Dietary guide for elderly adults

2017-08-01 发布　　　　　　　　　　　　　　　　　　2018-02-01 实施

中华人民共和国国家卫生和计划生育委员会发布

WS/T 556—2017

前言

本标准按照 GB/T 1.1—2009 给出的规则起草。

本标准起草单位：复旦大学附属华东医院、中国疾病预防控制中心营养与健康所、四川大学华西公 共卫生学院、南京医科大学、中山大学公共卫生学院、军事医学科学院卫生学环境医学研究所、北京协和医院、国家人口计生委科学技术研究所、复旦大学公共卫生学院、复旦大学附属中山医院、中国营养学会。

本标准主要起草人：孙建琴、张坚、付萍、黄承钰、莫宝庆、朱惠莲、蒋与刚、郑玉梅、于康、于健春、陈艳秋、何更生、冯颖、高键、王彦。

老年人膳食指导

1　范围

本标准规定了老年人膳食指导原则、能量及营养素参考摄入量、食物选择。

本标准适用于对 65 岁及以上老年人进行膳食指导。

2　术语和定义

下列术语和定义适用于本文件。

2.1　老年人 elderly adults

65 岁及以上人群。

2.2　膳食营养素参考摄入量 dietary reference intakes；DRIs

评价膳食营养素供给量能否满足人体需要、是否存在过量摄入风险以及有利于预防某些慢性非传染性疾病的一组参考值，包括：平均需要量（EAR）、宏量营养素可接受范围（AMDR）、推荐摄入量（RNI）、适宜摄入量（AI）、可耐受最高摄入量（UL）以及建议摄入量（PI）。

2.3　宏量营养素可接受范围 acceptable macronutrient distribution ranges；AMDR

为预防产能营养素缺乏，同时又降低慢性病风险而提出的每日摄入量的下限和上限。

2.4　全谷物食品 whole grain food

食品原料中，全谷物不低于食品总重量 51% 的食品。

2.5　营养补充剂 nutritional supplement

维生素、矿物质等不以提供能量为目的的产品。其作用是补充膳食中供给的不足，预防营养缺乏和降低发生某些慢性退行性疾病的危险性。

2.6　特殊医学用途配方食品 food for special medical purpose；FSMP

为了满足进食受限、消化吸收障碍、代谢紊乱或特定疾病状态人群对营养素或膳食的特殊需要，专门加工配制而成的配方食品。

2.7　优质蛋白 high-quality protein

完全蛋白 complete protein

所含必需氨基酸种类齐全、数量充足、比例适当，不但能维持成人的健康，并能促进儿童生长发育。包括动物性蛋白质和大豆蛋白质。

3　老年人膳食指导原则

3.1　食物多样、搭配合理，符合平衡膳食要求。

3.2 能量供给与机体需要相适应，吃动平衡，维持健康体重。

3.3 保证优质蛋白质、矿物质、维生素的供给。

3.4 烹制食物适合老人咀嚼、吞咽和消化。

3.5 饮食清淡，注意食品卫生。

3.6 食物摄入无法满足需要时，合理进行营养素补充。

4 老年人能量及主要营养素参考摄入量

老年人能量及主要营养素摄入量见表 1～表 3。

表 1 能量和宏量营养素可接受范围

能量和宏量营养素	每日推荐摄入量/宏量营养素可接受范围							
	65～79 岁				≥80 岁			
	男		女		男		女	
	轻[a]	中[a]	轻[a]	中[a]	轻[a]	中[a]	轻[a]	中[a]
能量/（kcal/d）	2050	2350	1700	1950	1900	2200	1500	1750
蛋白质 RNI/（g/d）	65		55		65		55	
总脂肪（%E[b]）	20～30							
饱和脂肪酸（%E[b]）	<10							
n-6 多不饱和脂肪酸（%E[b]）	2.5～9.0							
n-3 多不饱和脂肪酸（%E[b]）	0.5～2.0							
总碳水化合物（%E[b]）	50～65							
添加糖（%E[b]）	<10							

a 身体活动水平。

b %E 表示占总能量的百分比。

表 2 微量营养素参考摄入量

微量营养素	每日推荐摄入量/适宜摄入量			
	65～79 岁		≥80 岁	
	男	女	男	女
钙 RNI/（mg/d）	1000			
磷 RNI/（mg/d）	700		670	
钾 AI/（mg/d）	2000			
钠 AI/（mg/d）	1400		1300	
镁 RNI/（mg/d）	320		310	
氯 AI/（mg/d）	2200		2000	
铁 RNI/（mg/d）	12			
碘 AI/（ug/d）	120			
锌 AI/（mg/d）	12.5	7.5	12.5	7.5
硒 AI/（μg/d）	60			
铜 AI/（mg/d）	0.8			
氟 AI/（mg/d）	1.5			
铬 AI/（μg/d）	30			
锰 AI/（mg/d）	4.5			
钼 RNI/（μg/d）	100			

续表

微量营养素	每日推荐摄入量/适宜摄入量			
	65～79 岁		≥80 岁	
	男	女	男	女
维生素 A RNI/（μgRAE[a]/d）	800	700	800	700
维生素 D RNI/（μg/d）	15			
维生素 E AI/（mgα-TE[b]/d）	14			
维生素 K AI/（μg/d）	80			
维生素 B$_1$ RNI/（mg/d）	1.4	1.2	1.4	1.2
维生素 B$_2$ RNI/（mg/d）	1.4	1.2	1.4	1.2
维生素 B$_6$ RNI/（mg/d）	1.6			
维生素 B$_{12}$ RNI/（mg/d）	2.4			
泛酸 AI/（mg/d）	5			
叶酸 RNI/（μgDFE[c]/d）	400			
烟酸 RNI/（mgNE[d]/d）	14	11	13	10
胆碱 AI/（mg/d）	500	400	500	400
生物素 AI/（μg/d）	40			
维生素 C RNI/（mg/d）	100			

a 视黄醇活性当量（RAE，μg）=膳食或补充剂来源全反式视黄醇（μg）+1/2 补充剂纯品全反式 β-胡萝卜素（μg）+1/12 膳食全反式 β-胡萝卜素（μg）+1/24 其他膳食维生素 A 原类胡萝卜素（μg）。
b α-生育酚当量（α-TE，mg），膳食中总 α-TE 当量（mg）=1×α-生育酚（mg）+0.5×β-生育酚（mg）+0.1×γ-生育酚（mg）+0.2×δ-生育酚（mg）+0.3×α-三烯生育酚（mg）。
c 叶酸当量（DFE，μg）=天然食物来源叶酸（μg）+1.7×合成叶酸（μg）。
d 烟酸当量（NE，mg）=烟酸（mg）+1/60 色氨酸（mg）。

表 3 水和膳食纤维推荐摄入量

水和膳食纤维	每日推荐摄入量			
	65～79 岁		≥80 岁	
	男	女	男	女
水总摄入量/（L/d）	3.0	2.7	3.0	2.7
饮水量/（L/d）	1.7	1.5	1.7	1.5
膳食纤维/（g/d）	25			

5 老年人食物选择

5.1 谷类为主，粗细搭配，适量摄入全谷物食品

保证粮谷类和薯类食物的摄入量。根据身体活动水平不同，每日摄入谷类男性 250～300g，女性 200～250g，其中全谷物食品或粗粮摄入量每日 50～100g，粗细搭配。

5.2 常吃鱼、禽、蛋和瘦肉类，保证优质蛋白质供应

平均每日摄入鱼虾及禽肉类食物 50～100g，蛋类 25～50g，畜肉（瘦）40～50g。保证优质蛋白质占膳食总蛋白质供应量 50%及以上。

5.3 适量摄入奶类、大豆及其制品

每日应摄入 250～300g 鲜牛奶或相当量的奶制品。同时每日应摄入 30～50g 的大豆或相当量的豆制品（如豆浆、豆腐、豆腐干等）。

5.4 摄入足量蔬菜、水果，多吃深色蔬菜

保证每日摄入足量的新鲜蔬菜和水果，注意选择种类的多样化，多吃深色的蔬菜以及十字花科蔬菜（如白菜、甘蓝、芥菜等）。每日蔬菜摄入推荐量为 300～400g，其中深色蔬菜占一半；每日水果摄入推荐量为 100～200g。

5.5 饮食清淡，少油、限盐

饮食宜清淡，平均每日烹调油食用量控制在 20～25g，尽量使用多种植物油。减少腌制食品，每日食盐摄入量不超过 5.0g。

5.6 主动饮水，以白开水为主

主动、少量多次饮水，以维持机体的正常需求。饮水量应随着年龄的增长有所降低，推荐每日饮水量在 1.5～1.7L，以温热的白开水为主。具体饮水量应该根据个人状况调整，在高温或进行中等以上身体活动时，应适当增加饮水量。

5.7 如饮酒，应限量

每日饮酒的酒精含量，男性不超过 25g，相当于啤酒 750mL，或葡萄酒 250mL，或 38°白酒 75g，或高度白酒（38°以上）50g；女性不超过 15g，相当于啤酒 450mL，或葡萄酒 150mL，或 38°白酒 50g。患肝病、肿瘤、心脑血管疾病等老年人不宜饮酒，疾病治疗期间不应饮酒。

5.8 食物细软，少量多餐，保证充足食物摄入

食物应细软，切碎煮烂，不宜提供过硬、大块、过脆、骨/刺多的食物。通过烹调和加工改变食物的质地和性状，易于咀嚼吞咽。进餐次数宜采用三餐两点制，每餐食物占全天总能量：早餐 20%～25%，上午加餐 5%～10%，午餐 30%～35%，下午加餐 5%～10%，晚餐 25%～30%。保证充足的食物摄入，每日非液体食物摄入总量不少于 800g。不同能量需求老年人推荐的食物摄入量参见附录 A。

5.9 愉快进餐，饭菜新鲜卫生

营造温馨愉快的进餐环境和氛围，助餐点和养老院的老年人应集中用餐。需要时由家人、养护人员辅助或陪伴进餐。食物新鲜卫生。

5.10 合理补充营养，预防营养不足

膳食摄入不足时，合理使用营养补充剂。对于存在营养不良或营养风险的老年人，在临床营养师或医生指导下，选用合适的特殊医学用途配方食品（医用食品），每日 1～2 次，每次提供能量 200～300kcal、蛋白质 10～12g。

附录 2　老年人营养不良风险评估

ICS 11.020
C 55

WS

中华人民共和国卫生行业标准

WS/T 552—2017

老年人营养不良风险评估

The malnutrition risk assessment for elderly adults

2017-08-01 发布
2018-02-01 实施

中华人民共和国国家卫生和计划生育委员会发布

WS/T 552—2017

前言

本标准按照 GB/T 1.1-2009 给出的规则起草。

本标准起草单位：中国疾病预防控制中心营养与健康所、中国医学科学院北京协和医院、河北医科大学第一医院、复旦大学附属华东医院、中山大学公共卫生学院。

本标准主要起草人：张坚、于康、李增宁、孙建琴、朱惠莲、贾珊珊、宋鹏坤。

老年人营养不良风险评估

1 范围

本标准规定了对老年人进行营养不良风险评估的方法及结果判定。

本标准适用于对 65 岁及以上老年人进行营养不良风险评估。

2 术语和定义

下列术语和定义适用于本文件。

2.1 营养不良 malnutrition

由能量、蛋白质及其他营养素摄入不足或过剩造成的组织、形体和功能改变及相应的临床表现。

2.2 营养不良风险 malnutrition risk

现有的或潜在的因素导致出现营养不良结果的概率及其强度。

2.3 体重指数 body mass index

一种计算身高别体重的指数。计算见式（1）：

$$BMI=体重（kg）/[身高（m）]^2 \qquad\qquad （1）$$

3 评估方法及结果判定

3.1 评估人员

受过培训的医护人员。培训内容包括筛查的程序、方法、评分内容、标准和结果判定。

3.2 评估对象告知

在评估前要向评估对象简要介绍评估目的和内容，获得其书面知情同意。

3.3 评估方法

3.3.1 小腿围的测量

被测者站立，用软尺水平地绕过健侧小腿肚测得的最大围长。

3.3.2 腰围的测量

被测者双足并拢，挺直站立，腰肌放松，用软尺在最下肋骨和上髂嵴中间处测得的躯干水平围长。

3.4 老年人营养不良风险评估表

见附表 A。

3.5 评估内容及结果判定

3.5.1 评估内容

包括三部分，即：

a）基本情况；

b）初筛（0~14 分）；

c）评估（0~16 分）。

若初筛＜12 分，则继续进行评估，两项总分相加为最后总分。

3.5.2 结果判定

a）若初筛总分≥12 分提示无营养不良风险，无需评估；

b）若初筛总分＜12 分提示有营养不良风险，继续评估；

c）若营养不良风险评估总分（初筛+评估）≥24 分，表示营养状况良好；

d）若营养不良风险评估总分（初筛+评估）＜24 分，当 BMI≥24kg/m² （或男性腰围≥90cm，女性腰围≥80cm）时，提示可能是肥胖/超重型营养不良或有营养不良风险；

e）若营养不良风险评估总分（初筛+评估）17~24 分，表示有营养不良风险；

f）若营养不良风险评估总分（初筛+评估）≤17 分，表示有营养不良。

附表 A（规范性附表）

老年人营养不良风险评估表

老年人营养不良风险评估表见表 A.1。

表 A.1 老年人营养不良风险评估表

基本情况				
姓名		年龄（岁）		性别
身高（m）		体重（kg）		体重指数（BMI，kg/m²）
联系电话				

初筛				
	0 分	1 分	2 分	3 分
1. BMI	BMI＜19 或 BMI＞28	19≤BMI＜21 或 26＜BMI≤28	21≤BMI＜23 或 24＜BMI≤26	23≤BMI≤24
2. 近 3 个月体重变化	减少或增加＞3kg	不知道	1kg＜减少＜3kg 或 1kg≤增加≤3kg	0kg＜减少＜1kg 或 0kg＜增加＜1kg
3. 活动能力	卧床	需要依赖工具活动	独立户外活动	
4. 牙齿状况	全口/半口缺	用义齿	正常	
5. 神经精神疾病	严重认知障碍或抑郁	轻度认知障碍或抑郁	无认知障碍或抑郁	
6. 近三个月有无饮食量变化	严重增加或减少	增加或减少	无变化	

总分 14 分，＜12 分提示有营养不良风险，继续以下评估；≥12 分提示无营养不良风险，无需以下评估。

评估				
	0 分	0.5 分	1 分	2 分
7. 患慢性病数＞3 种	是		否	
8. 服药时间在一个月以上的药物种类＞3 种	是		否	
9. 是否独居	是		否	
10. 睡眠时间	＜5h/d		≥5h/d	
11. 户外独立活动时间	＜1h/d		≥1h/d	
12. 文化程度	小学及以下		中学及以上	

续表

评估

		0 分	0.5 分	1 分	2 分
13. 自我感觉经济状况		差	一般	良好	
14. 进食能力		依靠别人		自行进食稍有困难	自行进食
15. 一天餐次		1 次		2 次	3 次及以上
16. 每天摄入奶类；每天摄入豆制品；每天摄入鱼/肉/禽/蛋类食品		0~1 项	2 项	3 项	—
17. 每天烹调油摄入量		>25g		≤25g	
18. 是否每天吃蔬菜水果 500g 及以上		否		是	—
19. 小腿围		<31cm		≥31cm	—
20. 腰围	男	>90cm		≤90cm	—
	女	>80cm		≤80cm	—
小腿围（cm）			腰围（cm）		

年龄超过 70 岁总分加 1 分，即年龄调整增加的分值：0 分，年龄<70 岁；1 分，年龄≥70 岁

初筛分数（小计满分 14 分）：

评估分数（小计满分 16 分）：

量表总分（满分 30 分）：

执 行 者：_____

评估对象：_____

日　　期：_____